Dra. Odile Fernández

MIS RECETAS DE COCINA
anticáncer

U R A N O

Argentina – Chile – Colombia – España
Estados Unidos – México – Perú – Uruguay – Venezuela

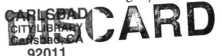

www.misrecetasanticancer.com

1.ª edición Septiembre 2014

Nota:
El contenido de este libro no sustituye la opinión de ningún médico, ni pretende desprestigiar ningún tratamiento convencional. No ofrece una cura milagro para el cáncer ni te asegura que no vayas a padecerlo. Consulta con tu oncólogo cualquier tratamiento natural y complementario que desees realizar.

Fotografías: Heva Hernández

Copyright © 2014 *by* Odile Fernández Martínez
Copyright © 2014 de las fotografías *by* Heva Fernández
All Rights Reserved
© 2014 *by* Ediciones Urano, S.A.U.
Aribau, 142, pral. – 08036 Barcelona
www.edicionesurano.com

ISBN: 978-84-7953-872-9
E-ISBN: 978-84-9944-748-3
Depósito legal: B-11.081-2014

Fotocomposición: Viviana Mariani

Impreso por: MACROLIBROS S.L.
Polígono Industrial de Argales
c/. Vázquez de Menchaca, nº 9
47008 VALLADOLID

Impreso en España – *Printed in Spain*

A todas las madres
que con tanto amor y cariño
cocinan para su familia,
en especial a mi madre y a mi abuela.

ÍNDICE

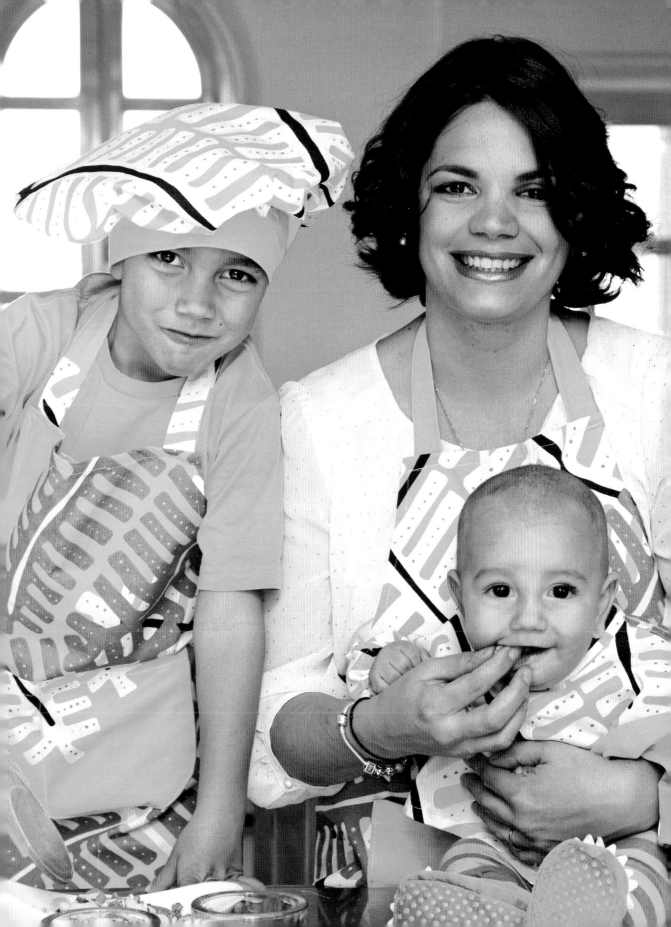

INTRODUCCIÓN

Me llamo Odile Fernández, soy médico de familia, madre de dos niños (Nacho, seis años, Íker seis meses) y superviviente de cáncer.

En el año 2010 me diagnosticaron un cáncer de ovario en estadio IV con múltiples metástasis. Por aquel entonces el pronóstico no era muy favorable. En el hospital me proponían quimioterapia y cirugía para intentar detener el avance de la enfermedad. Tras un periodo inicial de miedo y confusión decidí ser parte activa de mi proceso e intentar potenciar el poder de autosanación de mi cuerpo así como el del tratamiento convencional. Con este fin realicé una exhaustiva revisión de las publicaciones médicas que relacionaban el cáncer con la alimentación y los estilos de vida. Dos de cada tres cánceres se pueden prevenir con una alimentación adecuada y una vida saludable.

Existe una base científica extensa que demuestra que lo que comemos influye en cómo enfermamos y en la evolución de estas enfermedades. De modo que decidí cambiar mi tipo de alimentación y la de toda mi familia incorporando en nuestros platos los «ingredientes anticáncer» y eliminando o limitando los menos saludables.

Así, día a día, fue evolucionando nuestra cocina. Nuestros platos fueron cobrando color y frescura, desaparecieron los cadáveres de nuestra mesa para dar paso a los alimentos vegetales frescos que nos brinda la tierra.

El cáncer desapareció, las metástasis desaparecieron y la salud volvió a mi vida. Ahora me encuentro más feliz y vital que nunca. He sido madre después del cáncer. Reboso de energía, amor y felicidad.

Antes del cáncer no sabía cocinar, no intentaba probar nuevas recetas, nuevos ingredientes. Me limitaba a preparar comidas tradicionales cocinadas de forma rápida, sin prestar mimo ni tiempo a su elaboración. No era una persona creativa en la cocina, prácticamente siempre hacía los mismos platos. La mitad de las veces las lentejas se pegaban, el arroz se pasaba, la comida no tenía sabor. Un desastre total.

Durante el cáncer, me encerré en mi cocina para crear nuevos platos con los alimentos anticáncer. Existía mucha información científica en PubMed (http://www.ncbi.nlm.nih.gov/pubmed) sobre alimentos anticáncer, pero ninguna receta de cocina con éstos. De modo que tuve que trasladar a mi cocina los conocimientos de la ciencia para crear platos anticáncer. Para mí este reto fue una reconfortante terapia. Di rienda suelta a mi creatividad para crear las recetas anticáncer que hoy te muestro.

Miro atrás y me parece increíble que esté escribiendo este libro. Hace tres años la muerte rondaba mi puerta. La sentí muy cerca, casi notaba su aliento. El enfrentarme a la posibilidad de morir hizo que cambiara mi mundo y mis creencias. La muerte nos hace reaccionar y nos recuerda que la vida es un regalo con fecha de caducidad. Nos invita a reflexionar sobre la forma en que vivimos nuestro día a día. La muerte nos enseña a vivir apasionadamente y en el ahora, sin dejar para más adelante todos esos placeres que enriquecen nuestra existencia cotidiana, con plena consciencia de que la capacidad para disfrutar de la belleza, en el instante menos pensado, se acaba. A mí el cáncer me ha enseñado a disfrutar en mi cocina y quiero compartir esta nueva pasión encontrada contigo.

Quiero mostrarte cuál es esta cocina anticáncer que, basada en las últimas publicaciones médicas, se centra en incorporar alimentos saludables a tu día a día y a prepararlos con técnicas culinarias que te permitan aprovechar al máximo sus nutrientes, y con ello ayudarte a prevenir el cáncer.

Esta cocina se basa en productos vegetales, frescos y de temporada. Además no pretende ser una alimentación restrictiva, sino una nueva alimentación natural que, siguiendo las recetas tradicionales, creará versiones de éstas para hacerlas más saludables.

Esta alimentación es adecuada para toda la familia; son los platos que comemos en casa habitualmente.

Espero que este libro te acompañe tanto en la cocina como en tu mesa y te guíe en una larga vida llena de salud y felicidad ▪

¿QUÉ ES
LA COCINA ANTICÁNCER?

¿En qué pilares
se fundamenta?

La cocina anticáncer no es algo extraño, no es una dieta milagro, ni una doctrina ni una corriente dogmática. Se trata de un tipo de alimentación que surge como fruto de un largo periodo de investigación y basándose en los modos de alimentación tradicional de las culturas que menos cáncer padecen.

Esta cocina propone una manera de alimentarnos basada en el sentido común y la información adquirida a través de la investigación. Es un tipo de alimentación, o más bien un estilo de vida, que nos va a ayudar a gozar de buena salud y vitalidad. Tras recopilar una extensa información científica sobre la alimentación y los estilos de vida relacionados con el cáncer y otras enfermedades crónicas surge una forma de alimentarse estrechamente relacionada con la naturaleza y con los alimentos que ésta nos ofrece de manera natural y generosa. Es una cocina que recupera la cocina de nuestras abuelas, donde los alimentos se preparaban en casa y no se compraban envueltos en plásticos para calentar directamente en el microondas. Es una cocina donde se da prioridad a los alimentos frescos y de temporada, que es cuando más vitalidad y nutrientes contienen.

Si comprobamos los datos del mapa, podemos observar que las poblaciones que más cáncer y enfermedades crónicas padecen, tipo diabetes, obesidad e hipertensión, son aquellas que cuentan con un mayor desarrollo económico. Estos países basan su alimentación en un consumo abundante de carnes, grasas saturadas y trans; lácteos y alimentos procesados, así como alimentos refinados y azucarados preparados con técnicas agresivas que empobrecen los alimentos, como son los fritos y las barbacoas. Es una alimentación en la que se abusa de las patatas fritas, los embutidos, los aperitivos salados, la bollería, los zumos industriales y las bebidas azucaradas. En este grupo de

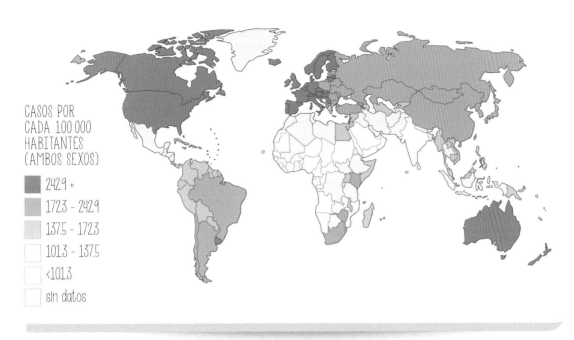

CASOS POR
CADA 100 000
HABITANTES
(AMBOS SEXOS)

- 242.9 +
- 172.3 - 242.9
- 137.5 - 172.3
- 101.3 - 137.5
- <101.3
- sin datos

■ Mapa de la incidencia del cáncer en el mundo. *Fuente: Globocan 2012 (IARC)*

población encontramos a los estadounidenses, australianos y habitantes de Europa occidental, que son precisamente los que registran mayor incidencia de cáncer. El resto de poblaciones que paulatinamente van cambiando su alimentación tradicional hacia este modelo occidental de alimentación basado en la comida rápida ven cómo aumentan sus tasas de cáncer. A más industrialización de la alimentación, más cáncer.

Las poblaciones que menos cáncer padecen son aquellas en las que la alimentación es vegetariana o semivegetariana, con dietas en las que abundan los productos vegetales, frutas y hortalizas. Vamos a analizar tres poblaciones que presentan bajas tasas de cáncer: la oriental, y en concreto la de la isla japonesa de Okinawa; la de la cuenca mediterránea, y la población india que sigue

la dieta tradicional hindú. Si atendemos al modo tradicional de alimentarse de estas poblaciones, podremos establecer la base para nuestra alimentación anticáncer.

La dieta Okinawa

Okinawa es una isla situada al sur de Japón donde viven los habitantes más longevos del planeta. En esta isla hay un número anormalmente alto de personas centenarias (40 por cada 100.000 habitantes frente al 15/100.000 del resto de Japón). De esta isla suelen ser los ancianos japoneses que en ocasiones salen en televisión porque viven más de cien años, conservando una gran lucidez mental y gozando de una excelente salud y calidad de vida. Estos japoneses son delgados y tienen una tez brillante. Son la población con menos cáncer y enfermedades crónicas:

- Menos cáncer, sobre todo de mama, próstata, colon y ovario.
- Menos alzhéimer y demencia.
- Menos infartos de miocardio y tromboembolismos.
- Menos osteoporosis y fracturas de cadera.
- Menos obesidad.

■ ¿Qué comen?

Probablemente te preguntaras qué come esta gente para estar tan sana. Lo cierto es que basan su alimentación en vegetales frescos, algas, setas, arroz, semillas, pescado azul crudo y productos fermentados de la soja. Apenas comen carne y el consumo de lácteos es muy raro.

La mayoría de los platos se preparan al vapor utilizando cestos de bambú. Los fritos y las barbacoas son excepcionales.

Siguen un estilo de vida saludable en el que el consumo de alcohol y el tabaco es mínimo. La práctica de ejercicio es habitual en forma de actividades como la jardinería y la horticultura. Cultivan la vida espiritual donde la práctica de la meditación y la paciencia es habitual.

La dieta mediterránea

Se conoce como dieta mediterránea a la forma de alimentación que, durante varios siglos, mantuvieron los pueblos de la ribera del mar Mediterráneo: litoral español, sur de Francia, sur de Italia, Chipre, Creta y Grecia. En el 2010 esta dieta fue declarada Patrimonio Cultural Inmaterial de la Humanidad.

Los habitantes del sur de Europa registran el menor índice de cáncer dentro de

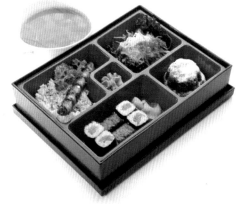

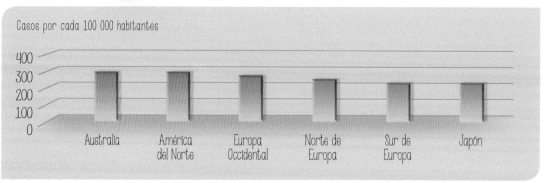

■ Incidencia del cáncer en los países más desarrollados.

los países industrializados, y al parecer la alimentación es una de los responsables de esto.

La dieta mediterránea ha demostrado ser ideal tanto para prevenir la aparición del cáncer como las enfermedades cardiovasculares y la diabetes. Hasta los años sesenta esta alimentación se mantuvo en nuestra cultura. Sin embargo, y por desgracia, todo apunta a que el modelo americano se está imponiendo en detrimento de este tipo de alimentación.

Seguir la dieta mediterránea puede llegar a reducir entre un 12% y un 24% el riesgo de padecer cáncer. Seguir una dieta mediterránea disminuye en un 17% las posibilidades de morir por cáncer en hombres y un 12% en mujeres. Se ha estimado que se podría reducir en un 25% la incidencia de cáncer de colon, un 15% la incidencia de cáncer de mama y un 10% la de cáncer de próstata, ovario, endometrio y páncreas.

■ ¿En qué alimentos y platos se basa la dieta mediterránea ideal?

En primer lugar emplea el aceite de oliva virgen extra como principal grasa para cocinar. Este alimento representa un tesoro dentro de la dieta mediterránea, y ha perdurado a través de siglos entre las costumbres gastronómicas regionales, otorgando a los platos un sabor y aroma únicos.

Utiliza alimentos de origen vegetal en abundancia: frutas, verduras, legumbres y frutos secos. Se consumen muchos alimentos crudos en forma de ensaladas y gazpachos, así como productos de la huerta y de temporada, aprovechando así al máximo los nutrientes.

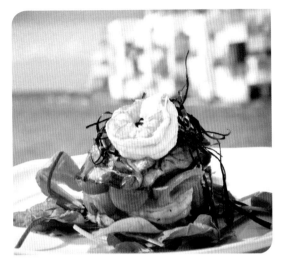
■ Plato típico de la cocina mediterránea.

El pan y los alimentos procedentes de cereales (granos enteros, pasta, arroz y especialmente sus productos integrales) son frecuentes en esta dieta.

La carne roja y las carnes procesadas se consumen muy poco. Antes se realizaba la matanza en invierno y la carne de su producto era la que se consumía a lo largo del año, amén de algún pollo, principalmente para caldo, y pavo en Navidad.

El consumo de pescado es abundante, y el de huevos, moderado.

Se le da prioridad a los guisos preparados con legumbres, verduras y cereales. La combinación de estos tres alimentos conforma un plato con proteínas de alta calidad.

Los lácteos más consumidos proceden de las cabras y las ovejas criadas en libertad.

La fruta fresca se consume con asiduidad, sobre todo en verano.

Los dulces y pasteles se consumen ocasionalmente, en celebraciones y festividades, siempre preparados con aceite de oliva.

El agua, junto al vino, es la bebida por excelencia en el Mediterráneo.

Parece que no es sólo la alimentación la que influye en el menor índice de cáncer en el área mediterránea, sino que el clima soleado, la práctica de ejercicio al aire libre (agricultura, jardinería) y un estilo de vida abierto al exterior constituyen un estilo de vida anticáncer.

La cocina india

Los indios, a la misma edad que los europeos, registran un índice de cáncer de la mitad. La India es, de hecho, el país asiático con menor tasa de cáncer. El secreto reside en su cocina, pues en la dieta tradicional india se consumen muchos de los alimentos anticáncer a diario.

■ ¿Qué alimentos utilizan para elaborar sus platos?

En India gran parte de la población es vegetariana, y quienes consumen carne lo hacen con poca asiduidad, siendo el cordero y el pollo las carnes más habituales. La mayoría de los sabores de la India están íntimamente relacionados por el uso significativo de especias, y una gran variedad de verduras.

Se come arroz casi a diario junto con abundantes legumbres (guisantes, lentejas, garbanzos y judías). Los vegetales y hortalizas se guisan a diario: espinacas, cebolla, ajo, calabaza, berenjenas, tomates, etc.

Pero los reyes de la cocina son los condimentos y especias con los que aromatizan

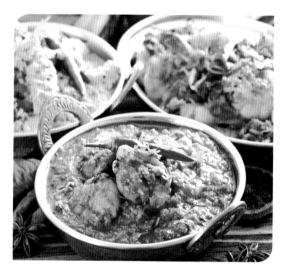

■ Platos tradicionales de la cocina india.

y dan color a sus platos. Los más empleados son la cayena, la pimienta, las semillas, la mostaza, el comino, la cúrcuma, el jengibre, el cilantro, el fenogreco o alholva, el cardamomo, la canela, el anís estrellado y el laurel.

Entre todas las especias destaca la responsable del espectacular tono amarillo de los platos indios: la cúrcuma, la especia anticáncer por excelencia.

Existen algunas mezclas de especias muy famosas en la cocina de la India, entre ellas está el garam masala y el curry. Ambas mezclas han demostrado tener un potente efecto anticáncer.

En India es tradicional preparar finos panes con harina integral de trigo que precisan un mínimo horneado.

El té es una bebida muy frecuente junto al lassi (yogur de frutas) y la limonada.

Vamos a basar parte de nuestra cocina anticáncer en los platos tradicionales de la cocina india.

¿De dónde surge la cocina anticáncer?

Después de ver cómo se han alimentado tradicionalmente las poblaciones con menos cáncer ya conoces las bases de nuestra alimentación anticáncer. Vamos a tomar lo mejor de cada tradición culinaria unido a las últimas investigaciones en el campo de la alimentación y el cáncer para crear la cocina anticáncer.

Pilares básicos de la cocina anticáncer:

1. Basa tus platos en los alimentos anticáncer. Rechaza o limita los alimentos poco saludables como embutidos, carnes rojas, alimentos procesados, refinados y azucarados.

2. Elige técnicas culinarias saludables. Vamos a utilizar métodos de cocción suaves, cocinaremos a fuego lento y al vapor y daremos prioridad a los alimentos crudos y vivos.

3. Prepara tus platos en utensilios de cocina que no transfieran sustancias nocivas a los alimentos. Descartaremos el teflón y los plásticos de nuestra cocina.

4. Prepara los alimentos con mucho amor y cariño. Es importante elegir ali-

mentos anticáncer, cocinar a fuego lento con utensilios saludables, pero no menos importante es cocinar con amor. Debemos prestar mucho mimo a nuestras elaboraciones. Aprendamos a disfrutar en la cocina, saboreemos nuestros platos, impregnémonos de los aromas de la cocina. Hay que disfrutar cocinando nuestra comida, que al fin y al cabo es nuestra medicina diaria y la mejor manera de mantener una buena salud para llevar una vida plena y feliz.

5. Elige alimentos ecológicos siempre que sea posible, así como alimentos frescos y de temporada.

Este libro no es una garantía de que no vas a padecer cáncer. No es una dieta milagro ni va a curar el cáncer. El cáncer es una enfermedad multifactorial relacionada con la alimentación, los estilos de vida y la genética. Siguiendo está alimentación reducirás el riesgo de padecerlo. Si además dejas de fumar y de beber, pierdes peso y practicas ejercicio de forma habitual, el riesgo se reducirá enormemente.

■ ¿Te parece difícil?

A priori puede parecer complicado cambiar nuestra alimentación, pues muchos ali-

> << La cocina anticáncer surge de la fusión de tres cocinas tradicionales: la japonesa, la mediterránea y la india, culturas que sabiamente han sabido combinar de forma ideal sus ingredientes para crear platos cargados de nutrientes y fitoquímicos anticáncer. >>

mentos son poco conocidos y llevamos un ritmo de vida que no nos permite paramos a cocinar. Es más fácil tirar de comida precocinada que perderse entre los fogones. De todos modos, voy a intentar que esta nueva alimentación saludable sea sencilla, rápida de elaborar y sabrosa. Todo un reto. Estoy segura de que juntos lo conseguiremos.

En esta sociedad donde es tan fácil recurrir a la comida preparada, es la industria alimentaria la que marca las pautas de nuestra alimentación. Es ella la que decide lo que debes comer presentándotelo de forma atractiva, con estupendos envoltorios y prometiéndote una comida sana que tras las etiquetas esconde azúcares, aditivos y grasas hidrogenadas, por citar sólo algunos de los tóxicos que a través de los alimentos consumimos.

Si entendemos la clara relación que hay entre lo que comemos y cómo enfermamos, si tomamos conciencia de lo importante que es el acto de comer y preparar nuestras comidas para mantener nuestra salud, podremos realizar la transición hacia este nuevo estilo de vida con decisión, tomando las riendas de nuestra alimentación y por ende de nuestra vida.

Conforme te vayas acostumbrando a los ingredientes y a las técnicas culinarias verás cómo todo se vuelve sencillo y crearás tus propias recetas de manera natural. Te invito a compartir tus recetas con todos los lectores a través de mi blog www.misrecetasanticancer.com

■ ¿Por dónde empezar?

La principal premisa es ir introduciendo cambios poco a poco, con conciencia y mu-

cho amor. No tenemos que convertirnos en «talibanes» y obsesionarnos, sobre todo si estamos sanos y lo que queremos es comer saludable para prevenir la enfermedad.

- Abandonaremos en primer lugar los alimentos precocinados, azucarados y refinados. Así como las grasas trans y las saturadas (carne grasa, aceites refinados, margarina).
- Reduciremos los lácteos, carnes rojas y embutidos.
- Introduciremos abundantes vegetales y frutas.
- Daremos prioridad a los cereales integrales y a las legumbres, en forma de guisos y potajes.
- Reduciremos al máximo las frituras y las barbacoas. Empezaremos a cocinar a fuego lento y al vapor.
- Sustituiremos la bollería y la pastelería industrial por platos dulces preparados en casa con harinas integrales, grasas saludables y sin utilizar azúcar.

No tenemos que cambiar nuestras costumbres de forma radical, sólo amoldarnos a una nueva forma de cocinar. Cualquier receta puede adaptarse a la cocina anticáncer. Por ejemplo, una tortilla de patatas se prepara habitualmente con patatas fritas y mucho aceite y veremos que esto no es muy recomendable. ¿Qué podemos hacer para comer tortilla española pero preparada de manera saludable? Compraremos huevos ecológicos, las patatas las cocinaremos al vapor o las herviremos, añadiremos vegetales como cebolla y pimiento, cuajaremos todos los ingredientes a fuego lento sin dejar que

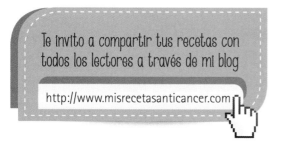

se quemen y, ¡voilà!, tendremos una tortilla de patatas sana, sanísima, e igual de sabrosa.

Esta alimentación que os propongo es para toda la familia, para grandes y pequeños. Siguiendo una alimentación saludable desde la infancia podemos prevenir muchas enfermedades a corto y largo plazo. La obesidad infantil es un grave problema que podemos atajar con una alimentación adecuada. Sé que con los niños es difícil cambiar hábitos de la noche a la mañana, pero es primordial que aprendan a alimentarse bien desde pequeños. Con la alimentación se pueden prevenir enfermedades, pero es un estilo de alimentación que hay que mantener en el tiempo para notar sus beneficios. En las escuelas la alimentación saludable debería ser una asignatura más del currículo. Si queremos que nuestro hijo coma de forma sana, también debemos dar ejemplo. No podemos obligarle a comer fruta si en casa no se come fruta, al igual que no podemos obligarle a leer libros si nosotros no lo hacemos de forma habitual. Los niños imitan a los adultos. Si ven que nosotros comemos abundantes vegetales ellos comerán vegetales. Una forma de que los niños adoren comer vegetales es hacerles partícipes en la cocina y en la compra. Si nos acompañan al mercado a elegir los ingredientes y después cocinan con nosotros vamos a compartir una actividad en familia que crea vínculos de unión, que les permite participar en las actividades de los adultos y además va a ser motivo de orgullo y satisfacción al poder dar a degustar al resto de la familia los platos elaborados con amor y cariño en la cocina. Organiza una tarde en casa para que elaboren galletas con sus amigos, también podéis hacer helados y polos en casa de infinitos sabores, podéis crear originales figuras con frutas o crear loly pops vegetales. Es cuestión de imaginación.

Tenemos que ir introduciendo cambios poco a poco, primero retirando la bollería industrial, el azúcar y las golosinas, que sustituiremos por repostería hecha en casa con alimentos integrales. El niño no tiene por qué sentirse raro por comer sano, puede disfrutar de un bizcocho que esté preparado en casa en lugar de con grasas trans, azúcar blanca y harina refinada. Estos ingredientes pueden sustituirse por aceite de oliva, azúcar de coco y harina integral de espelta. Todas las recetas pueden ser versionadas hasta convertirlas en saludables.

No te agobies. Poco a poco se hace el camino. ¿Empezamos?

LA LISTA DE LA COMPRA

Antes de empezar a cocinar vamos a llenar nuestra despensa con los principales ingredientes de la cocina anticáncer.

¡Que no falten estos alimentos en tu despensa y en la cesta semanal!

FRUTAS

Abundante fruta de temporada, principalmente:

- ✓ frutas de color rojo (fresas, cerezas, arándanos, moras, granada…)
- ✓ Manzana roja
- ✓ Limones y cítricos
- ✓ Melocotón, albaricoque
- ✓ Melón, sandía

LEGUMBRES

- ✓ Lentejas
- ✓ Garbanzos
- ✓ Alubias
- ✓ Azukis
- ✓ Lenteja roja
- ✓ Judía mungo

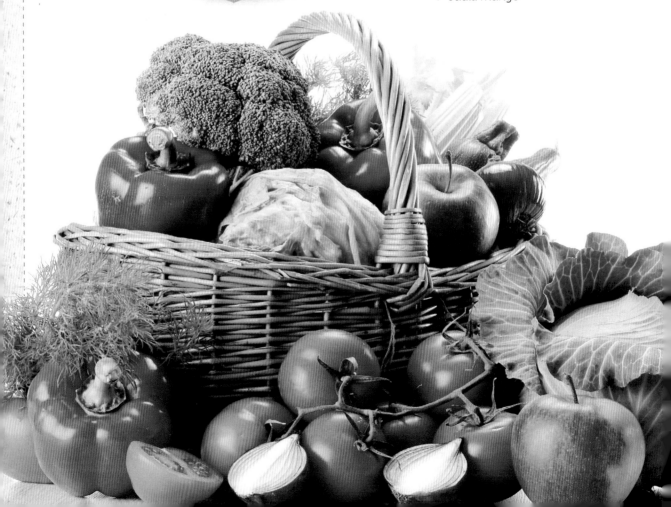

VERDURAS, HORTALIZAS

- ✓ Hojas verdes: lechuga, espinacas, acelgas, canónigos, berros, rúcula...
- ✓ Ajo morado
- ✓ Cebolla (mejor roja)
- ✓ Puerro
- ✓ Tomate crudo
- ✓ Zanahoria, calabaza
- ✓ Apio
- ✓ Crucíferas: brócoli, coliflor, col, nabo
- ✓ Aguacate
- ✓ Pimiento
- ✓ Pepino
- ✓ Calabacín
- ✓ Setas: shiitake, maitake, reishi, champiñones

ALGAS

- ✓ Wakame
- ✓ Kombu
- ✓ Espagueti de mar
- ✓ Agar agar en copos
- ✓ Nori (para el sushi)

GERMINADOS

- ✓ Brócoli, alfalfa, judía mungo...
- ✓ Hierba de cebada y trigo

CEREALES

- ✓ Arroz integral
- ✓ Mijo en grano
- ✓ Quinoa
- ✓ Trigo sarraceno
- ✓ Avena en copos
- ✓ Cebada
- ✓ Pasta integral
- ✓ Harina integral espelta
- ✓ Harina integral centeno

AROMÁTICAS Y ESPECIAS

- ✓ Cúrcuma
- ✓ Pimienta negra en grano (para moler con molinillo)
- ✓ Jengibre crudo
- ✓ Semillas de mostaza
- ✓ Curry
- ✓ Garan masala
- ✓ Laurel
- ✓ Orégano
- ✓ Tomillo
- ✓ Romero
- ✓ Perejil
- ✓ Cilantro
- ✓ Albahaca
- ✓ Comino
- ✓ Canela
- ✓ Anís estrellado
- ✓ Cardamomo

CONDIMENTOS

- ✓ Aceite de oliva virgen extra de primera presión en frío
- ✓ Aceite de lino (ensaladas)
- ✓ Sal marina sin refinar
- ✓ Tamari (salsa de soja)
- ✓ Miso
- ✓ Vinagre de manzana
- ✓ Chucrut

SEMILLAS

- ✓ Lino
- ✓ Girasol
- ✓ Calabaza
- ✓ Sésamo
- ✓ Chía

FRUTOS SECOS

- ✓ Almendras
- ✓ Nueces
- ✓ Pasas
- ✓ Avellanas
- ✓ Piñones
- ✓ Anacardos

ENDULZANTES

- ✓ Estevia en hoja seca y/o fresca
- ✓ Estevia en gotas o polvo
- ✓ Sirope de agave
- ✓ Miel ecológica
- ✓ Dátiles, uvas pasas, orejones
- ✓ Azúcar de coco

INFUSIONES

- ✓ Té verde
- ✓ Estevia en hojas

OTROS

- ✓ Huevos ecológicos
- ✓ Tempeh
- ✓ Pescado azul
- ✓ Leche vegetal envasada; (avena, coco...)
- ✓ Vino tinto ecológico
- ✓ Chocolate negro 85%
- ✓ Cacao en polvo sin azúcar

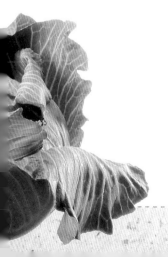

PEQUEÑAS OBSERVACIONES SOBRE LAS RECETAS

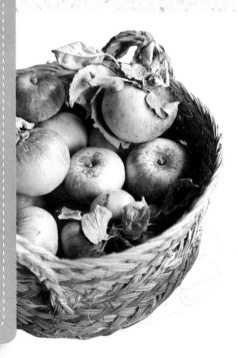

ABREVIATURAS

AOVE: aceite de oliva virgen extra
horas: h
minutos: min o ′

EQUIVALENCIAS Y CANTIDADES USADAS EN LAS RECETAS

1 taza = 250 ml
1 cucharada sopera = 15 g y aproximadamente 15 ml
1 cucharadita es una cucharilla de postre y equivale a 5 gr y aproximadamente 5 ml

ALIMENTOS DE TEMPORADA

En las recetas que se utilice tomate o pimiento y no sea temporada sustituye por tomate o pimiento seco rehidratado o mejor aún, aprovecha el excedente de tomates y pimientos de temporada y haz conserva casera o salsa de tomate y envasa.

PICTOGRAMAS

 Indica el tiempo de preparación

Indica el número de comensales

Indica si necesitas emplear utensilios especiales como una batidora, un mortero o una vaporera

 SG Recetas sin gluten

C Recetas crudiveganas (recetas veganas cocinadas sin superar los 45°)

 VE Recetas vegetarianas (pueden contener huevo o leche)

 V Recetas veganas (sin productos animales)

GLOSARIO DE INGREDIENTES PARA LATINOAMÉRICA

En Latinoamérica pueden usarse nombres diferentes para los ingredientes que aparecen en este libro, por eso quiero dejarte este pequeño glosario para ayudarte a identificarlos.

Aguacate: avocado, palta, cura, abacate

Albahaca: alfavaca, alhabaga, basilisco, hierba del vaquero

Albaricoque: damasco, chabacano

Alcachofa: alcaucil

Apio: esmirnio

Calabacín: zapallito, hoco, calabacita, zucchini, chauchita

Calabaza: zapallo, auyama

Cereza: guinda, picota

Cilantro: hierba de limón

Ciruela: guindón

Ciruela pasa: almeixa

Cúrcuma: palillo

Garbanzo: chicharro

Guisante: arveja, chicharo

Fresa: frutilla, morango

Alubia: poroto, frijol, frejol, habichuela

Lechuga: alface

Limón: citrón

Melocotón: durazno

Nabo: coyocho, colinabo

Níspero: sapote

Patata: papa

Pimiento: ají

Plátano: banana

Pomelo: toronja

Puerro: ajo porro

Remolacha: betabel, beterrave, beterraca

Romero: rosmarino

Sandía: chicayote, cayote, alcayota

Sésamo: ajonjolí

Tomate: jitomate

PARA ENCONTRAR PRODUCTOS ECOLÓGICOS Y MENAJE LIBRE DE TÓXICOS:

- Para comprar menaje y utensilios de cocina saludables te recomiendo consultar la tienda on line Conasi **www.conasi.eu**
- Para comprar productos ecológicos te recomiendo: **www.conasi-anticancer.eu** y El Granero Integral **www.elgranero.com**

PARA MÁS INFORMACIÓN RELACIONADA CON EL CÁNCER Y LA ALIMENTACIÓN:

- Mis Recetas Anticáncer: **www.misrecetasanticancer.com**
- American Institute for Cancer Research: **www.aicr.org**
- IARC - International Agency for Research on Cancer: **www.iarc.fr**

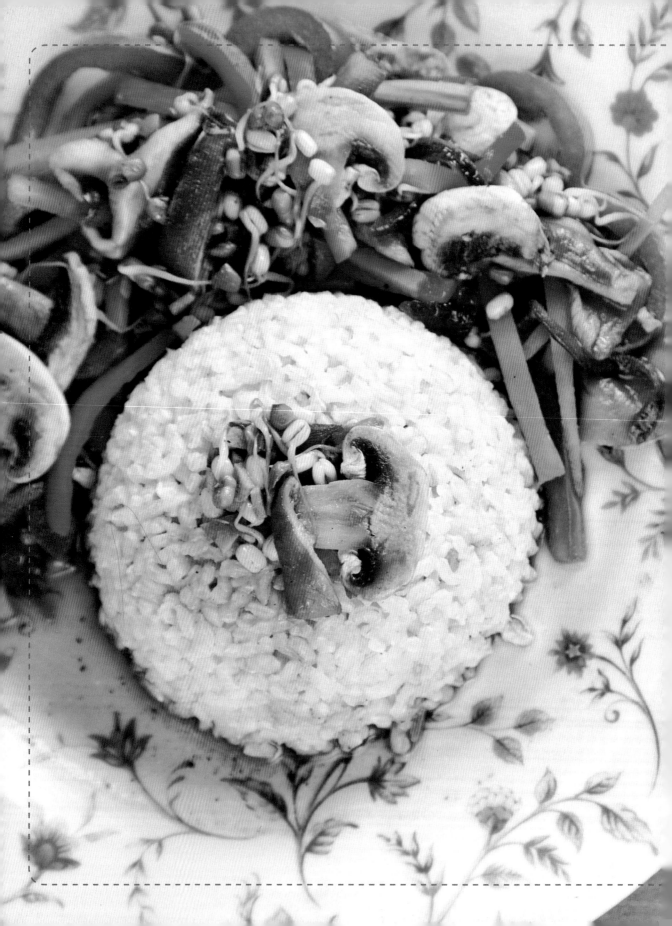

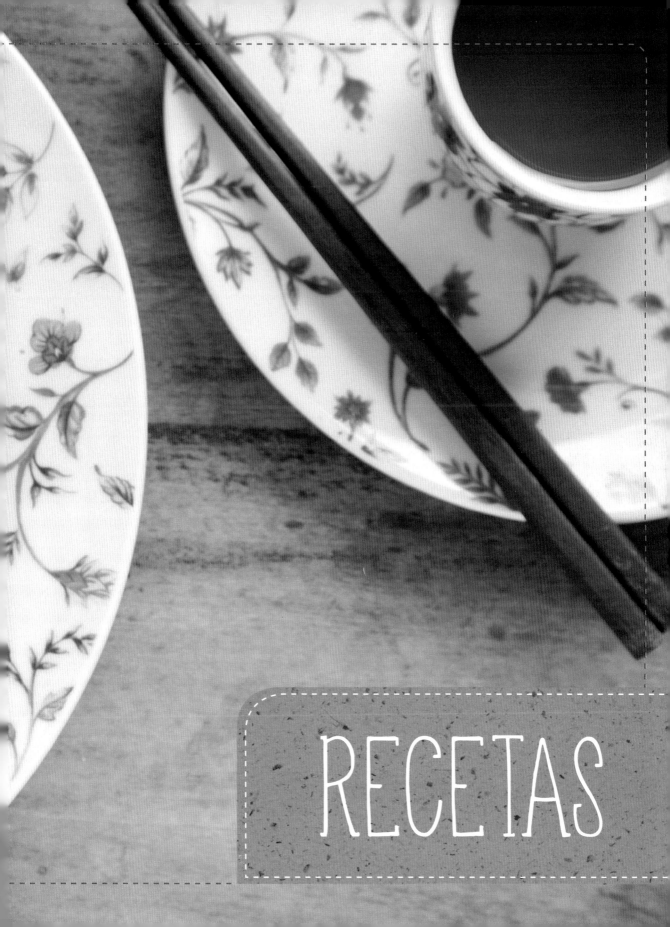

RECETAS

DESAYUNOS

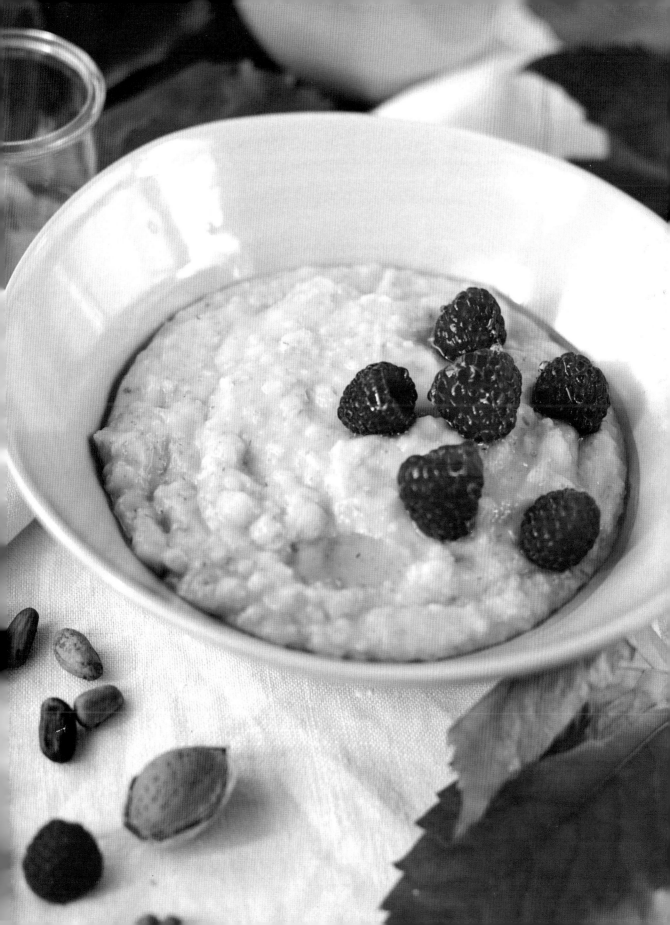

ZUMO DEPURATIVO

Empieza tu día con un licuado vegetal, te ayudará a detoxificar tu cuerpo y aportará a tu organismo abundantes fitoquímicos, minerales y vitaminas. Esta receta contiene **apigenina** (apio), uno de los fitoquímicos más potentes por su efecto antiangiogénico, el cual impide que los tumores reciban el alimento necesario para crecer y expandirse.

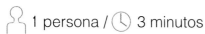 1 persona / 3 minutos

Ingredientes

- ½ remolacha con sus hojas
- 2 zanahorias con sus hojas
- 1 manzana
- 1 ramita de apio

Preparación

1. Lava bien todos los ingredientes. Pela la remolacha (el resto no es necesario pelarlo si es de agricultura ecológica).

2. Licua, y listo para tomar. Consúmelo en las dos primeras horas tras la preparación para evitar la oxidación.

SG C V

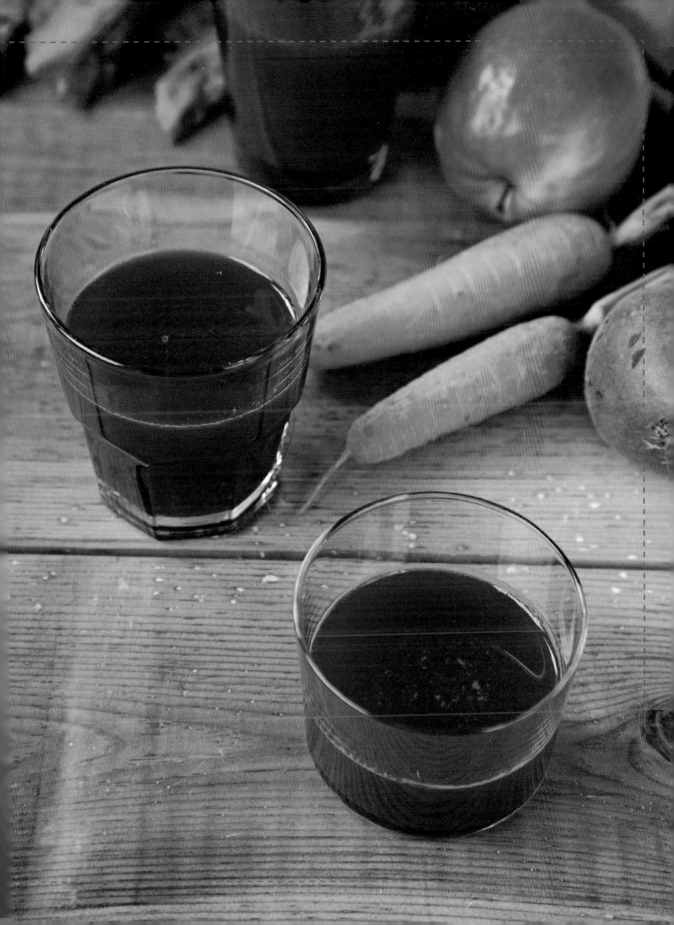

BATIDO VERDE DE PEREJIL

Los batidos verdes consisten en batir hojas verdes mezcladas con fruta y agua, algo muy sencillo que aportará múltiples beneficios a tu organismo. Desayunar un batido verde sería la mejor forma de comenzar el día. En esta receta hemos elegido tres ingredientes anticáncer: el melón, el perejil y el limón. El perejil es rico en **vitamina C** y **E, apigenina, apiína, luteolina, apiol** y **ácido petroselínico**, lo que le otorga un importante papel anticáncer.

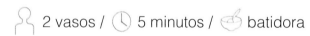 2 vasos / 5 minutos / batidora

Ingredientes

- 1 vaso de agua fría
- El zumo de 1 limón
- 1 manojo de perejil fresco
- 2 rodajas de melón
- 2 hojas de estevia

Preparación

1. Bate el perejil, la estevia y el melón. Añade agua y el zumo de limón, vuelve a batir.

2. Si te apetece tomarlo frío, añade cubitos de hielo y ¡listo para beber!

SG C V

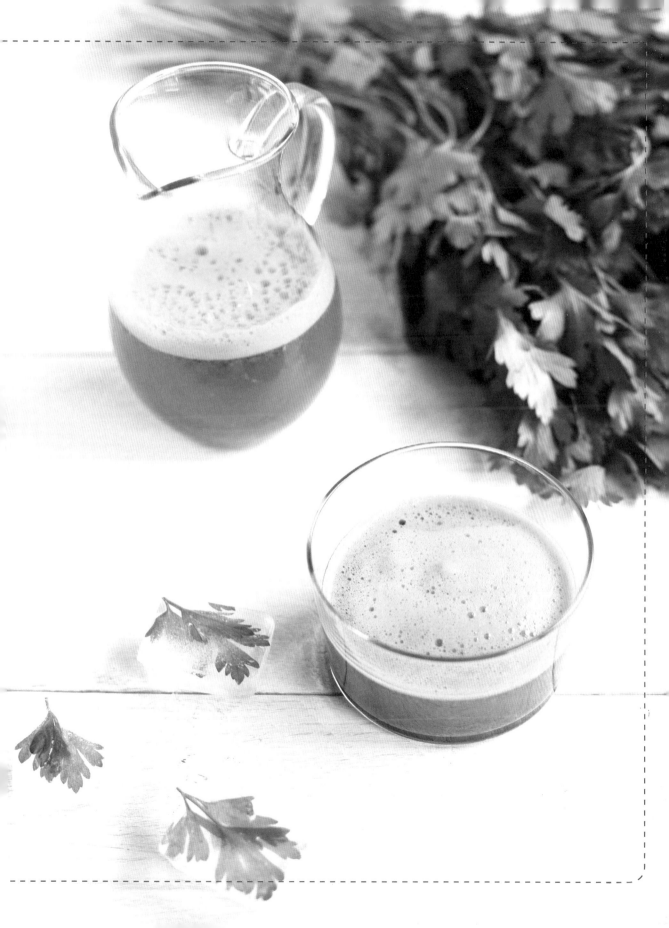

MI DESAYUNO ANTICÁNCER

Os muestro cuál es mi desayuno casi diario desde hace varios años, junto a un vaso de licuado vegetal o batido verde.

Es un desayuno muy completo que combina **omega 3** procedentes del lino y las nueces, **quercetina**, **catequinas**, **proantocianidinas** y **ácido clorogénico** procedente de la manzana roja, **betaglucanos** y **fibra** (avena). Se basa en la famosa *crema Budwig*, pero no incluye lácteos. Debe prepararse en el momento para aprovechar al máximo sus propiedades.

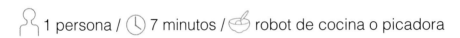 1 persona / 7 minutos / robot de cocina o picadora

Ingredientes

- 2 cucharadas de semillas de lino
- 1 cucharada de semillas de sésamo, girasol o calabaza
- 50 g de copos de avena
- 1 manzana roja
- 1 puñado de nueces
- 2 orejones de albaricoque
- 1 cucharada de aceite de lino
- ½ cucharadita de canela
- Leche vegetal de avena o almendra

Preparación

1. Muele las semillas y trocea la manzana y los albaricoques.

2. En un cazo calienta a fuego lento durante 5 min los copos de avena con la leche vegetal elegida y los albaricoques. Se trata sólo de templar, no deben hervir. A mí me gustan los copos y los albaricoques calentitos, pues aumenta su dulzor, son más digestibles y reconfortan más. Pero si te gustan fríos, estupendo.

3. Añade todos los ingredientes en un bol, salvo el aceite, y tritúralo todo. Por último, añade el aceite de lino y emulsiona bien. Rectifica la cantidad de leche vegetal, la cual dependerá de la consistencia que le quieras dar a tu crema.

4. Decora con trozos de manzana y nueces.

v

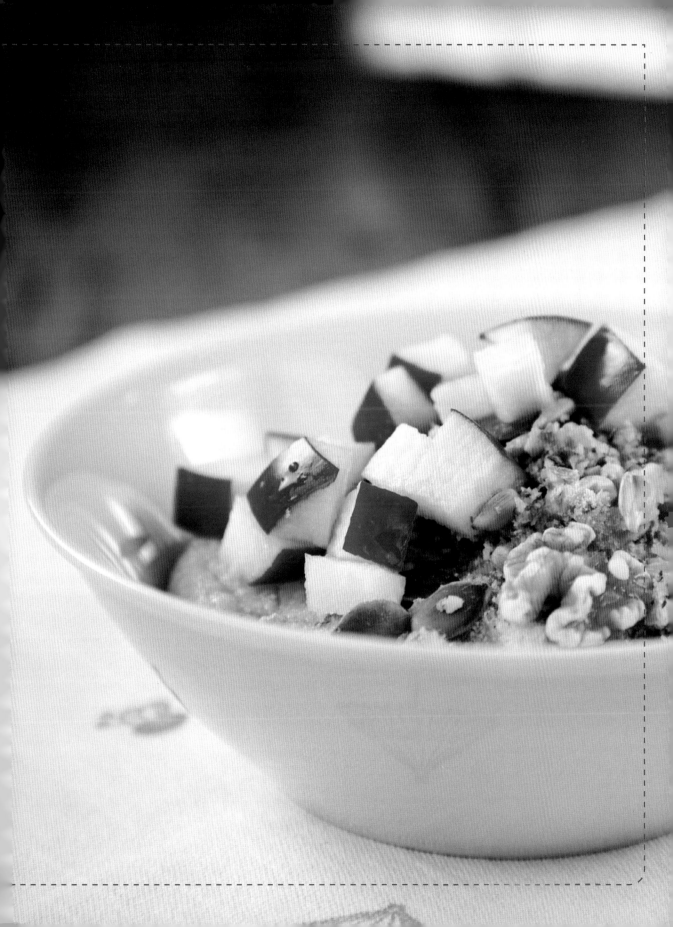

BATIDO DE CHOCOLATE

Es habitual que muchos niños y no tan niños desayunen o merienden leche con preparados de chocolate en polvo, que básicamente contienen grasa, azúcar, harina refinada, aromas artificiales y poco cacao.

No tienes que renunciar a un vaso de leche con chocolate, sólo modificar un pelín la receta para hacerla saludable y añadir un alimento anticáncer: el cacao. Además, vamos a aromatizar nuestra bebida con vainilla, la cual contiene un fitoquímico que nos ayuda en la prevención del cáncer, la **vainillina**.

 1 persona / 2 minutos / batidora

Ingredientes

- 1 vaso de leche vegetal (almendra, avena, etc.) sin azúcar
- 1 plátano
- 2 cucharaditas de cacao puro sin azúcar (mejor crudo)
- 2 cucharadas de sirope de agave/yacón o azúcar de coco
- Los granos de 1 trozo de vaina de vainilla
- 1 pizca de canela molida

Preparación

1. En un vaso añade todos los ingredientes salvo la vaina de vainilla.

2. Corta la vaina de vainilla en dos con el fin de extraer todos los granos de su interior, para ello utiliza un cuchillo de punta fina. Abre la vaina en sentido longitudinal y pasa la punta del cuchillo a lo largo de cada mitad de vaina de vainilla para extraer todos los granos de su interior. Estos granos son los que contienen el perfume y el sabor de la vainilla. Incorpóralos al vaso.

3. Bate todos los ingredientes con ayuda de un robot de cocina o batidora. Ya estará listo para degustar. Podemos servir frío o templado, según nos guste.

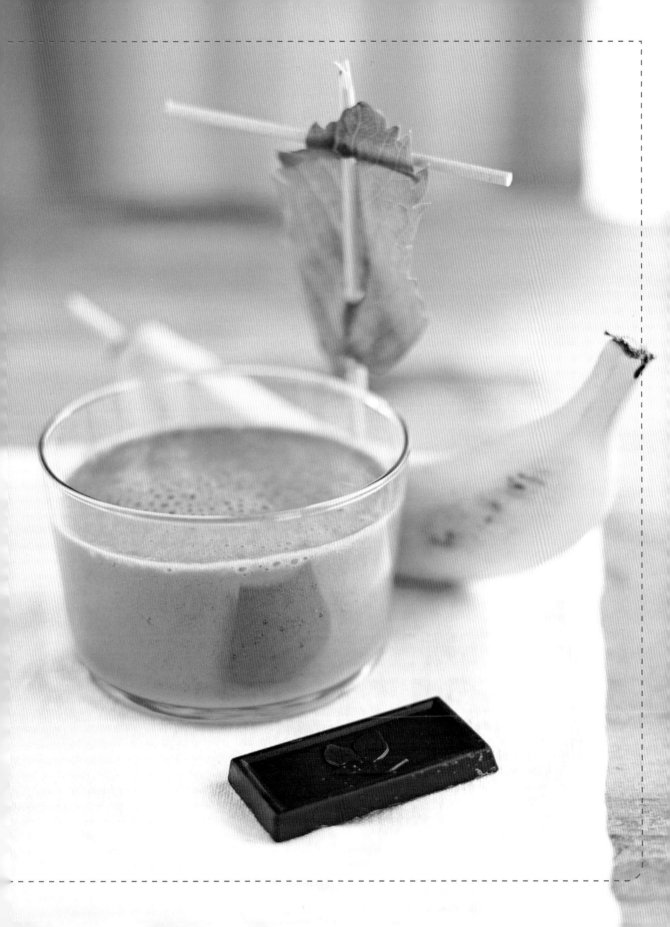

CREMA DULCE DE QUINOA

Ésta es una opción de desayuno que nos va a aportar energía para todo el día. La quinoa es un pseudocereal sin gluten que tiene un alto contenido en proteínas de alta calidad, por lo que es apta para celíacos, diabéticos, niños y personas mal nutridas. Para disminuir la carga glucémica de tu desayuno añádele semillas de lino y canela.

 1 persona / 20 minutos

Ingredientes

- 1 medida de quinoa por persona
- 2 medidas de agua mineral o filtrada
- 1 rama de canela
- La piel de ½ limón
- 1 medida de leche vegetal al gusto
- 1 cucharada de sirope de agave (opcional, según dulzor deseado)
- Frutos secos al gusto (nueces, almendras y avellanas crudas son los más recomendables)
- Semillas variadas (calabaza, girasol, amapola)
- 2 cucharadas de semillas de lino trituradas
- Frutas deshidratadas (manzana, albaricoque, plátano, coco, uvas, bayas)

Preparación

1. Lava la quinoa con abundante agua fría.

2. En una cacerola o cazo hierve el agua y añade la quinoa y la leche junto a la canela y la piel del limón. Baja el fuego y cocina durante 15 min a fuego lento.

3. Una vez cocinada la quinoa sirve junto a las semillas, las frutas deshidratadas, el agave y los frutos secos.

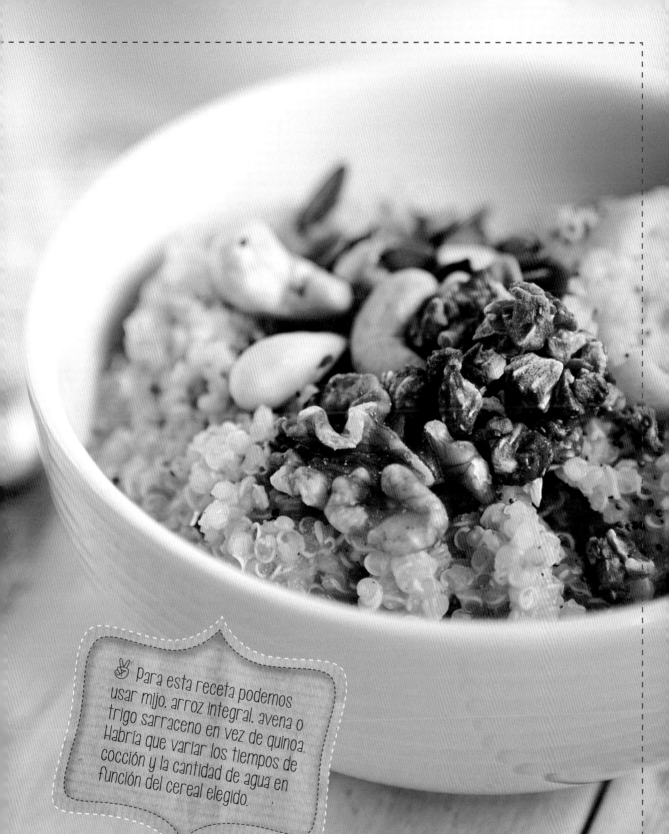

✌ Para esta receta podemos usar mijo, arroz integral, avena o trigo sarraceno en vez de quinoa. Habría que variar los tiempos de cocción y la cantidad de agua en función del cereal elegido.

GRANOLA

La granola es un muesli, sin frutas frescas, preparado con miel y horneado. Es una golosina sabrosa, crujiente y deliciosa que nos aporta energía de forma rápida. Es ideal para las meriendas de los niños, como cereales para el desayuno, como tentempié y muy recomendado cuando vamos a realizar ejercicio físico. Esta receta es rica en grasas saludables: **omega 3**, **omega 6** y **9**.

 1 tarro / 20 minutos / horno

Ingredientes

- 1 taza de copos de avena
- 3 cucharadas de manzana deshidratada
- ¾ taza de nueces troceadas
- ¼ taza de sésamo y lino molidos
- ¼ taza de semillas de calabaza
- 2 cucharadas de miel de acacia
- 2 cucharadas de AOVE

Preparación

1. Mezcla los copos de avena, los frutos secos a trocitos, el sésamo y el lino molidos, las semillas de calabaza, la miel y el aceite.

2. Con un poquito de aceite en las manos extiende la mezcla en la bandeja del horno, sobre una lámina de silicona o papel vegetal.

3. Hornea unos 15 min a 150° con el horno encendido arriba y abajo, moviéndolo un par de veces para que todo reciba bien el calor.

4. Cuando se enfría, queda crujiente. Guárdala en un tarro cerrado y tómala como cereales de desayuno, como tentempié, para acompañar el yogur o la crema de cereales o simplemente sola.

v

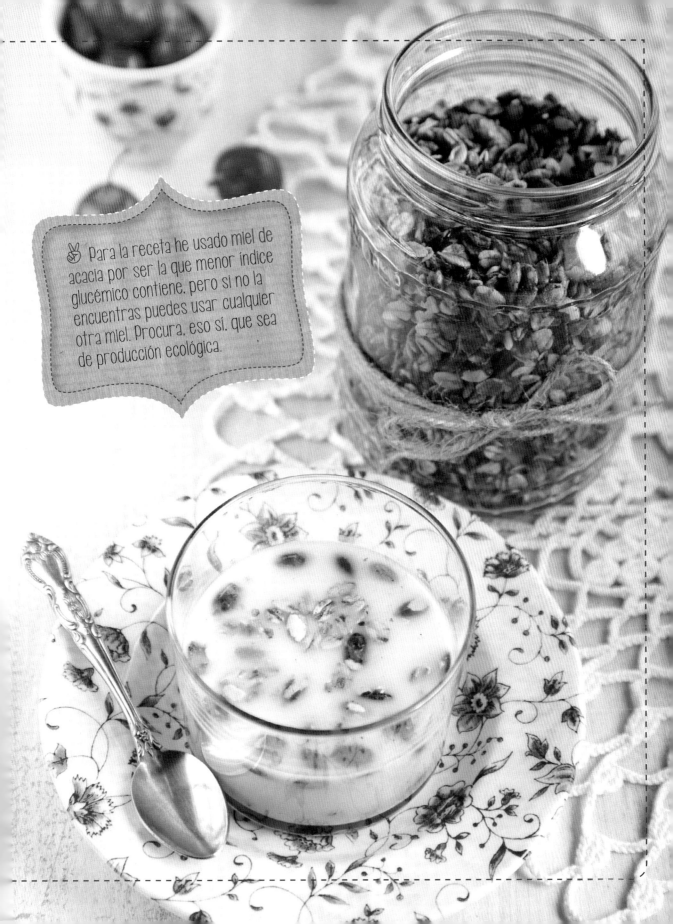

✌ Para la receta he usado miel de acacia por ser la que menor índice glucémico contiene, pero si no la encuentras puedes usar cualquier otra miel. Procura, eso sí, que sea de producción ecológica.

YOGUR VEGANO

Éste es un delicioso desayuno cargado de **probióticos**. Los probióticos mejoran el funcionamiento del sistema inmune e incrementan el número de *Natural Killers*. Además, ayudan a digerir los alimentos y mejoran su poder nutritivo. El mejor momento para tomarlos es en el desayuno, cuando nuestro cuerpo aún está en ayunas.

 1 persona / remojo 12 h; 5 min / batidora o robot de cocina, yogurtera (opcional)

Ingredientes

- Una taza de frutos secos crudos (anacardos y nueces)
- 3 cápsulas de probióticos (*L. acidophilus* y *lactobacilus bifidus*); se abren y se utiliza solo el polvillo
- 3 cucharadas de semillas de lino
- 2 cucharadas de semillas de sésamo
- ½ taza de frutos rojos
- 1 plátano
- 1 vaso de agua filtrada o mineral

Acompañamiento
- ½ taza de frutos rojos

Preparación

1. La noche anterior pon en remojo los frutos secos y las semillas de lino. Por la mañana escurre el agua del remojo con un colador y lava bien bajo el grifo.

2. Tritura los frutos secos y las semillas en el vaso de la batidora o del robot de cocina. Añade el agua y el polvo de las cápsulas de los probióticos. Bate hasta formar una crema homogénea. Los probióticos se encargarán de espesarlo y fermentarlo.

3. Vierte el contenido en frascos de cristal. Si tienes yogurtera sigue las indicaciones de ésta. Si no introduce en el horno a 40° o al mínimo.

4. A partir de las 5 h ya puedes probar el yogur. Si no está suficientemente espeso lo puedes dejar más horas. Pero nunca más de 12 o se volvería demasiado ácido.

5. Tritura los frutos rojos y el plátano y mezcla con el yogur. Si bates el yogur junto con las frutas en la misma batidora se harán más líquidos y perderán la textura cremosa que tanto gusta.

6. Añade frutos rojos al gusto sobre el yogur y sirve.

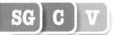

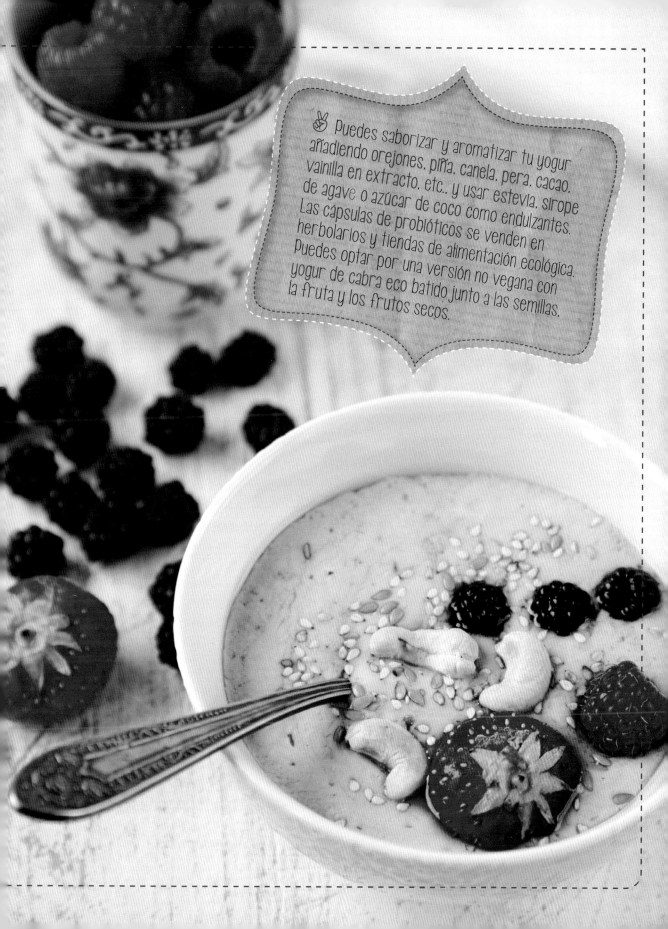

✌ puedes saborizar y aromatizar tu yogur añadiendo orejones, piña, canela, pera, cacao, vainilla en extracto, etc., y usar estevia, sirope de agave o azúcar de coco como endulzantes. Las cápsulas de probióticos se venden en herbolarios y tiendas de alimentación ecológica. puedes optar por una versión no vegana con yogur de cabra eco batido junto a las semillas, la fruta y los frutos secos.

CREMA DE AMARANTO
CON MANZANA Y MOUSSE DE CACAO Y AVENA

Éste es un desayuno energético y muy digestivo rico en **quercetina** y **antocianinas** (manzana), **eugenol** (canela), **polifenoles** (cacao), **lignanos** (lino) y **esteveósidos** (estevia). Al añadir canela, lino y estevia, que son antidiabéticos naturales, la carga glucémica del desayuno disminuirá y los niveles de azúcar en sangre se mantendrán constantes y bajos.

 2 personas / 25 minutos / batidora

Ingredientes

Base de amaranto
- ½ taza de amaranto
- 3 tazas de agua
- 6 a 8 orejones picaditos
- 1 manzana
- Canela

Mousse de cacao y avena
- 4 cucharadas de copos de avena molidos
- 1 vaso de leche de avena
- 1 cucharada de cacao
- 1 pizca de polvo de estevia
- 1 cucharada de semillas de lino molidas
- Nueces para decorar

Preparación

1. Pon agua a hervir y cocina el amaranto y los orejones picaditos durante 15 min. Cuela y dispón en un molde de cristal previamente engrasado con AOVE o en un aro de cocina. Espera a que se enfríe y desmolda con cuidado en un plato o bandeja.

2. Mientras se cocina el amaranto, corta la manzana en láminas y cocínala junto a ½ vaso de agua hasta que se ablande. Tardará unos 15 min. Una vez cocinada colócala sobre la crema de amaranto y espolvorea con canela.

3. Para preparar la mousse de avena y cacao mezcla los copos en una olla junto a la leche de avena, la estevia y el cacao. Cocina unos minutos hasta que se espese. Cuando se reduzca el líquido, retira del fuego, añade el lino y mezcla.

4. Añade la crema de cacao y avena sobre la manzana. Decora con nueces y ¡listo para degustar! Se puede tomar frío o caliente, por lo que es una buena opción para comer fuera de casa o prepararlo de un día para otro.

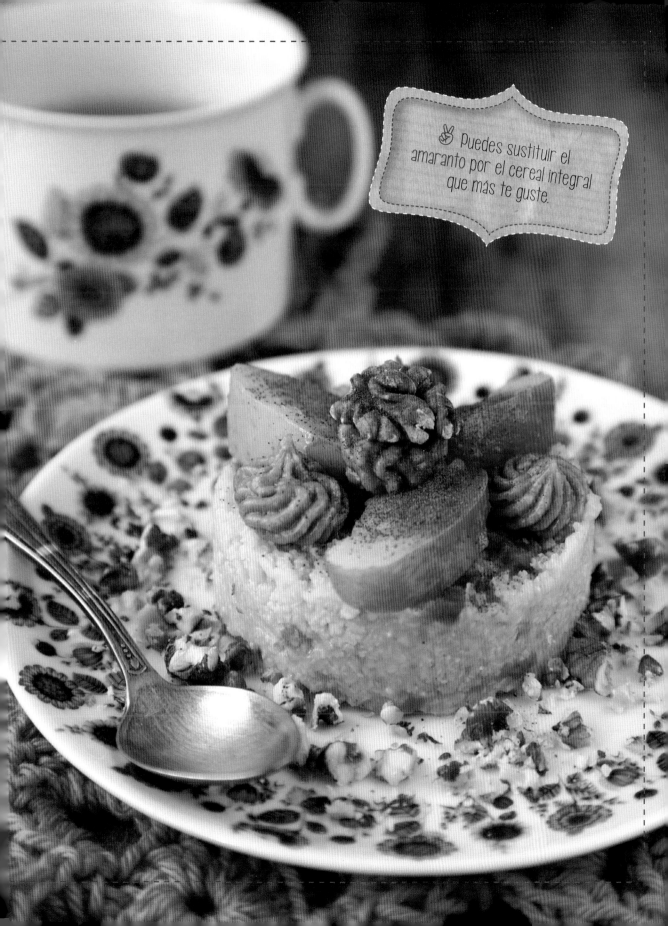

Puedes sustituir el amaranto por el cereal integral que más te guste.

PAN INTEGRAL AL VAPOR

Al preparar pan al vapor evitamos el prolongado tiempo de horneado a altas temperaturas de las harinas y obtenemos así un pan más nutritivo y saludable. El pan al vapor es similar al pan de molde, pues no tiene corteza. Gustará mucho a los niños y a las personas que tienen dificultades para tragar.

 1 pan

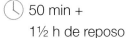 50 min +
1½ h de reposo

 vaporera

Ingredientes

- 150 ml de agua o leche vegetal
- 5 g de levadura seca o 15 g de levadura fresca
- 250 g de harina integral de espelta o centeno
- 2 cucharadas de semillas de lino
- 1 cucharadita de sal
- 1 cucharada de AOVE
- Aceite para engrasar
- 1½ litros de agua

Preparación

1. Unta con aceite un plato sopero previa comprobación de que el plato cabe dentro de la vaporera.

2. Templa el agua y disuelve la levadura.

3. En un bol añade el agua con la levadura disuelta. Agrega la harina, el aceite, las semillas y la sal y amasa. Deja reposar ½ h y vuelve a amasar.

4. Enharínate las manos y retira la masa del bol echándole un poquito más de harina para que no se nos pegue al trabajarla.

5. Forma una bola con la masa y colócala dentro del plato sopero que habías preparado antes. Ahora pon el plato dentro de la vaporera y tapa. Deja reposar en un lugar templado, libre de corrientes de aire, hasta que doble su volumen (1 h aprox.). Si prefieres hacer panecillos divide la masa en 6 bolas.

6. Vierte el litro y medio de agua en una olla y lleva a ebullición. Coloca la vaporera sobre la olla y cocina 40 min. Si vas a hacer bollitos basta con cocinar 20 min.

7. Recién salidos los panecillos de la vaporera colócalos sobre una rejilla seca inmediatamente, para que el vapor que pierden no los humedezca, a menos que la rejilla de tu vaporera sea de bambú, en cuyo caso podrás dejarlos en la propia rejilla. Deja que se enfríen y listos para consumir.

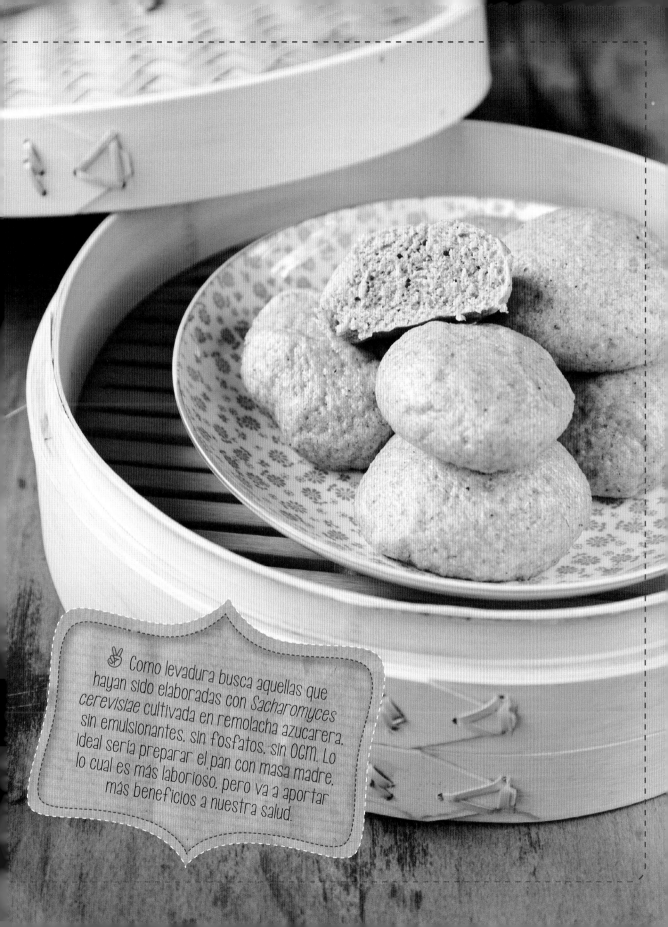

✌ Como levadura busca aquellas que hayan sido elaboradas con *Sacharomyces cerevisiae* cultivada en remolacha azucarera, sin emulsionantes, sin fosfatos, sin OGM. Lo ideal sería preparar el pan con masa madre, lo cual es más laborioso, pero va a aportar más beneficios a nuestra salud.

BEBIDAS e INFUSIONES

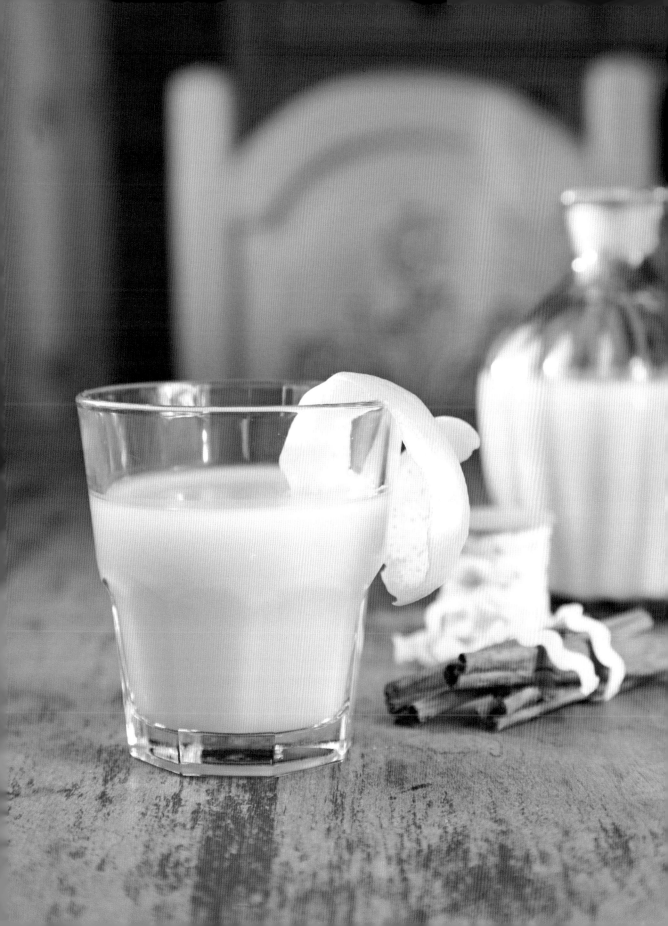

LECHE DE ALMENDRAS

Esta leche es muy nutritiva y rica en **calcio**. Además de calcio, las almendras contienen **zinc**, **manganeso**, **hierro** y **cobre**, así como **ácido fólico** (vitamina B9) y **vitamina E** en abundancia, lo que les confiere un importante poder **antioxidante** que evita el daño de los radicales libres sobre nuestras células. Es rica en grasas cardio y oncosaludables, como el **ácido oleico**.
Aguanta 2 días en la nevera. Recuerda agitarla antes de consumir pues los posos se acumulan en el fondo.

 2 vasos / (L) 24 h de remojo; 3 minutos / batidora, colador

Ingredientes

- 100 g de almendras crudas remojadas 24 h
- 500 ml de agua (nunca usar el agua de remojo)

Preparación

1. Tritura las almendras lo máximo posible con ayuda de una picadora o robot de cocina.

2. Bate el polvo de almendras con un tercio de agua y después con el resto de agua. En este paso podríamos añadir dátiles u orejones como endulzante.

3. Cuela con un colador de tela o metal, pero colocando una gasa encima.
   La pulpa resultante se puede poner a remojo de nuevo y usarla al día siguiente para elaborar más leche de almendras o para añadir a otro zumo y hacerlo más cremoso y nutritivo.

SG **C** **V**

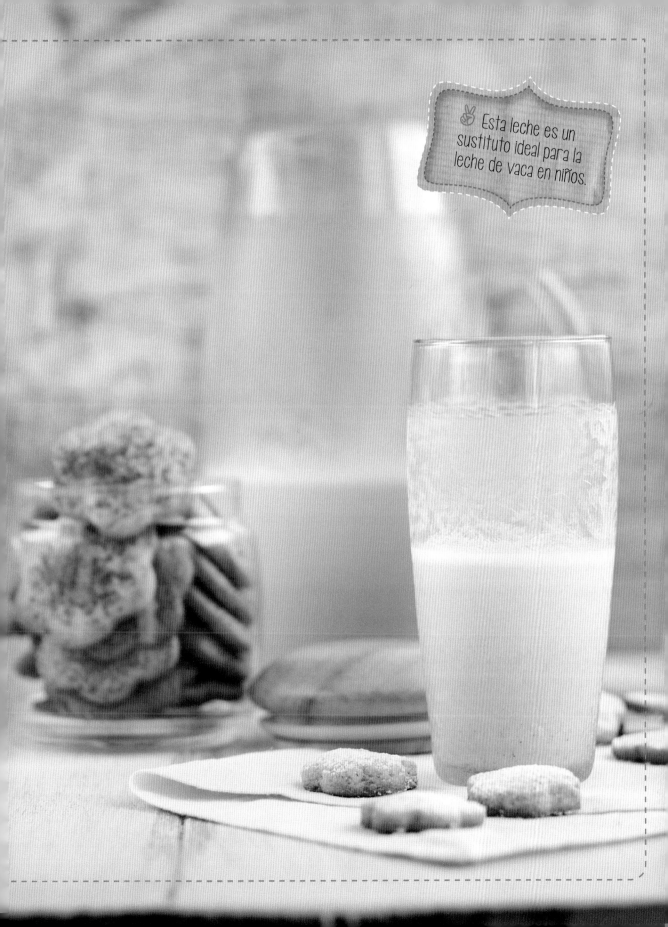

Esta leche es un sustituto ideal para la leche de vaca en niños.

LECHE DE ARROZ
Y FRUTA SECA RICA EN CALCIO

Esta leche es muy digestiva y dulce, ideal cuando hay problemas gastrointestinales. Es apta para celíacos.

En esta receta vamos a añadir semillas de sésamo para dotar a esta leche de un contenido extra en calcio. El sésamo contiene cuatro veces más calcio que la leche de vaca.

Remojaremos el arroz para aumentar su digestibilidad.

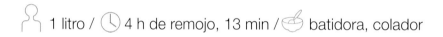 1 litro / 4 h de remojo, 13 min / batidora, colador

Ingredientes

- 1 litro de agua filtrada o mineral
- 30 g de arroz integral remojado 4 h
- 60 g de frutas secas: dátiles, ciruelas, pasas, orejones, etc.
- 1 cucharada de semillas de sésamo
- 1 pizca de sal marina
- 1 toque de canela

Preparación

1. Pon a remojar el arroz, la fruta y las semillas durante 4 h. Cuela.

2. Calienta todos los ingredientes 10 min a fuego medio sin dejar que hiervan.

3. Deja enfriar. Bate con una batidora durante 1 min y cuela. Se conserva 2 días en el frigorífico.

SG V

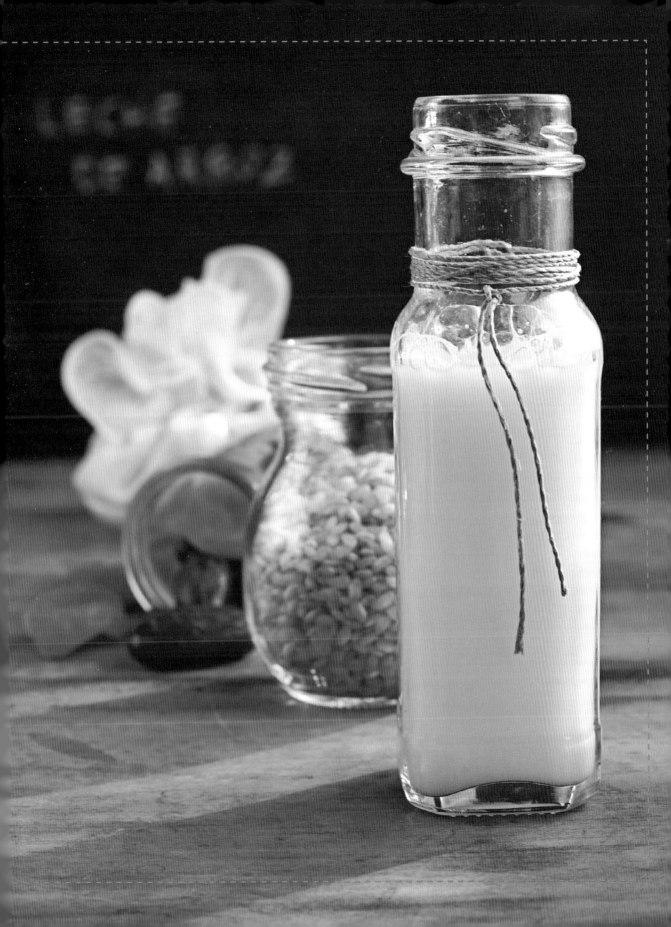

LECHE DE CHUFA U HORCHATA

El cultivo de la chufa y la preparación de la bebida de chufa se remontan a la época de los egipcios, pero fueron los árabes los que difundieron su uso y cultivo en la península ibérica.

La chufa es un tubérculo que contiene gran cantidad de **vitaminas E** y **C**, mejora la hipertensión, ayuda a reducir el colesterol y a prevenir las enfermedades cardiovasculares y el cáncer por su alto contenido en **ácido oleico**. Tiene más **hierro**, **zinc** y **cobre** que la leche de vaca y la misma cantidad de **magnesio** que ésta. Su alto contenido en enzimas digestivas la hacen de fácil digestibilidad. Ayuda a regular los niveles de glucosa en sangre. Nos ayuda a refrescarnos, por lo que su consumo ideal es en verano.

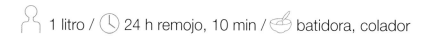 1 litro / 24 h remojo, 10 min / batidora, colador

Ingredientes

- 1 litro de agua para remojar las chufas
- 1 litro de agua para la elaboración de la horchata
- 225 g de chufa seca
- 1 cucharadita de estevia en hierba seca o 2 cucharadas de sirope de agave

Preparación

1. Pon a remojar las chufas 24 h antes de su elaboración.
2. Pon las chufas remojadas y el endulzante en el vaso de la batidora.
3. Bate las chufas de 1 a 2 min con ayuda de la batidora.
4. Deja macerar entre 5 y 20 min.
5. Cuela con un colador de malla fina.

SG C V

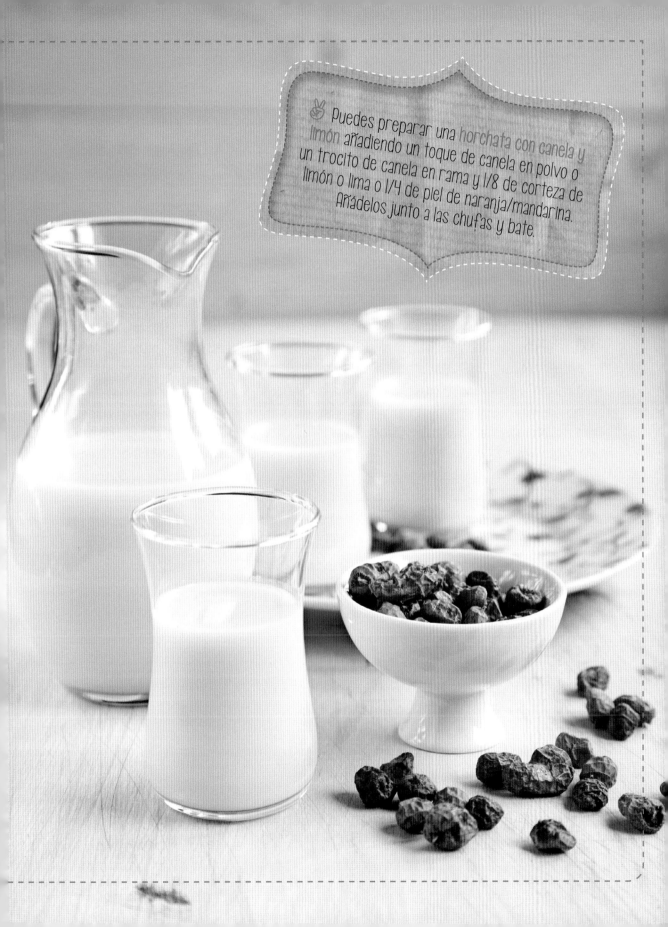

✌ Puedes preparar una horchata con canela y limón añadiendo un toque de canela en polvo o un trocito de canela en rama y 1/8 de corteza de limón o lima o 1/4 de piel de naranja/mandarina. Añádelos junto a las chufas y bate.

LECHE DE COCO

Esta leche es ideal para sustituir a la nata en tus recetas. La puedes añadir a tus batidos y *smoothies* para hacerlos más cremosos. Se utiliza como base para la salsa de los curris.

La leche de coco es rica en **selenio**, **magnesio**, **potasio** y **vitamina C** y **E**. Es rica en **fibra** y regula el tránsito intestinal. Es una excelente alternativa a la leche de vaca.

La leche de coco industrial suele encontrarse enlatada, con el riesgo de contaminación por bisfenol A que esto supone. Preparar leche de coco en casa es muy sencillo y económico.

 300 ml / 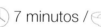 7 minutos / robot de cocina o procesadora de alimentos

Ingredientes

- 100 g de coco rallado
- 400 ml de agua

Preparación

1. Pon el agua a calentar hasta alcanzar aproximadamente los 90°, no tiene que llegar a hervir.

2. Añade en el vaso de un robot con cuchillas el coco rallado y vierte el agua caliente. Tritura a máxima potencia durante 5 min aprox.

3. Cuela el líquido para separarlo de la pulpa, para ello es necesario utilizar un colador de malla muy fina, o bien colocar encima gasas sobre el colador del que dispongamos.

4. Pasa la leche de coco a un tarro de cristal y deja enfriar sin tapar. Verás que igual que en la leche de coco comercial, se separa la parte líquida (en la base) y en la superficie queda la materia grasa.

SG V

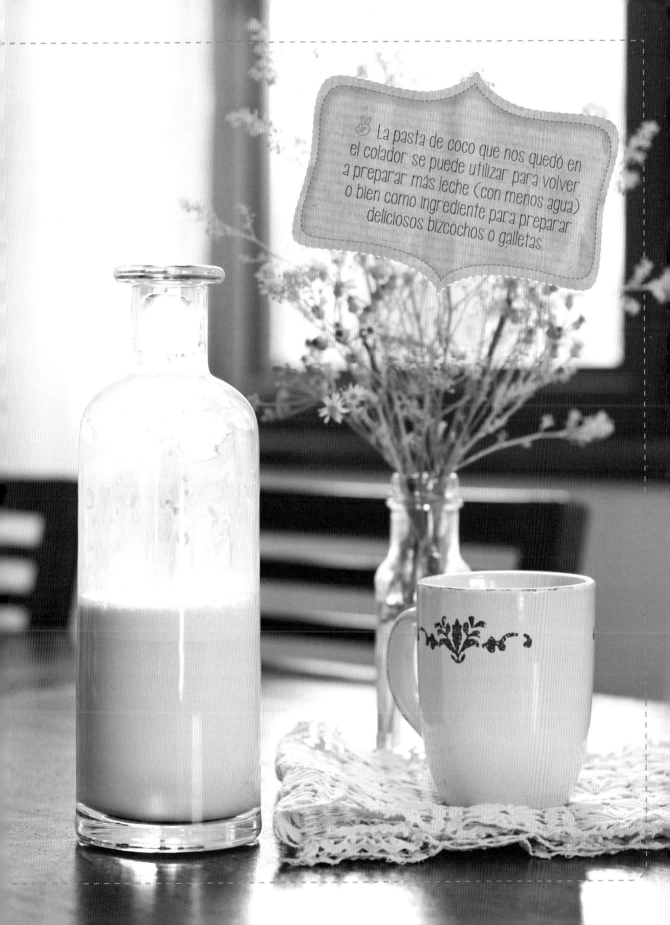

La pasta de coco que nos quedó en el colador se puede utilizar para volver a preparar más leche (con menos agua) o bien como ingrediente para preparar deliciosos bizcochos o galletas.

LECHE MERENGADA DE AVENA

La avena es un cereal rico en proteínas de alto valor biológico, grasas saludables, fibra y un gran número de vitaminas y minerales. Desde una perspectiva gastronómica, la leche de avena, se suele emplear a menudo para espesar salsas, cremas, e incluso para hacer bechamel y mahonesas, gracias a su textura cremosa y delicado sabor. En este caso la vamos a usar para preparar leche merengada vegana.

 1 litro /  20 minutos / batidora, colador

Ingredientes

- 30 g de copos de avena integrales
- 1 litro de agua
- ¼ piel de 1 limón ecológico (sólo la parte amarilla)
- 1 rama de canela
- 2 cucharadas de sirope de agave o equivalente

Preparación

1. En una olla calienta todos los ingredientes a fuego lento, durante 10 min sin que llegue a hervir. Lo ideal sería cocinar a 80-90°.

2. Finalizado el tiempo deja reposar 5 min y tritura con una batidora y cuela. Tras colar exprime la pulpa que haya quedado en la gasa, para así aprovechar el máximo de leche. Si está muy espesa añade más agua.

3. Sírvela bien fría.

V

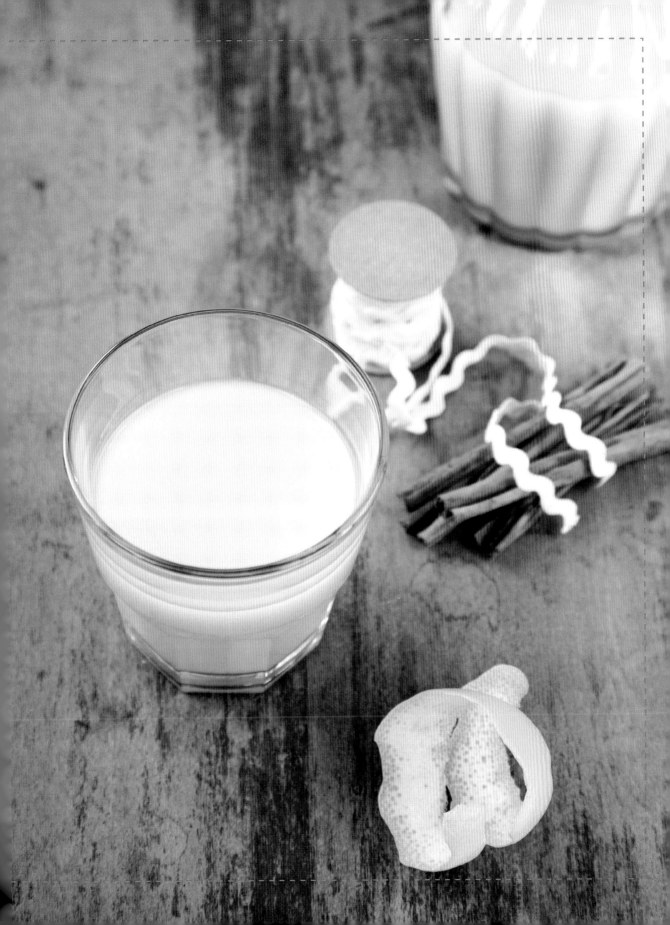

SMOOTHIE
DE FRUTOS ROJOS Y KIWI

Ésta es una bebida muy refrescante preparada con frutas anticáncer e ideal para el verano. Es rica en **ácido elágico** (frutos rojos) y **lignanos** (lino), por lo que puede ayudar a prevenir el cáncer de mama y próstata.

¿Qué es un *smoothie*? Es un batido de frutas, pero más denso y cremoso. El nombre de la bebida proviene de su raíz inglesa *smooth*, que significa «suave». Esta bebida la hicieron muy popular en Estados Unidos en los años sesenta los amantes de la comida sana y del surf. En la receta tradicional se añade leche, yogur o helado. Nosotros vamos a hacer nuestro *smoothie* más saludable añadiéndole leche vegetal en vez de leche de origen animal. También podemos añadir un trocito de jengibre, copos de avena y semillas de lino, lo que le dará un toque especial y muy saludable.

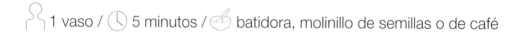 1 vaso / 5 minutos / batidora, molinillo de semillas o de café

Ingredientes

- 150 g de frutos rojos (arándanos, moras, frambuesas, fresas...) según temporada
- 2 kiwis
- 200 g de leche vegetal (preferible de coco)
- 6 cubitos de hielo
- 2 cucharadas de semillas de lino
- 1 dátil, 1 chorrito de miel, agave o yacón (opcional)

Preparación

1. Tritura las semillas de lino con el molinillo. Reserva.

2. Con ayuda de una batidora tritura todos los ingredientes hasta obtener una consistencia densa.

Receta de lassi de mango vegano: 1 mango, 2 cucharadas de lino, 1 trocito de jengibre, ½ cucharadita de semillas de cardamomo, ½ cucharadita de canela molida, 1 taza de leche de coco. Trituramos todo junto y ¡listo para disfrutar de una saludable bebida!

SG C V

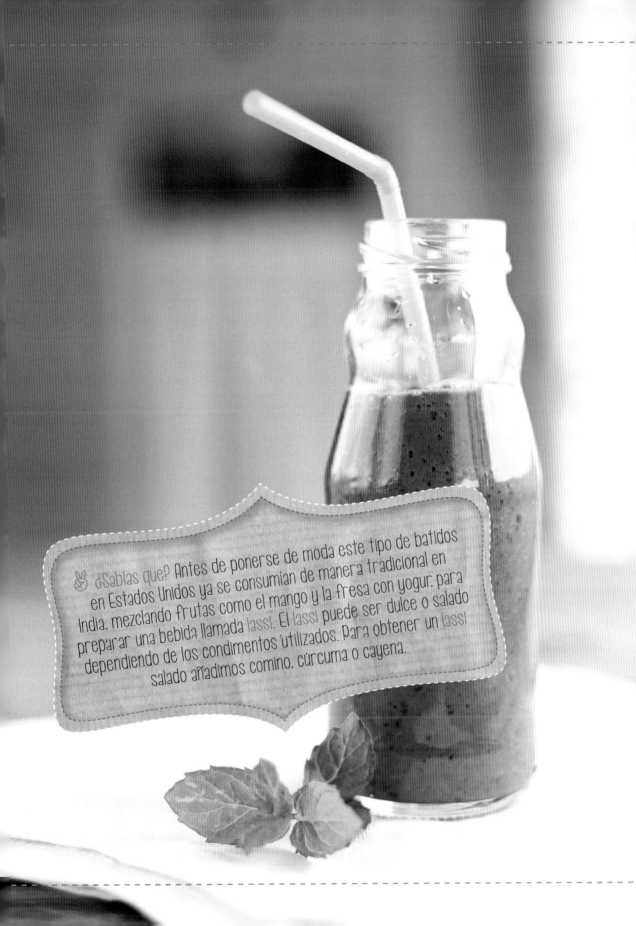

¿Sabías que? Antes de ponerse de moda este tipo de batidos en Estados Unidos ya se consumían de manera tradicional en India, mezclando frutas como el mango y la fresa con yogur, para preparar una bebida llamada lassi. El lassi puede ser dulce o salado dependiendo de los condimentos utilizados. Para obtener un lassi salado añadimos comino, cúrcuma o cayena.

PONCHE DE FRUTAS
SIN ALCOHOL

Se trata de una versión sin alcohol de esta clásica bebida, cargada de frutas anticáncer otoñales. Contiene **resveratrol** (uva) y **vitamina C** además de **hesperidina** y **naringenina** (limón, mandarina y naranja). Ayuda a prevenir el cáncer de colon, esófago, ovario, mama, cerebro y la leucemia.

 1 litro /  5 minutos / licuadora o extractora lenta de zumos

Ingredientes

- 1 litro de zumo de uva negra hecho en casa
- El zumo de 2 naranjas
- 1 limón
- 1 kiwi
- 2 mandarinas
- 10 uvas negras
- 6 uvas blancas
- 1 manzana roja
- 4 clavos
- 1 palito de canela

Preparación

1. Con ayuda de la licuadora o extractora de zumos prepara el zumo de naranja y el zumo de uva negra.

2. Corta la mandarina, la manzana y el kiwi en cuadraditos. Las uvas córtalas por la mitad y al limón quítale la piel y córtalo en daditos.

3. En un bol grande o ponchera agrega todas las frutas, el clavo, la canela y los dos zumos. Mezcla y deja macerar 1 h en la nevera.

4. Puedes servir esta bebida fría o caliente. Es una bebida preparada con frutos de otoño y, dependiendo del clima y la temperatura, te puede apetecer fría, servida con cubitos de hielo o bien caliente si ya están empezando los días de frío. En este caso templa el ponche en un cazo a fuego muy lento durante unos minutos y ¡a disfrutar de una bebida calentita!

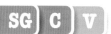

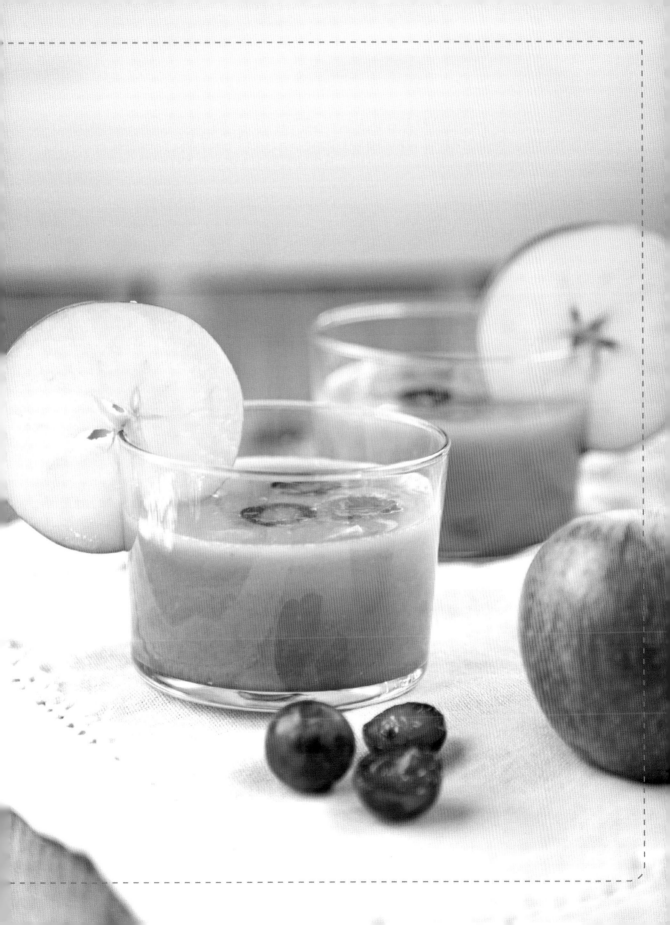

LIMONADA CON ESTEVIA

En la alimentación tradicional estamos acostumbrados a apaciguar la sed con una bebida azucarada y gaseosa o con un batido industrial cargado de grasas y azúcar. En la alimentación anticáncer vamos a desterrar estas bebidas y te voy a proponer otras opciones más saludables y libres de azúcar, grasas, gas y aditivos artificiales. Empezar tu mañana con una limonada o un batido verde es una excelente manera de comenzar el día poniéndole trabas al cáncer para crecer.

El limón es ideal para preparar saludables bebidas, y tanto su pulpa como su piel contienen importantes sustancias anticáncer: **vitamina C**, **hesperidina**, **ciproxantina**, **naringina**, **antioxidantes**, etc. Podemos aprovechar tanto la piel del limón como su zumo. Cuando uses la piel asegúrate de que son limones ecológicos y lávala bien frotándola con un cepillo.

 4 vasos / 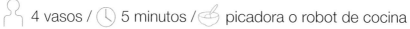 5 minutos / picadora o robot de cocina

Ingredientes

- 2-3 limones eco con piel y lavados
- 1 litro de agua fría
- 10 cubitos de hielo
- 5 hojas de hierbabuena o menta
- 5 hojas de estevia fresca o seca o endulzante al gusto

Preparación

1. Tritura los limones con piel junto a la estevia y la hierbabuena.

2. Añade agua fría y mezcla. Cuela sobre una jarra con ayuda de un colador.

3. Añade el hielo y remueve. Prueba, y si no tiene el dulzor deseado, añade más estevia en hojas o polvo.

4. Decora con hojas de menta o hierbabuena y sirve inmediatamente.

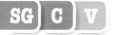

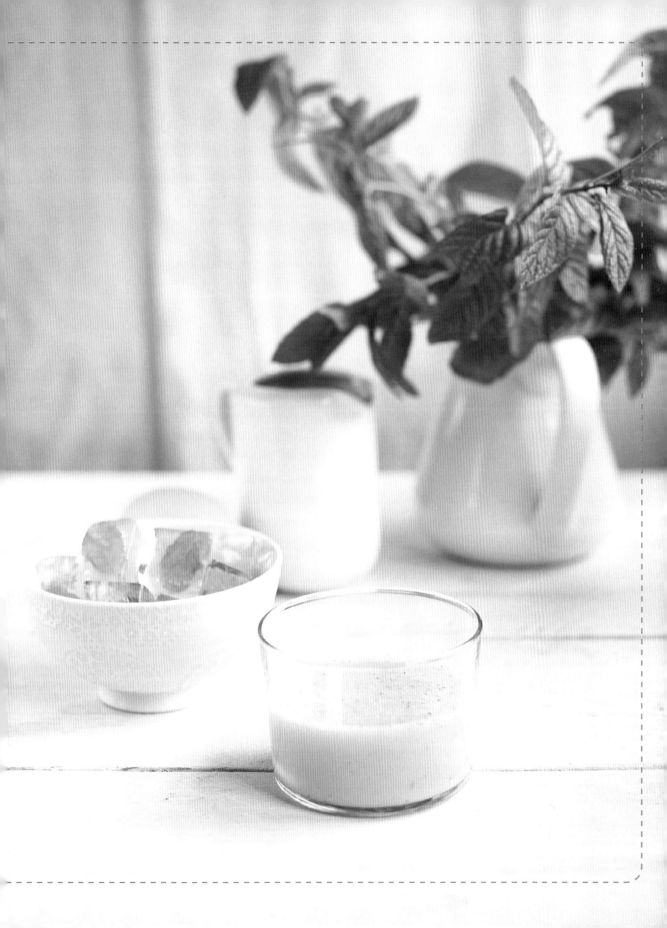

INFUSIÓN DE JENGIBRE,
CANELA Y MANZANA

Esta infusión es ideal para prevenir y ayudar a combatir las náuseas y vómitos asociados a la quimioterapia. Os recomiendo tomarla tres veces al día durante la quimio. Además de su efecto antiemético está cargada de fitoquímicos anticáncer.

Esta receta es rica en **jingerol** (jengibre), **quercertina** (manzana) y **eugenol** (canela). El jengibre es un potente antiinflamatorio que es útil para la prevención del cáncer de ovario y próstata. Evita que las células tumorales se vuelvan resistentes a la quimioterapia.

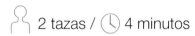 2 tazas / 4 minutos

Ingredientes

- 500 ml de agua
- 1 trozo de 5 cm de jengibre
- La piel de una manzana roja
- 1 rama de canela

Preparación

1. Lava la manzana y el jengibre y frótalos con un cepillo. Pon a hervir el agua en un cazo sin teflón. Añade los ingredientes al agua hirviendo y deja hervir 3 min.

2. Deja reposar 15 min. Retira el jengibre, la canela y la piel de manzana y consume en las 2 h siguientes.

SG V

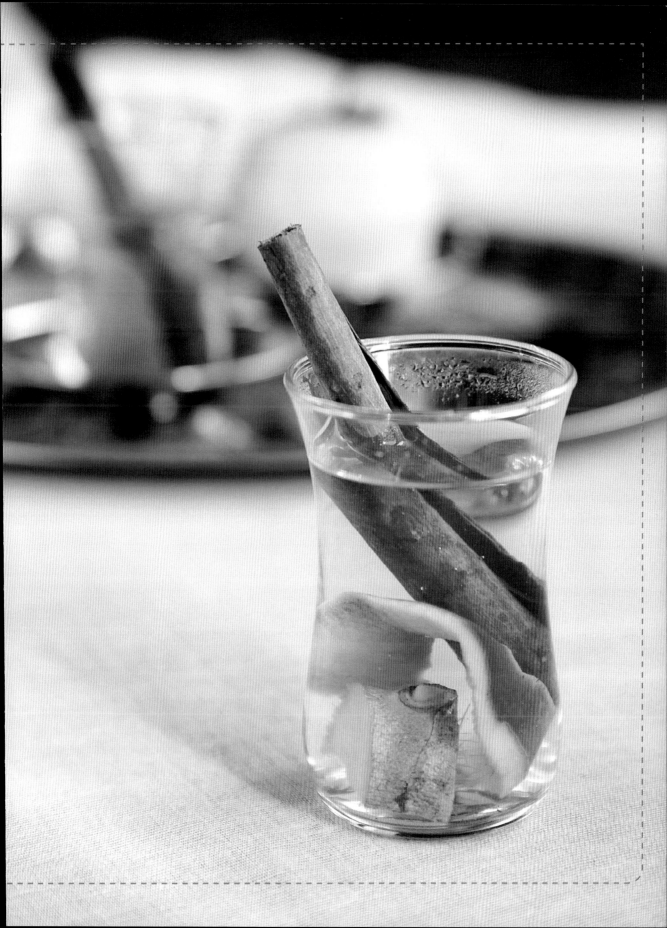

TÉ VERDE
CON CÚRCUMA Y AROMA DE LIMÓN

Ésta es una infusión ideal para empezar el día. Se trata de una infusión de té verde a la que vamos a añadir algunos ingredientes peculiares para potenciar su efecto anticáncer. El té verde tiene múltiples efectos sobre el cáncer gracias a su alto contenido en **epigalocatequina-3-galato** (**EGCG**) que, además de ayudarnos a eliminar células cancerosas, potencia el efecto de la quimio y radioterapia sobre el cáncer. El más rico en **EGCG** es el *té Sencha*. Para potenciar el efecto anticáncer de las **catequinas** (**EGCG**) del té se ha visto que la mejor asociación es mezclar: **ECGC + vitamina C + curcumina + piperina**. ¿Cómo lo vamos a lograr? Añadiendo a nuestro té verde la piel de un limón (podría ser naranja o mandarina), que es rica en **vitamina C**, un poco de cúrcuma rica en **curcumina** y una pizca de pimienta negra, que contiene la **piperina**.

 1 taza / 10 minutos / tetera, colador

Ingredientes

- 1 taza de agua
- 1 cucharadita de té verde Sencha en hojas
- 1 trocito de cúrcuma fresca o 1 cucharadita de cúrcuma molida
- 1 pizca de pimienta
- Piel de limón
- 2 hojas de estevia

Preparación

1. Pon los ingredientes en una tetera de cristal o porcelana salvo el agua.

2. Calienta el agua a unos 90° y apaga cuando empiece a burbujear (nunca debe hervir).

3. Vierte el agua en la tetera e infusiona unos 8 min.

4. Cuela y sirve en una bonita taza de porcelana o cristal.

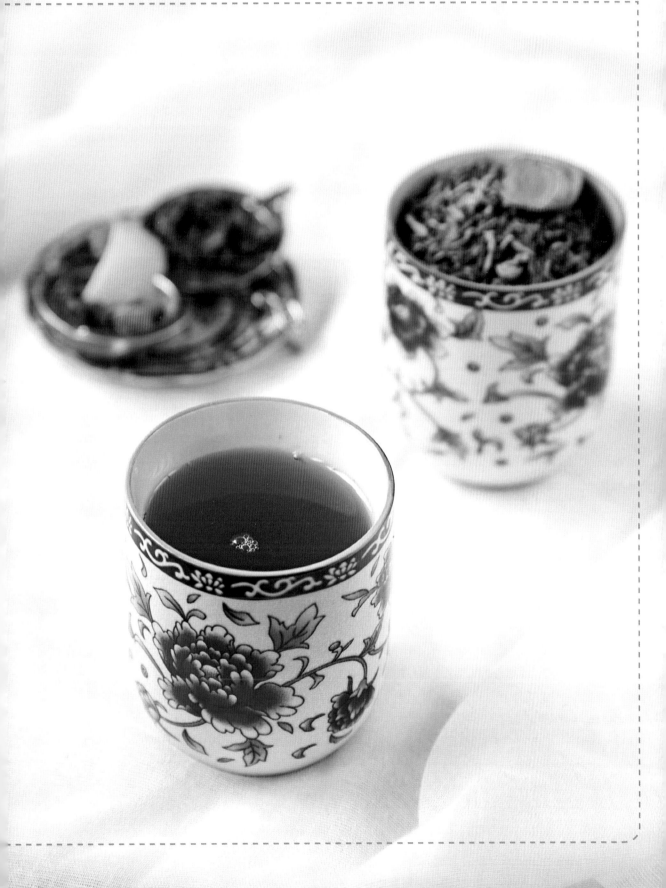

TÉ VERDE CON MANZANA
AROMATIZADO CON ANÍS Y CANELA

La cocina anticáncer es saludable, pero también es original, y en esta ocasión vamos a preparar un rico té con propiedades anticáncer presentado en un envase muy original. Es un té que se bebe y se come. Comer saludable no está reñido con sabor y originalidad.

En la piel de la manzana roja se concentran el 50% de sus fitoquímicos con poder anticáncer. Intenta consumir manzanas ecológicas para no tener que pelarlas y así aprovechar al máximo sus propiedades.

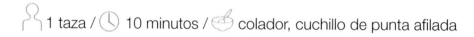 1 taza / 10 minutos / colador, cuchillo de punta afilada

Ingredientes

- 1 manzana roja eco
- 1 cucharadita de té verde en hojas
- 1 palito de canela
- 1 anís estrellado
- 300 ml de agua

Preparación

1. Calienta el agua, sin que llegue a hervir.

2. Mientras se calienta el agua quítale con un cuchillo «la tapa» a la manzana y con cuidado ve vaciándola. Debe quedar con forma similar a la de un vasito. Reserva la pulpa extraída.

3. Infusiona la pulpa y la tapa de la manzana junto al té, el anís y la canela. Deja reposar 8 min.

4. Cuela y sirve el té aromatizado dentro de la manzana. Nuestro té está listo para beber y después comer, ¡aquí no va a sobrar nada! Probad y oled, el aroma que desprende es delicioso.

SG V

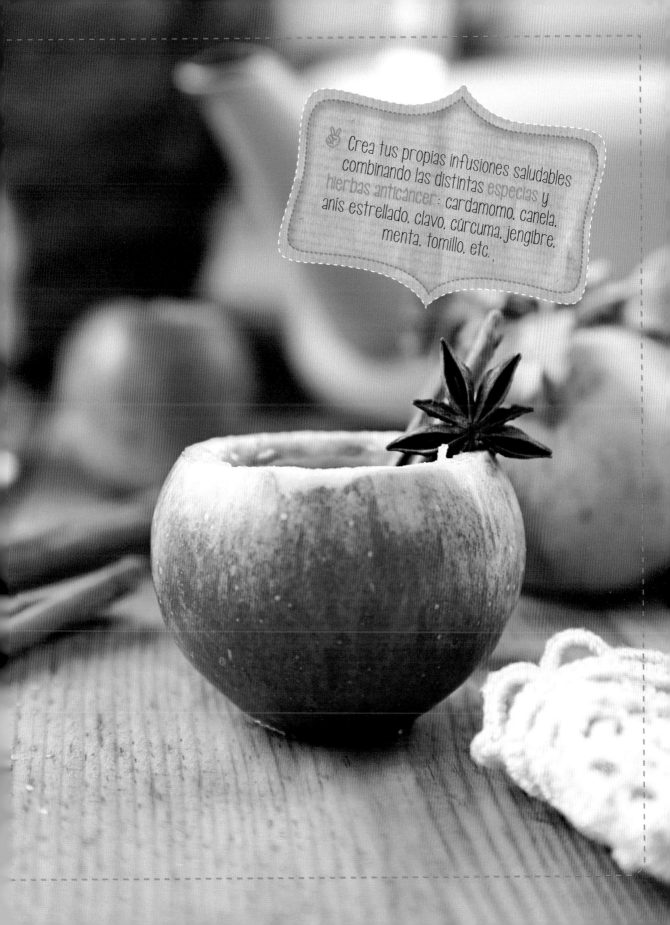

Crea tus propias infusiones saludables combinando las distintas especias y hierbas anticáncer: cardamomo, canela, anís estrellado, clavo, cúrcuma, jengibre, menta, tomillo, etc.

CONDIMENTOS Y ALIÑOS

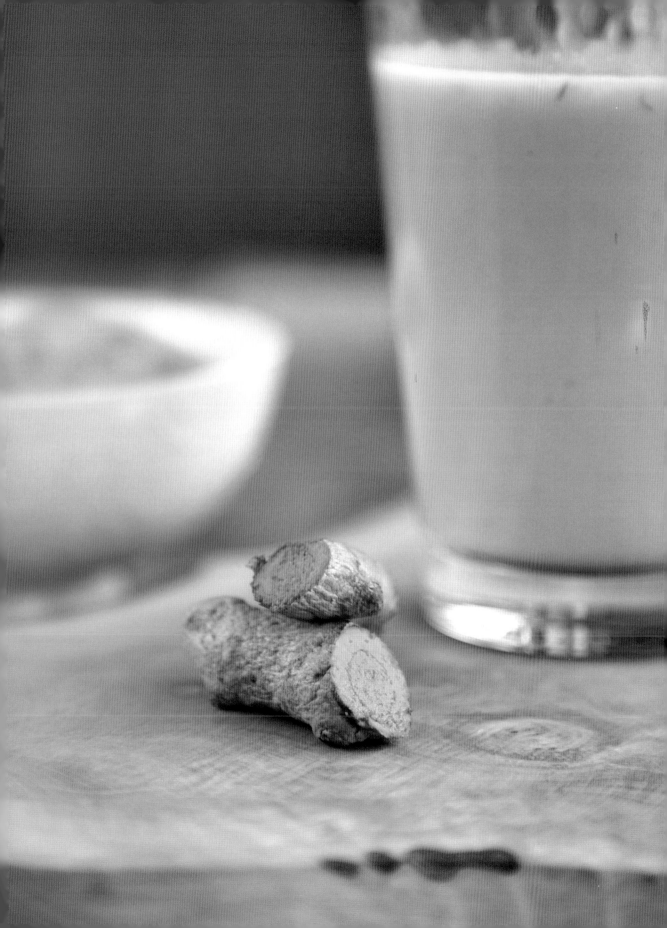

ALIÑOS PARA ENSALADAS

A continuación te muestro algunos aliños básicos para tus ensaladas donde la cúrcuma, rica en **curcumina**, cobra un especial protagonismo por su poder anticáncer. El aceite de oliva virgen extra (AOVE) y el aceite de lino son especialmente útiles para la prevención del cáncer de mama.

ALIÑO ANTICÁNCER

Ingredientes

- 4 cucharadas de aceite de lino o AOVE
- ½ cucharadita de cúrcuma
- 1 pizca de pimienta negra
- El zumo de 1 limón
- Hierba aromática al gusto (preferiblemente fresca)

Preparación

1. Mezcla todos los ingredientes y listo para usar.

SALSA DE CÚRCUMA

Ingredientes

- 1 cucharada de cúrcuma
- ½ pimiento rojo
- 1 cebolleta remojada en agua 1 h
- Un trozo de jengibre de 5 cm
- 1 diente de ajo
- 3 tomates secos rehidratados
- 1 pizca de sal marina
- 1 cucharada de semillas de lino recién molidas
- ½ aguacate
- Agua hasta ajustar consistencia

Preparación

1. Bate todos los ingredientes hasta obtener la textura de una salsa.

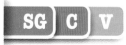

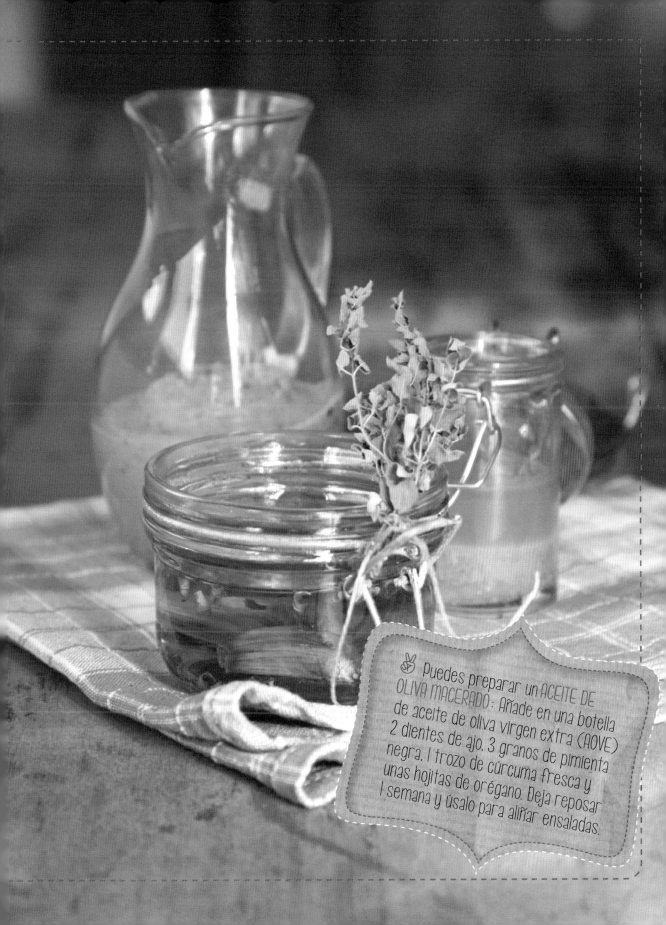

✌ Puedes preparar un ACEITE DE OLIVA MACERADO: Añade en una botella de aceite de oliva virgen extra (AOVE) 2 dientes de ajo, 3 granos de pimienta negra, 1 trozo de cúrcuma fresca y unas hojitas de orégano. Deja reposar 1 semana y úsalo para aliñar ensaladas.

CONCENTRADO PARA CALDO

Los concentrados que puedes adquirir en cualquier supermercado contienen aditivos cuya inocuidad está en tela de juicio, como es el caso del potenciador de sabor denominado glutamato monosódico o E-621, así como ingredientes poco recomendables tales como el almidón de maíz, la grasa vegetal hidrogenada y los aromas artificiales. Vamos a preparar un concentrado a base de verduras anticáncer que dará sabor a nuestros guisos y arroces.

 1 tarro / 50 minutos / batidora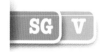

Ingredientes

- 1 tallo de apio
- 2 zanahorias
- 1 cebolla morada
- 1 tomate
- 1 nabo
- ½ col o repollo
- 2 dientes de ajo
- 5 setas
- 1 trozo de alga kombu hidratada 10'
- 1 cucharada de hierbas aromáticas frescas variadas: perejil, albahaca, orégano, romero...
- 1 chorrito generoso de vino tinto o seco
- 2 cucharadas de AOVE
- 3 cucharadas de sal marina sin refinar
- 1 cucharada de tamari
- El zumo de 1 limón

Preparación

1. Trocea todas las verduras y el alga kombu y tritura con ayuda de un robot de cocina o batidora.

2. Pica las aromáticas muy finitas y añádelas a la mezcla anterior.

3. En una olla coloca las verduras trituradas, la sal, el vino, el zumo de limón, el agua y el aceite. Cocina a fuego lento 45 min removiendo con frecuencia.

4. Deja enfriar. Guarda en cubiteras y conserva en el congelador. No lo guardes más de 6 meses.

5. Cuando vayas a cocinar y necesites caldo de verduras añade 2 cubitos por cada 500 ml de agua. Para 1 litro de agua, 4 cubitos.

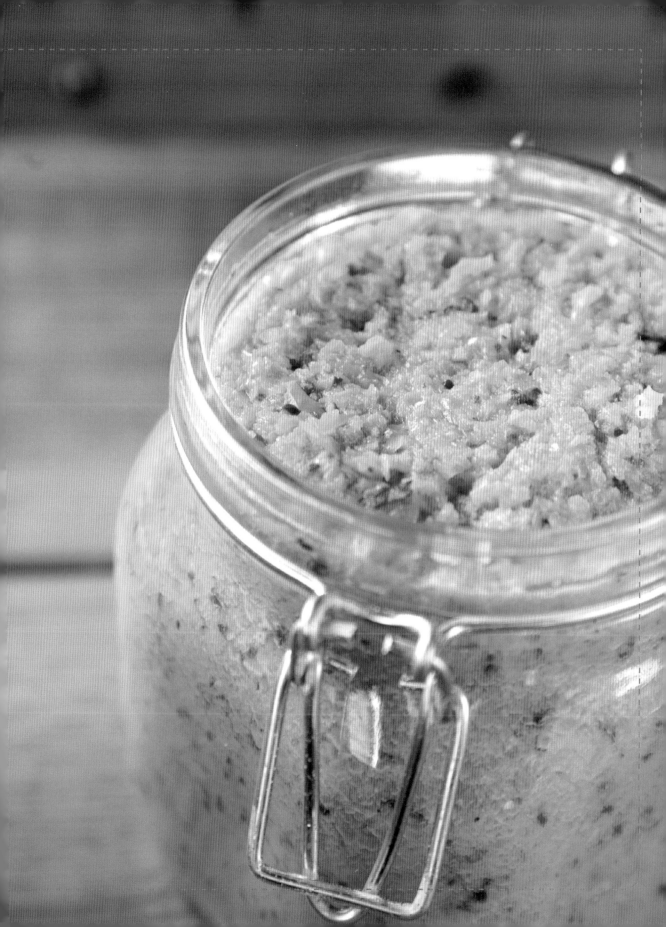

SAL DE VERDURAS Y SAL DE ALGAS

El exceso de sal en nuestra alimentación se relaciona con un mayor riesgo de padecer cáncer de estómago. Te ofrezco una alternativa a la sal convencional que puedes usar en tus guisos y que además de dar sabor salado va a añadir un extra de sustancias anticáncer.

 1 tarro / 3 min, 8 h de deshidratación

SAL DE VERDURAS

Ingredientes

- 50 g de verduras deshidratadas (zanahoria, ajo, puerro, nabo, apio, setas, cebolla, perejil); para obtenerlas necesitamos 500 g de verduras
- 1 cucharada de cúrcuma
- Pimienta negra
- 1 cucharada de sal marina

Preparación

1. Trocea las verduras en trozos pequeños y homogéneos. Deshidrata en el horno o deshidratadora. Si lo vas a hacer en el horno, pon el horno al mínimo (45°) y extiende las verduras sobre papel vegetal. Introduce las verduras en el horno y a las 4 h dales la vuelta. Vigila de vez en cuando hasta que estén deshidratadas. Tardarán de 6 a 10 h dependiendo del tamaño de las verduras.

2. Añade todos los ingredientes en una picadora o robot de cocina.

3. Conserva en un tarro hermético y guarda en un lugar seco.

SAL DE ALGAS

Ingredientes

- 50 g de algas deshidratadas variadas
- 1 cucharada de cúrcuma
- Pimienta negra
- 100 g de sal marina

Preparación

1. Como las algas ya están deshidratadas lo único que tienes que hacer es triturar los ingredientes y conservar en un tarro de cristal.

SG C V

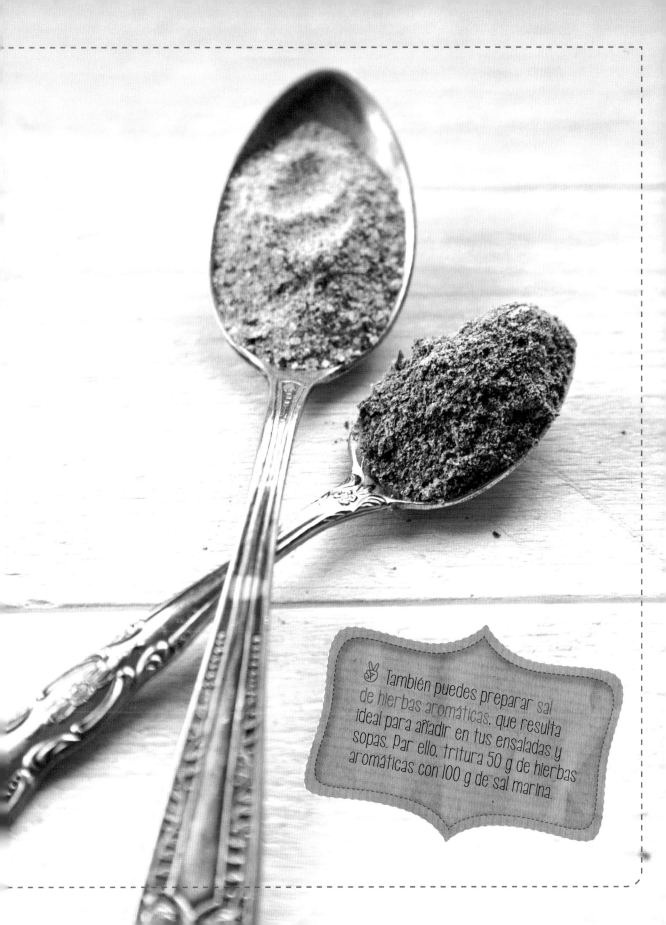

También puedes preparar sal de hierbas aromáticas, que resulta ideal para añadir en tus ensaladas y sopas. Par ello, tritura 50 g de hierbas aromáticas con 100 g de sal marina.

PATÉS Y SALSAS

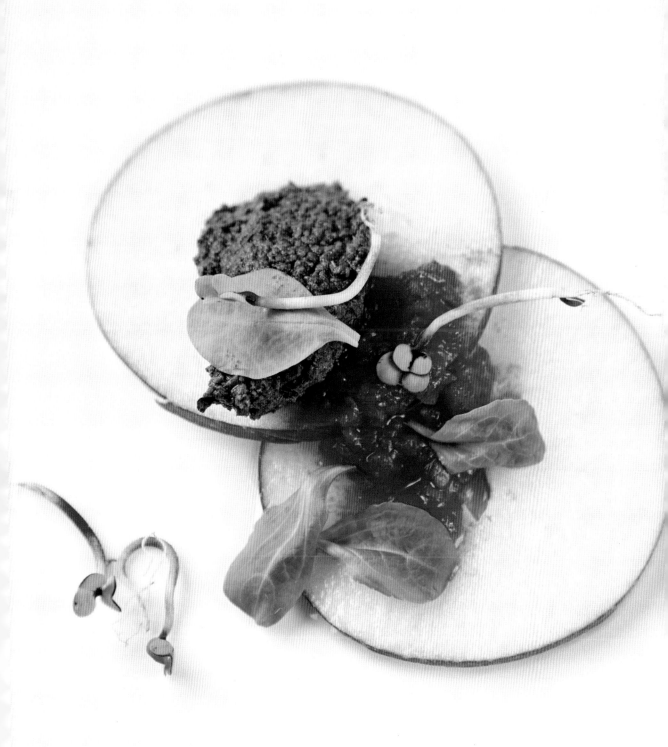

TAHÍN Y TAHÍN DULCE

El *tahín* o *tahini* es una pasta de semillas de sésamo de sabor delicioso y muy sencilla de elaborar. Es un plato tradicional de la cocina de Oriente Medio, siendo un ingrediente esencial del *hummus* (paté de garbanzos) y del *baba ganush* (paté de berenjena). Constituye una excelente alternativa a la mantequilla. Nosotros vamos a versionarlo al añadir lino en su preparación. Su sabor es pronunciado y se asemeja al de los frutos secos.

 1 bote / 6 minutos / batidora, molinilllo

Ingredientes

Para el tahín

- 100 g de semillas de sésamo
- 100 g de semillas de lino
- 100-200 ml de aceite de primera calidad o agua
- Semillas de sésamo para decorar

Para el tahín dulce

- 1 cucharada de tahín
- 1 cucharada de endulzante natural líquido (agave, yacón o miel)

Preparación

1. Tritura las semillas con ayuda de un molinillo.

2. Coloca las semillas molidas en el vaso de la batidora y añade poco a poco el aceite o el agua mientras vas batiendo, de esta forma conseguiremos que emulsione mejor. Según la consistencia deseada podemos añadir más o menos aceite o agua.

3. Decora con semillas de sésamo crudas y guarda en un recipiente de cristal o porcelana.

4. Guárdalo en el frigorífico bien cerrado cuando no lo vayas a usar. Cuando quieras volver a usarlo coloca el recipiente boca abajo durante ½ h, ya que el aceite se habrá separado de la mezcla sólida. Agita bien antes de abrir y revuelve para mezclar bien el aceite. Espera hasta que el tahín tome temperatura ambiente antes de servir.

Para el *tahín dulce* mezcla 1 cucharada de tahín con 1 cucharada del endulzante elegido. Obtendrás una pasta dulce ideal como un sustituto de las mermeladas y las azucaradas cremas de chocolate.

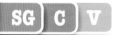

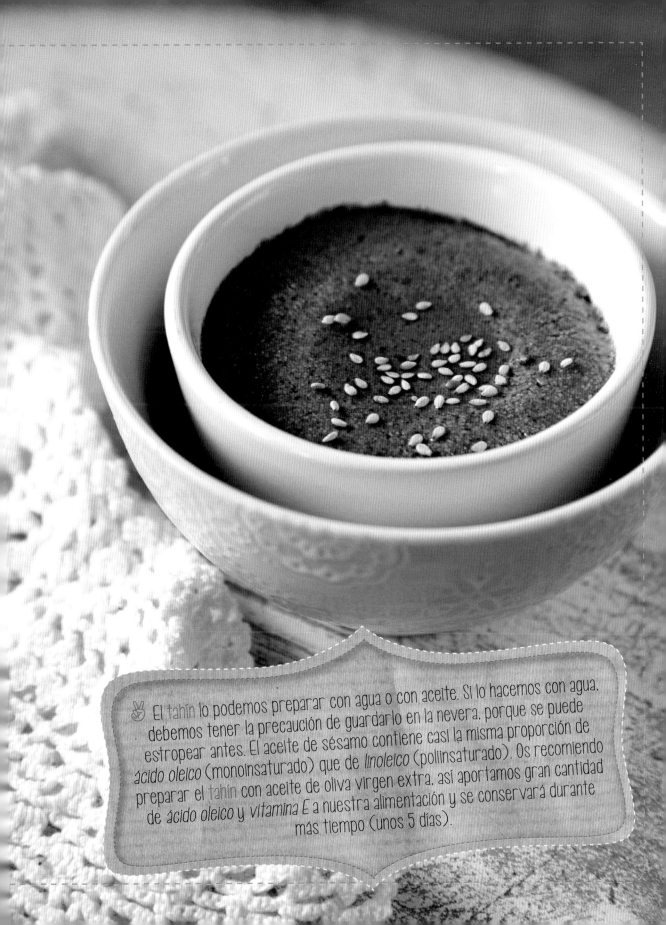

✌ El tahín lo podemos preparar con agua o con aceite. Si lo hacemos con agua, debemos tener la precaución de guardarlo en la nevera, porque se puede estropear antes. El aceite de sésamo contiene casi la misma proporción de *ácido oleico* (monoinsaturado) que de *linoleico* (poliinsaturado). Os recomiendo preparar el tahín con aceite de oliva virgen extra, así aportamos gran cantidad de *ácido oleico* y *vitamina E* a nuestra alimentación y se conservará durante más tiempo (unos 5 días).

BABA GANOUSH
O PATÉ DE BERENJENAS

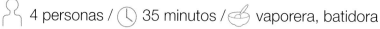

El *baba ganoush* es una receta típica de Oriente Medio, cuyo principal ingrediente son las berenjenas. La tradición popular dice que éste es un plato dulce y seductor, que resulta difícil dejar de comer una vez se ha empezado, y que las mujeres que lo consumen habitualmente adquieren sus mismas características de dulzura y seducción. Es una excelente alternativa a los patés de origen animal cargados de grasas.

 4 personas / 🕐 35 minutos / 🥣 vaporera, batidora

Ingredientes

- 1 diente de ajo mediano
- 2 berenjenas medianas
- El zumo de ½ limón
- 2 cucharadas de tahín
- 5 nueces
- 1 cucharadita rasa de comino molido
- 1 cucharada de AOVE
- Agua

Para acompañar
- Crudités: palitos de zanahoria y pepino

Preparación

1. Pon agua a hervir en una cacerola.

2. Mientras hierve el agua, corta las berenjenas por la mitad, pincélalas con aceite y colócalas en la vaporera. Pon la vaporera sobre la cacerola, cubre la cacerola con su tapa y cuece las berenjenas al vapor durante ½ h hasta que estén tiernas y blandas. Cuando ya estén tiernas, déjalas enfriar y quítales la piel.

3. En el vaso de la batidora añade las berenjenas y el resto de ingredientes. Tritura con ayuda de la batidora.

4. Sírvelo acompañado de crudités como zanahoria, pepino o cebolla.

SG V

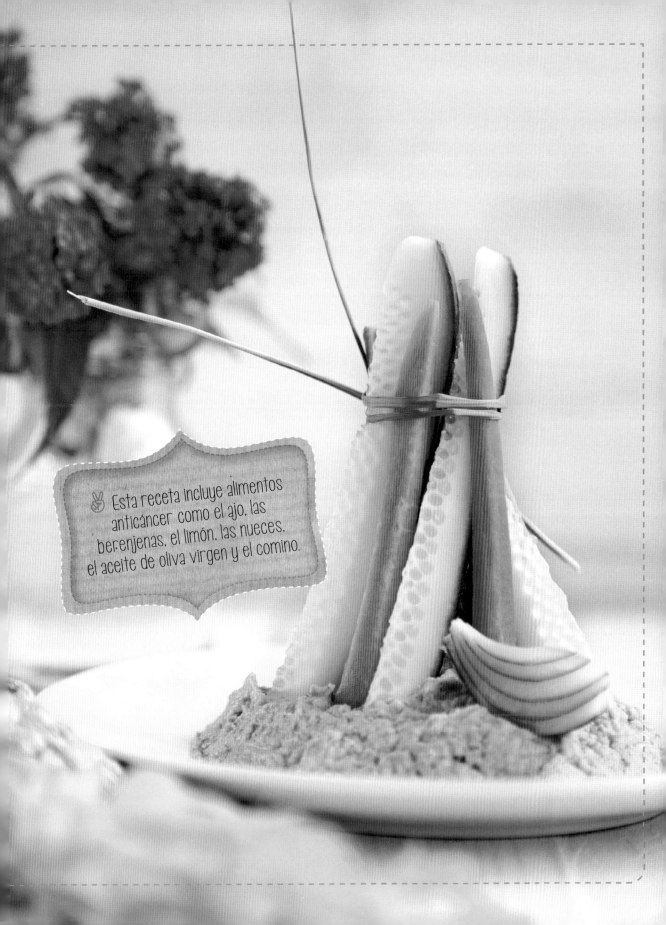

✌ Esta receta incluye alimentos anticáncer como el ajo, las berenjenas, el limón, las nueces, el aceite de oliva virgen y el comino.

DIP DE YOGUR VEGANO
DE ANACARDOS

Este entrante es una excelente alternativa a las salsas para untar, que suelen estar cargadas de grasas, azúcar y aditivos. Esta receta es rica en **omega 3**, **lignanos** (lino) y **proantocianidinas** (anacardos) por lo que es útil para prevenir el *cáncer de colon*.

 4 personas / 🕐 8 h de remojo; 5 min / 🥣 batidora o robot de cocina

Ingredientes

- Una taza de anacardos crudos
- 2 cucharadas de semillas de lino
- 1 taza de agua filtrada o mineral
- El zumo de ½ limón
- 1 pizca de sal

Para acompañar
- Zanahorias

Preparación

1. Pon en remojo los frutos secos y las semillas durante 8 h. Escurre el agua del remojo y desecha.

2. Pon todos los ingredientes en el vaso de la batidora o robot de cocina y añade poco a poco el agua hasta conseguir la textura cremosa deseada.

3. Sirve nuestro dip acompañado de zanahorias.

SG C V

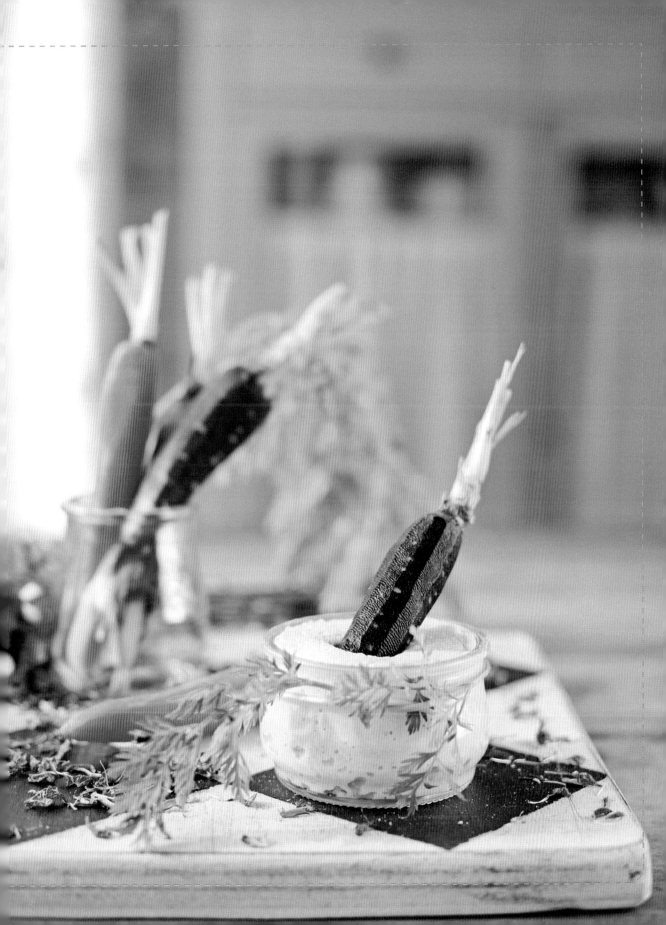

GUACAMOLE

El guacamole es una salsa propia de México creada por los aztecas y preparada a base de aguacate. El nombre *guacamole* proviene de *ahuacamolli*, que se compone de las palabras *ahuacatl* (aguacate) y *molli* (mole o salsa). En vez de untar el guacamole con los tradicionales nachos, podemos hacerlo sobre unos saludables crackers de semillas crudiveganos.

El aguacate contiene **vitaminas A, C, D, E y K, ácido fólico, magnesio y potasio**. También posee un alto contenido de grasas saludables (10-30%), entre ellas **ácido oleico**. Contiene además **luteína** y **betacarotenos**, importantes fitoquímicos y antioxidantes en la lucha contra el cáncer.

 3-4 personas / 5 minutos / batidora

Ingredientes

- Media cebolleta roja
- 1 chile (opcional)
- El zumo de 1 lima (en su defecto limón)
- 1 tomate sin semillas
- 5 hojas de cilantro (en su defecto perejil)
- 2 aguacates maduros
- Sal no refinada al gusto

Preparación

1. Pica la cebolla y el chile muy finitos; resérvalos en un bol. Añade por encima el zumo de lima y mezcla. Deja macerar un ratito para que tanto la cebolla como el chile pierdan un poco su fuerza.

2. Abre el tomate, retira las semillas y corta en trocitos pequeños. Agrégalo a la mezcla anterior.

3. Incorpora el cilantro finamente picado y los aguacates pelados y cortados en trocitos. (Guarda el hueso*.)

4. Mézclalo todo y aplasta el aguacate con un tenedor.

5. Decora con trocitos de tomate y cilantro.

*Si te sobra guacamole, guárdalo en un bol, pon el hueso del aguacate dentro y tápalo con un plato. De este modo reduciremos la oxidación.

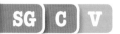

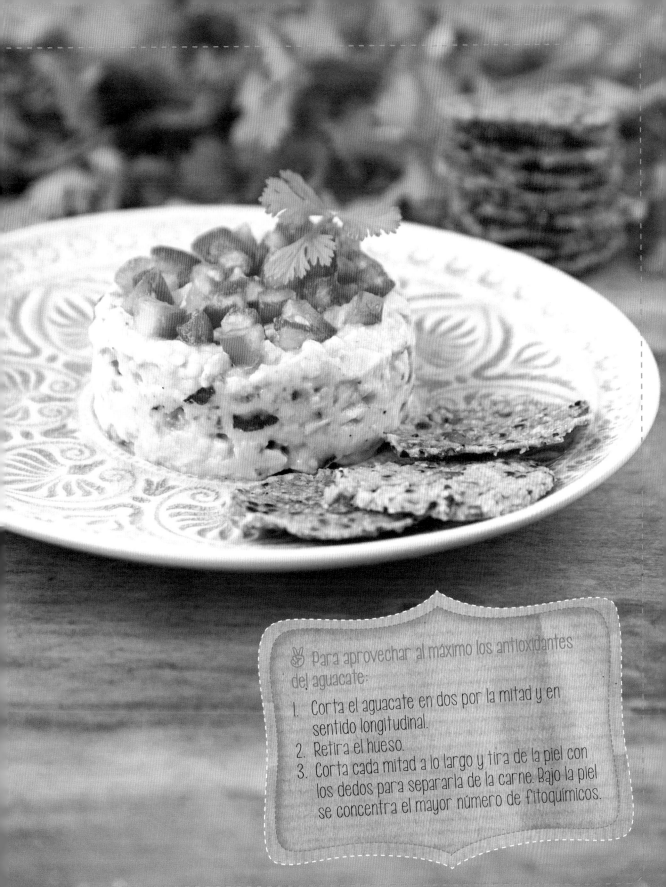

HUMMUS

El *hummus* es un plato elaborado con una base de puré de garbanzos y distintas especias según la variante local. Es muy popular en todo Oriente Medio.

 6 personas / 5 minutos / 🥣 batidora

Ingredientes

- 400 g de garbanzos cocidos
- 2 dientes de ajo medianos
- 60 ml de agua
- El zumo de ½ limón
- 2 cucharadas de sésamo crudo o de tahín
- 1 cucharada de lino
- ½ cucharadita de cúrcuma
- ½ cucharadita de sal
- 3 cucharadas de AOVE

Para decorar
- pimentón, pimienta negra molida, aceite y sésamo

Preparación

1. Tritura todos los ingredientes con ayuda de una batidora o robot. Decora con pimentón, aceite y pimienta negra.

2. Acompaña con crudités vegetales, crackers de semillas o pan integral.

SG V

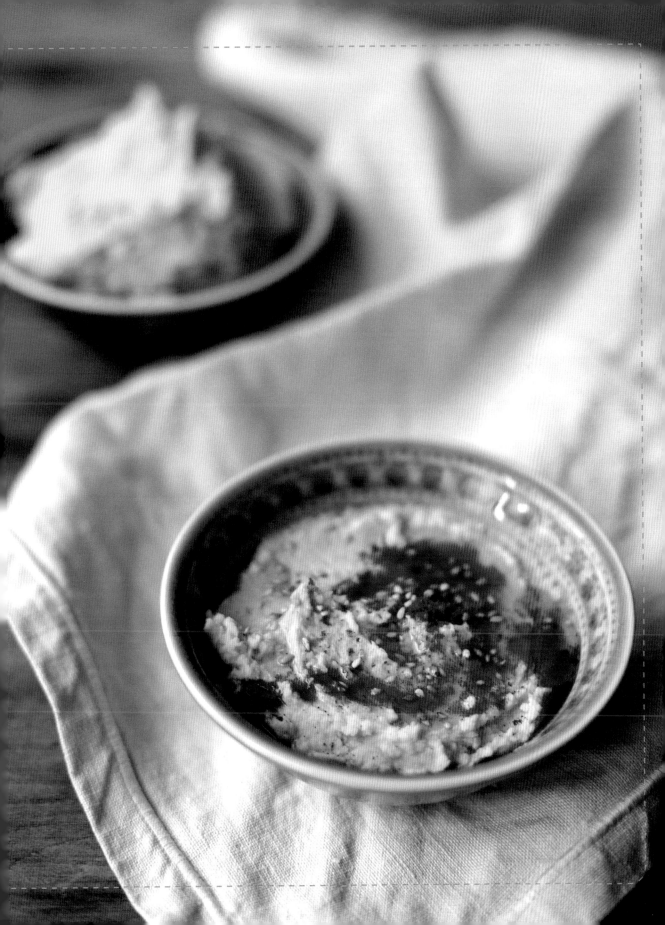

PATÉ DE SETAS

Las setas son muy importantes en la prevención del cáncer por su alto contenido en **betaglucanos** y **lentinano**. Las más ricas en estos fitoquímicos son las variedades maitake, shiitake, reishi y gírgola, pero puedes usar cualquier otra variedad, incluidos los champiñones, lo importante es que las incorpores en tu cocina. Éste es un paté sencillo de elaborar y muy sabroso.

 1 tarro / 🕐 15 minutos / 🥣 batidora

Ingredientes

- 250 g de setas o champiñones
- 1 cebolla
- 2 cucharadas de AOVE
- 2 dientes de ajo
- 5 hojitas de perejil
- 1 cucharada de vinagre de manzana (opcional)

Preparación

1. Pica finos los champiñones o setas, el perejil, los ajos y la cebolla.

2. Cocina las setas o champiñones, el ajo y la cebolla con el aceite de oliva unos 10 min a fuego lento, hasta que se ablanden. Añade el perejil y la pimienta. Mezcla y cocina 2 min más.

3. Con la ayuda de una batidora tritura todos los ingredientes.

4. Deja enfriar y sirve con crudités o pan integral.

SG V

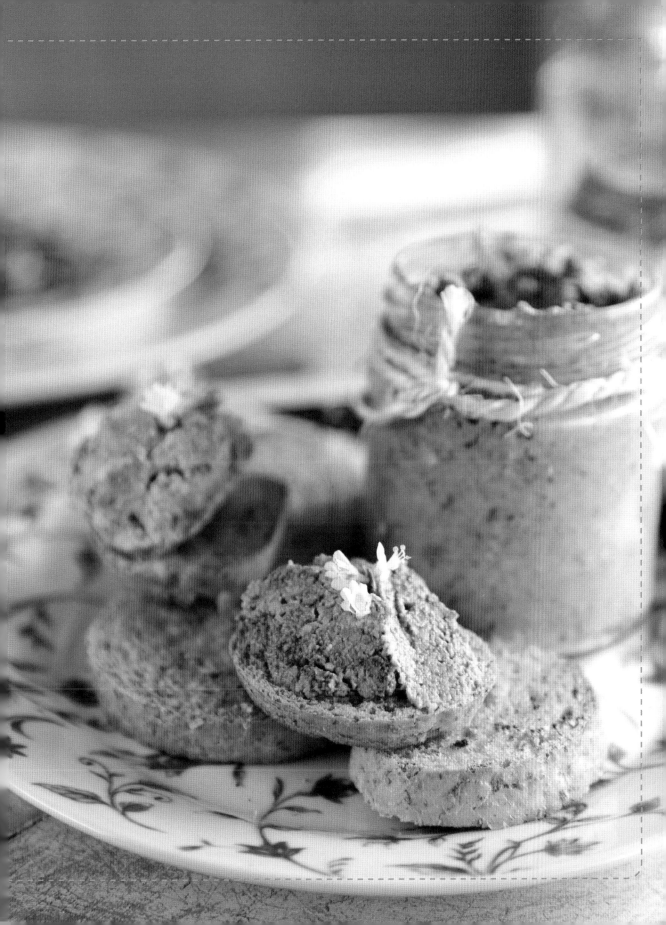

KÉTCHUP CASERO

El *kétchup* es una salsa especialmente recomendada para la prevención del cáncer de próstata por su alto contenido de **licopeno**, el cual se deriva de la cocción durante un período largo de tiempo del tomate.

Entre el 3 y 10% del contenido del kétchup comercial es azúcar, así que olvidémonos de los kétchups industriales.

 1 tarro / 1½ hora / batidora

Ingredientes

- 750 g de tomates pera
- ½ pimiento rojo
- ½ cebolla
- 1 diente de ajo
- 1 cucharadita de sal (al gusto)
- 1 rama de canela
- 1 clavo
- 4 cucharadas de endulzante natural (miel, agave, azúcar de coco...)
- 4 cucharadas de vinagre de manzana
- Pimienta negra al gusto

Preparación

1. Trocea el pimiento, la cebolla y el ajo. Reserva.

2. Tritura el tomate.

3. Mezcla las verduras en una cacerola y cocina unos 20 min a fuego medio.

4. Deja templar y tritura todos los ingredientes con ayuda de la batidora.

5. Pincha el clavo en un extremo del palito de canela y agrégalo a la cacerola. Añade el resto de ingredientes y cocina unos 60 min a baja temperatura.

6. Retira la canela y el clavo y guarda en un recipiente de cristal. Cuando se enfríe ya lo puedes guardar en el frigorífico. ¡Y a disfrutar!

SG V

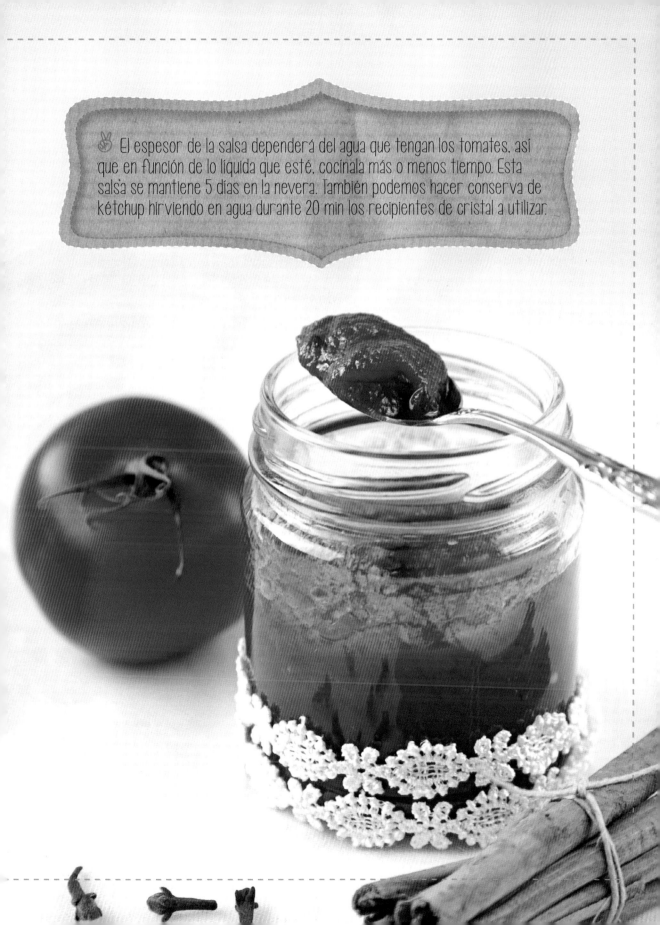

El espesor de la salsa dependerá del agua que tengan los tomates, así que en función de lo líquida que esté, cocínala más o menos tiempo. Esta salsa se mantiene 5 días en la nevera. También podemos hacer conserva de kétchup hirviendo en agua durante 20 min los recipientes de cristal a utilizar.

MOSTAZA

La mostaza casera va a llenar de sabor todos vuestros platos. Tradicionalmente, se usaba la mostaza como cataplasma para tratar resfriados y afec-
ciones pulmonares, y para aliviar el dolor de cabeza. Los griegos ya la em-
pleaban como condimento, y Pitágoras recomendaba su consumo, ya que
tenía la convicción de que aumentaba la memoria y le daba alegría al ánimo.
Las semillas de mostaza pertenecen a la familia de las crucíferas. Son ricas
en **isotiocianatos**, un potente fitoquímico especialmente recomendado en
el cáncer de mama, que se activa cuando las semillas se trituran o mastican.

 200 g / 5 minutos / 🥣 picadora o robot de cocina

Ingredientes

- 100 g de semillas de mostaza
- 100 ml de agua
- 50 ml de vinagre de manzana
- 1 cucharadita de miel ecológica
- 1 cucharadita de sal
- ½ cucharadita de cúrcuma
- 1 pizca de pimienta negra

Preparación

1. Con ayuda de un mortero, robot de cocina o picadora tritura las semillas.

2. Añade el resto de ingredientes y tritura.

3. Guarda en un tarro esterilizado y deja macerar 3 días en el frigorífico para potenciar el sabor. Una vez abierta, conservarla durante un máximo de 2 meses en el frigorífico.

SG C V

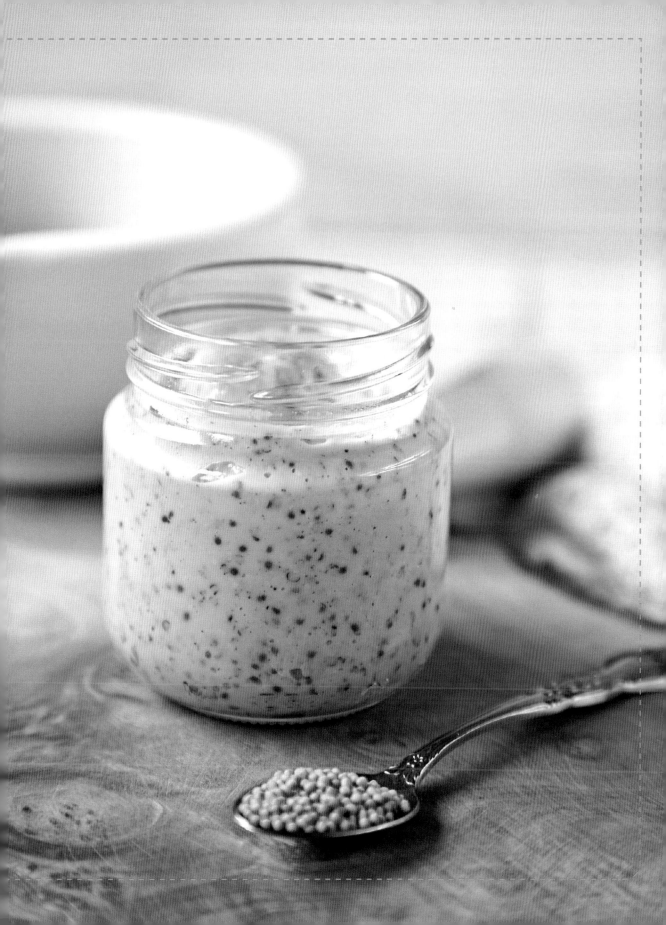

ENSALADAS y delicias crudas

Ensalada arcoíris (p. 96) · Carpaccio vegetal (p. 98) · Coleslaw o ensalada de col y zanahoria (p. 100) · Ensalada de canónigos y granada (p. 102) · Ensalada de chucrut (p. 104) · Ensalada de coles de Bruselas, chía y mostaza (p. 106) · Ensalada de quinoa (p. 108) · Ensalada de trigo sarraceno con rabanitos e hinojo (p. 110) · Ensalada de wakame (p. 112) · Ensalada gado-gado (p. 114) · Ensalada verde con germinados y aliño de frutos rojos (p. 116) · Makis de coliflor y brócoli (p. 118) · Pastelitos de coco, zanahoria y calabacín (p. 120) · Tallarines de calabacín (p. 122) · Cuscús de brócoli y romanescu (p. 124) · Crudilasaña (p. 126) · Crackers crudiveganos (p. 128)

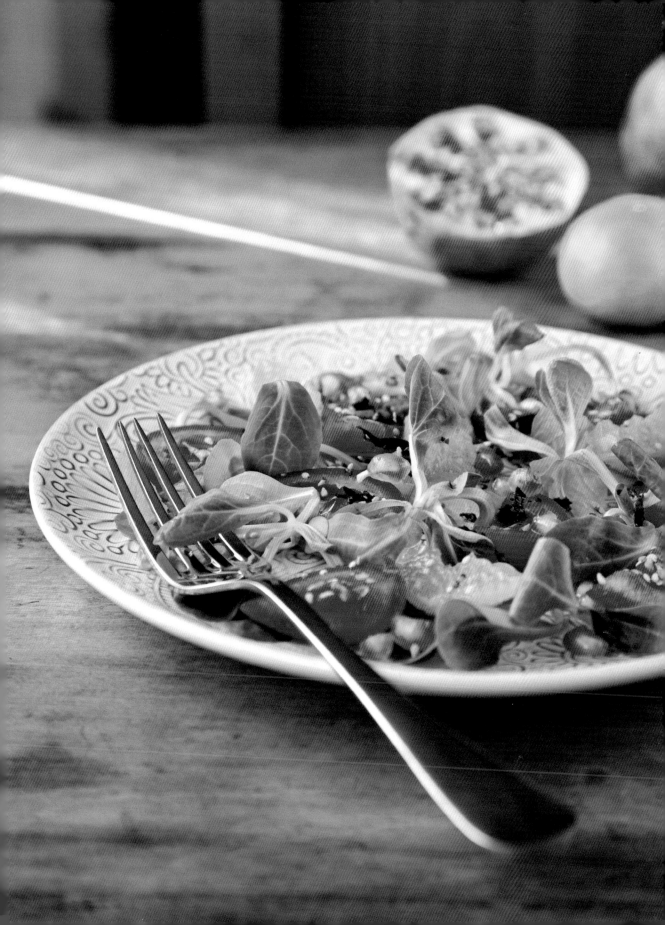

ENSALADA
ARCOÍRIS

Este plato es un resumen de la alimentación anticáncer, pues es variado, crudo y está cargado de alimentos anticáncer; en él están representados todos los colores del arcoíris. El verde lo aportan las hojas de canónigos, rúcula y berro, además del brócoli o las algas; el color naranja corre a cargo de la zanahoria y la naranja; el morado, de la cebolla morada, la col lombarda, el alga arame y la remolacha; el rojo, de la manzana y el pimiento rojo; el blanco, de los champiñones o la coliflor, y por último, el azul oscuro, de los arándanos. En una buena ensalada no deben faltar las semillas y los frutos secos, en este caso lino y nueces. No olvides añadir un puñado de germinados; elige los que más te gusten. Para finalizar prepara un aliño anticáncer que incluya aceite de oliva virgen y cúrcuma. El aguacate es también una grasa ideal para acompañar a nuestras ensaladas. Las ensaladas deberían ser el entrante habitual en nuestra alimentación, sobre todo en primavera y verano. Aprovecha para prepararlas con verduras de temporada, así tu ensalada será más rica en antioxidantes y sustancias anticáncer.

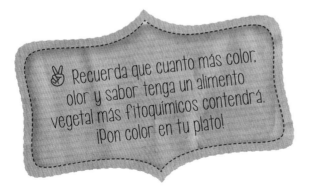

✌ Recuerda que cuanto más color, olor y sabor tenga un alimento vegetal más fitoquímicos contendrá. ¡Pon color en tu plato!

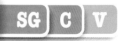

SG C V

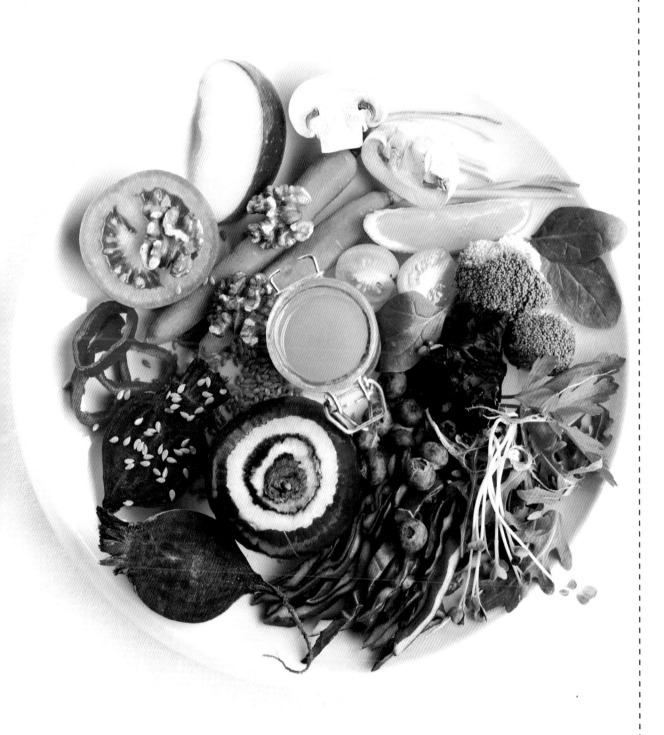

CARPACCIO VEGETAL*

Este carpaccio es una manera original y sencilla de comer vegetales crudos. En esta receta encontraremos **betacianina** (remolacha), **ácido ferúlico** (hinojo), **ácido oleico** (aguacate), **alicina** (ajo), **glucosinolatos** (coliflor, rábano, mostaza) y **lignanos** (semillas de lino).

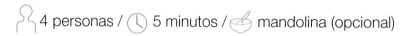 4 personas / 5 minutos / mandolina (opcional)

Ingredientes

- 1 remolacha grande o 2 pequeñas
- 1 bulbo de hinojo
- Unos ramilletes de coliflor
- 4 rábanos rojos
- 1 calabacín
- 1 aguacate

Para el aliño
- 1 diente de ajo picado
- Perejil fresco picado
- ½ cucharadita de mostaza
- 1 cucharada de semillas de lino trituradas
- Sal, pimienta, vinagre de manzana y aceite de lino

Preparación

1. Trocea las verduras lo más finas que puedas, si dispones de una mandolina o un Spirali, más vistosa quedará la presentación. Distribuye las verduras en el plato teniendo en cuenta los colores, de este modo nuestro carpaccio resultará más atractivo.

2. Mezcla todos los ingredientes de la vinagreta y rocía por encima. Sirve enseguida.

 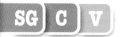

* RECETA DE HEVA HERNÁNDEZ

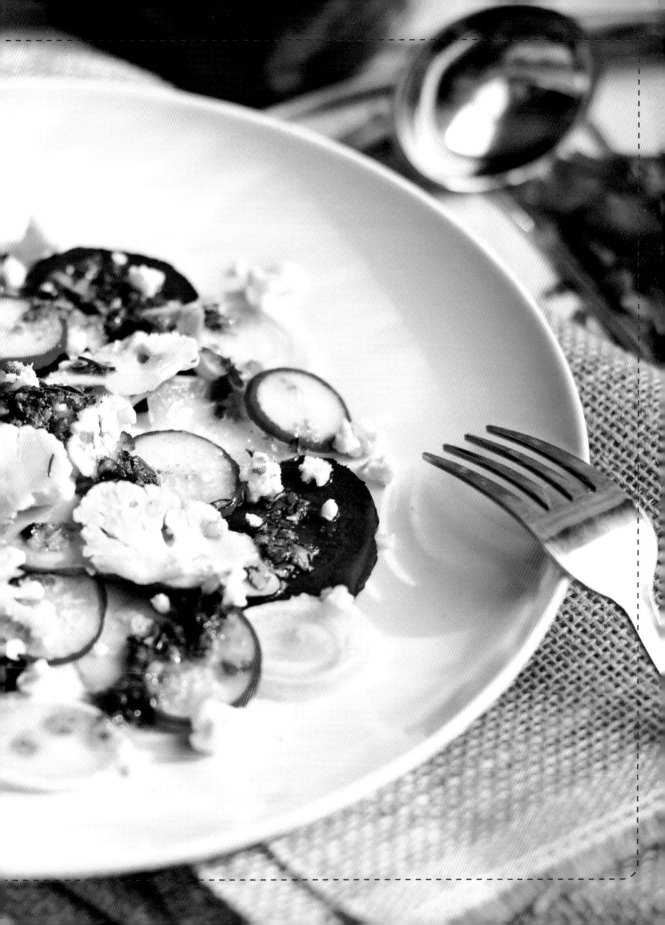

COLESLAW
O ENSALADA DE COL Y ZANAHORIA

Esta ensalada probablemente tenga su origen en la época del Imperio romano, donde era frecuente comer col cruda, pero fue en Estados Unidos donde se puso de moda hace un siglo y, desde entonces, se suele acompañar con zanahoria. Es una ensalada totalmente anticáncer por su contenido en **glucosinolatos** (col), **carotenos** (zanahoria), **quercetina** (manzana), **punicalagina** (granada), **ácido oleico** (AOVE), **hesperidina** (limón), **curcumina** (cúrcuma) y **piperina** (pimienta negra).

 4 personas / 10 min + macerado 1 h / picadora o rallador

Ingredientes

- 1 col pequeña (600 g aprox.)
- 1 zanahoria
- 1 manzana
- ¼ granada desgranada

Para la salsa
- 50 ml de AOVE
- 50 ml de vinagre de manzana
- El zumo de ½ limón
- 1 cucharadita de mostaza de Dijon
- 1 cucharadita rasa de cúrcuma
- 1 pizca de pimienta negra
- 1 cucharadita de sirope de agave

Preparación

1. Tritura la col, la zanahoria y la manzana en trozos pequeños con ayuda de una batidora. Coloca en una ensaladera.

2. Prepara la salsa mezclando todos los ingredientes y bate para emulsionar.

3. Añade la salsa a la ensalada, añade los granos de granada, remueve y deja macerar hasta que se ablanden las verduras.

4. Si quieres dar un toque original a tu plato sirve la ensalada dentro de una hoja de col.

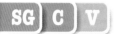

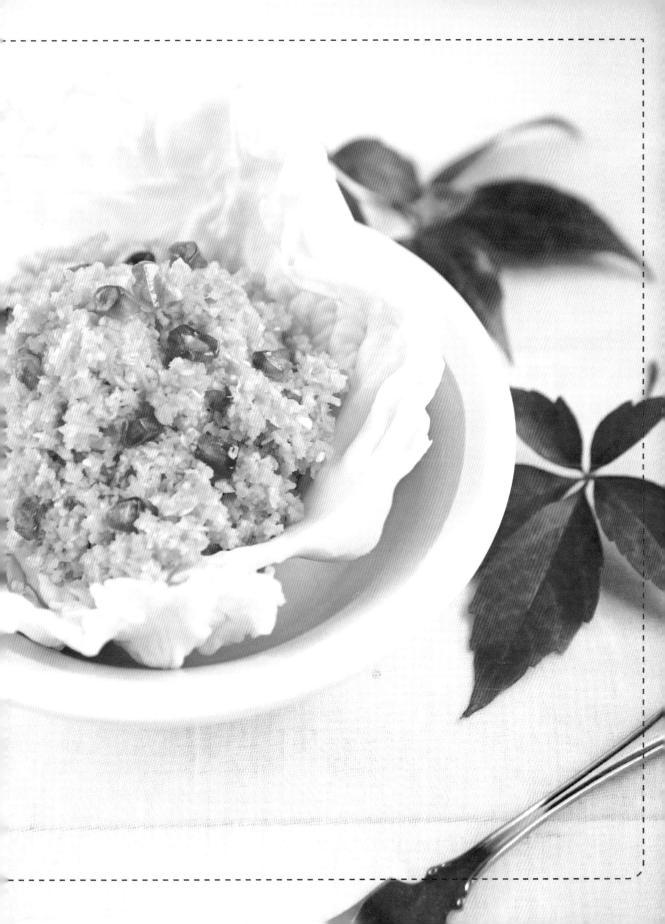

ENSALADA
DE CANÓNIGOS Y GRANADA

Las ensaladas deben consumirse con frecuencia como entrante principal en nuestras comidas. Utiliza siempre productos frescos y naturales, descarta los envasados. El verde debe ser el color predominante de estos platos. Los canónigos nos van a aportar **vitamina C** y abundante **clorofila**. En esta receta hemos añadido granada, que es rica en **punicalagina**, y tomate, rico en **licopeno**. Ambos son ideales para la prevención del cáncer de próstata.

 2 personas / 5 minutos

Ingredientes

- 1 puñado de canónigos
- 1 granada desgranada
- 1 cucharada de semillas de sésamo
- 1 cucharada de semillas de lino
- 2 tomates
- 1 mandarina
- Copos de alga nori hidratados 15 min

Para el aliño

- Aceite
- El zumo de ½ limón

Preparación

1. Lava los canónigos y colócalos en una fuente.

2. Añade los granos de granada, el sésamo, el lino, el tomate, la mandarina y el alga nori.

3. Prepara el aliño mezclando unas cucharadas de aceite con el zumo de limón. Rocía sobre la ensalada y ya estará listo para servir.

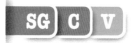

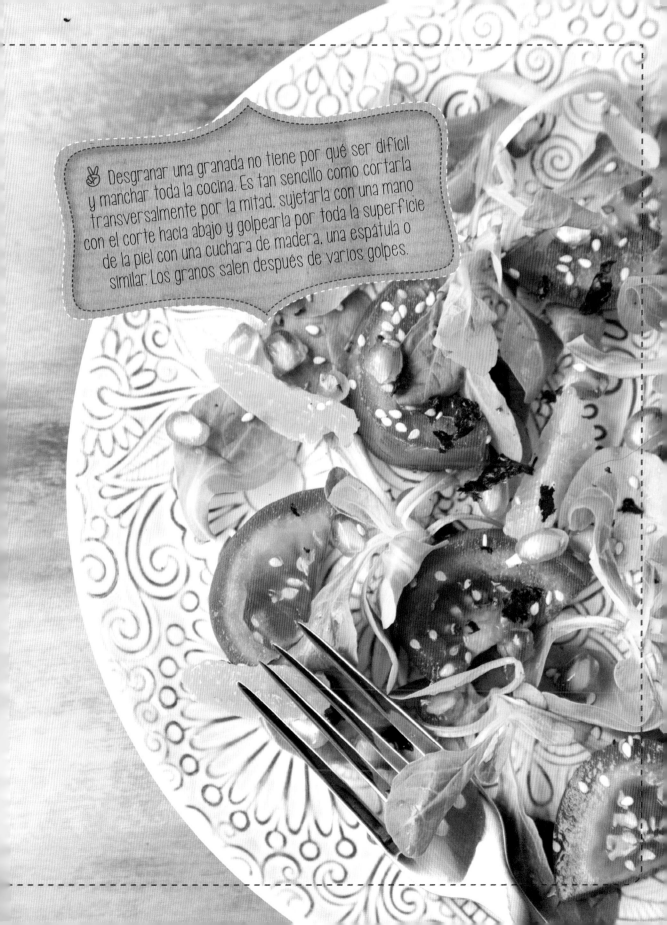

✌ Desgranar una granada no tiene por qué ser difícil y manchar toda la cocina. Es tan sencillo como cortarla transversalmente por la mitad, sujetarla con una mano con el corte hacia abajo y golpearla por toda la superficie de la piel con una cuchara de madera, una espátula o similar. Los granos salen después de varios golpes.

ENSALADA DE CHUCRUT

El chucrut o col fermentada es un ingrediente ideal para nuestras ensaladas. Es rico en **fitoquímicos**, **minerales** y **vitaminas**. Ayuda a mantener la flora intestinal en plena forma.

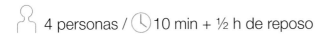 4 personas / 10 min + ½ h de reposo

Ingredientes

- 300 g de chucrut casero o en conserva de cristal
- 1 zanahoria rallada
- 1 trozo de apio troceado
- 1 manzana rallada
- 1 cebolleta troceada

Para la vinagreta

- 1 cucharada de mostaza
- 4 cucharadas de AOVE
- 1 cucharada de salsa de soja
- 1 cucharada de zumo de limón
- 1 cucharada de vinagre de manzana
- Pimienta negra

Preparación

1. Dispón todos los ingredientes de la ensalada en un bol.

2. Prepara la vinagreta mezclando y batiendo todos los ingredientes.

3. Rocía el aliño sobre la ensalada, mezcla y deja marinar durante 15 min.

SG C V

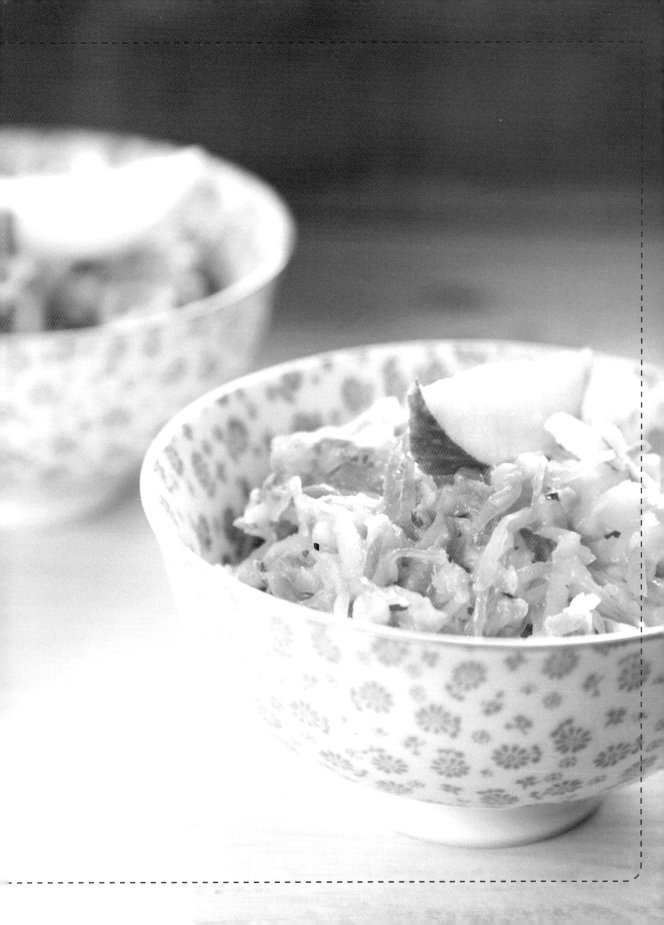

ENSALADA
DE COLES DE BRUSELAS, CHÍA Y MOSTAZA *

Las coles de Bruselas son ricas en **flavonoides** y **glucosinolatos**, por lo que tienen un potente efecto anticáncer. Si se comen crudas o poco cocinadas son un alimento ejemplar en la prevención del cáncer. Las semillas de chía son una excepcional fuente de **omega 3**.

Ingredientes

- 12 coles de Bruselas
- 1 cebolla tierna morada
- Los granos de ½ granada
- 1 cucharadita de semillas de chía
- 1 cucharadita de semillas de mostaza
- 15 almendras o nueces crudas
- 100 g de quinoa
- Agua

Para el aliño

- 2 cucharadas de aceite de lino
- 1 cucharada de vinagre de manzana
- El zumo de ½ limón
- 1 cucharada de salsa de soja
- 1 cucharada de sirope de agave

Preparación

1. Lleva a ebullición 1 vaso de agua y añade la quinoa. Cocina 15 min, cuela y reserva.

2. Lava las coles, deshójalas y disponlas en una ensaladera.

3. Trocea la cebolla en aros y añádela a la ensalada.

4. Desgrana la granada y añade a la ensaladera, junto con las almendras crudas y la quinoa cocinada.

5. Espolvorea las semillas de chía y mostaza. Mezcla todos los ingredientes.

6. Prepara la vinagreta, mezclando los ingredientes y batiéndolos posteriormente para emulsionar. Rocía sobre la ensalada.

 SG **V**

2-3 personas

20 minutos

106

* RECETA DE HEVA HERNÁNDEZ

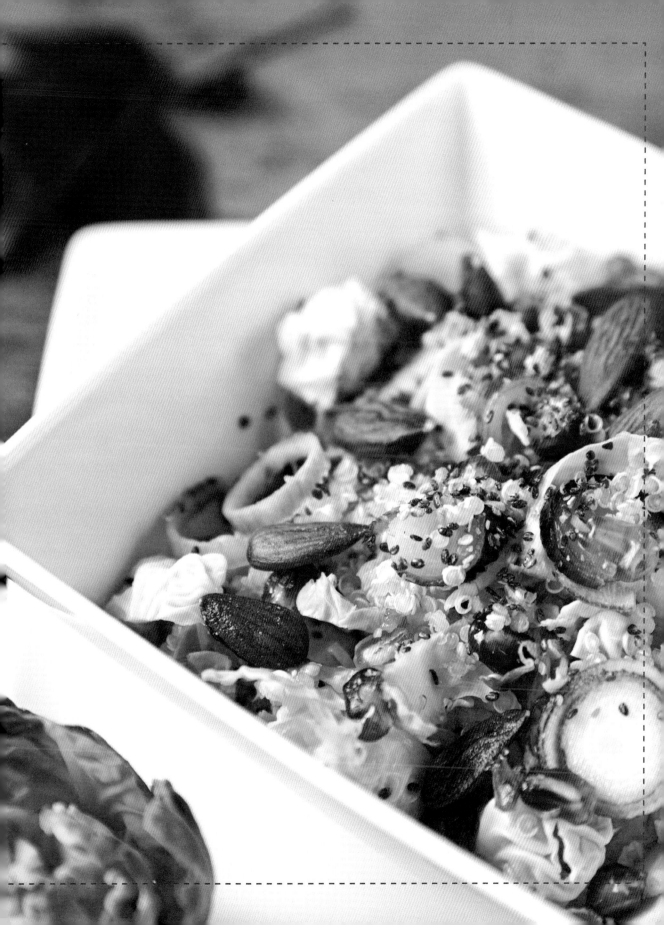

ENSALADA DE QUINOA
CON NUECES

Es una receta ideal para el verano y para comer fuera de casa. Está compuesta por alimentos crudos y cocinados. Como bien sabéis debemos incluir el máximo número de alimentos crudos en nuestra dieta.

Esta receta tiene como base la quinoa, que es un pseudocereal sin gluten muy completo. Contiene **vitamina C**, **E** y **B**. Es rica en **calcio**, **hierro** y **magnesio**. La OMS la recomienda como uno de los mejores cultivos para el futuro. Es rica en **fibra** y previene el estreñimiento.

Ingredientes

- 150 g de quinoa
- 1 aguacate
- ½ pimiento rojo
- ½ pimiento verde
- 1 cebolleta fresca
- 1 tomate maduro
- ½ pepino
- un puñado de nueces

Para el aliño
- El zumo de 1 limón
- 4 cucharadas de AOVE
- ½ cucharadita de cúrcuma
- 1 pizca de pimienta negra
- 1 cucharada de semillas de lino recién molidas
- Hojas de cilantro o perejil
- Hojas de menta

Preparación

1. Cuece la quinoa en 500 ml de agua durante 15 min. Cuela y reserva.

2. Trocea las verduras y las nueces. Reserva.

3. Prepara el aliño mezclando el aceite, el zumo de limón, las especias, las semillas y las aromáticas. Bate para emulsionar bien.

4. Mezcla todos los ingredientes ¡y a comer!

 4 personas / 20 minutos

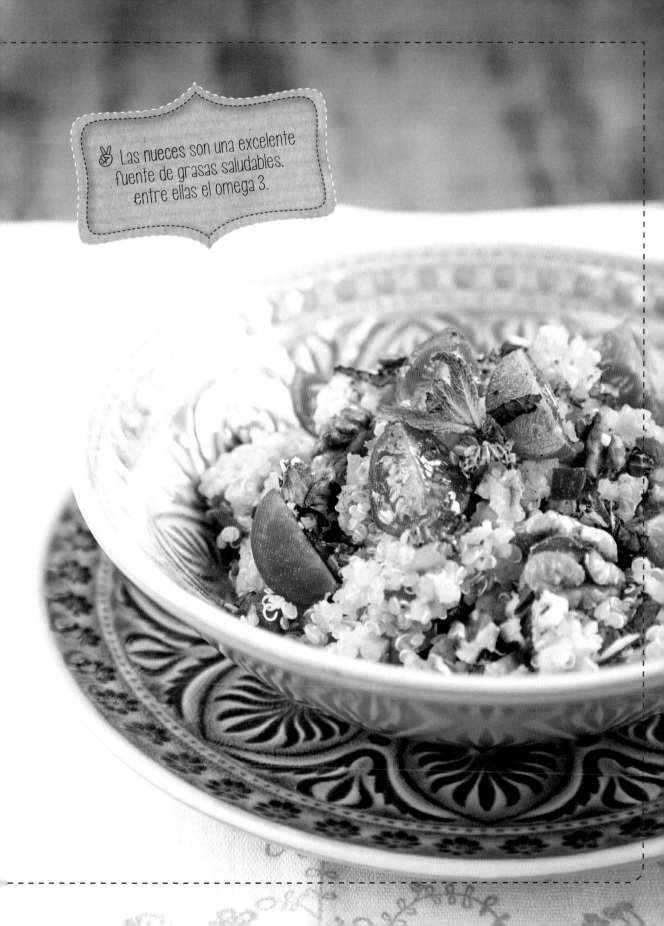

✌ Las nueces son una excelente fuente de grasas saludables, entre ellas el omega 3.

ENSALADA
DE TRIGO SARRACENO CON RABANITOS E HINOJO

Los rábanos (**glucosinolatos**) y el hinojo (**anetol** y **ácido ferúlico**) son vegetales ricos en fitoquímicos, incorpóralos en tu alimentación.

4 personas / 25 minutos / mandolina (opcional)

Ingredientes

- 200 g de trigo sarraceno
- Agua
- 500 g de rabanitos
- 1 bulbo de hinojo
- ½ taza de nueces

Para la vinagreta
- El zumo de 2 mandarinas
- La piel de las dos mandarinas
- 2 cucharadas de vinagre de manzana
- 1 aguacate
- 3 cucharadas de AOVE
- Pimienta negra molida
- 1 cucharadita de cúrcuma

Preparación

1. En una olla pon a hervir agua y añade el trigo sarraceno. Cocina 15 min. Cuela y reserva.

2. Con ayuda de una mandolina o un cuchillo afilado corta los rábanos y el hinojo muy finos. Coloca en un bol y reserva.

3. Pela las mandarinas y pon agua a hervir en un cazo. Sumerge 1 min la corteza, retira y corta la cocción bajo el grifo de agua fría.

4. Haz zumo con las 2 mandarinas.

5. Con ayuda de una batidora bate todos los ingredientes de la vinagreta, salvo el aceite. Añade el aceite muy poco a poco para que emulsione.

6. Mezcla el trigo sarraceno con las verduras y la vinagreta. Deja reposar para que se mezclen los sabores y sirve.

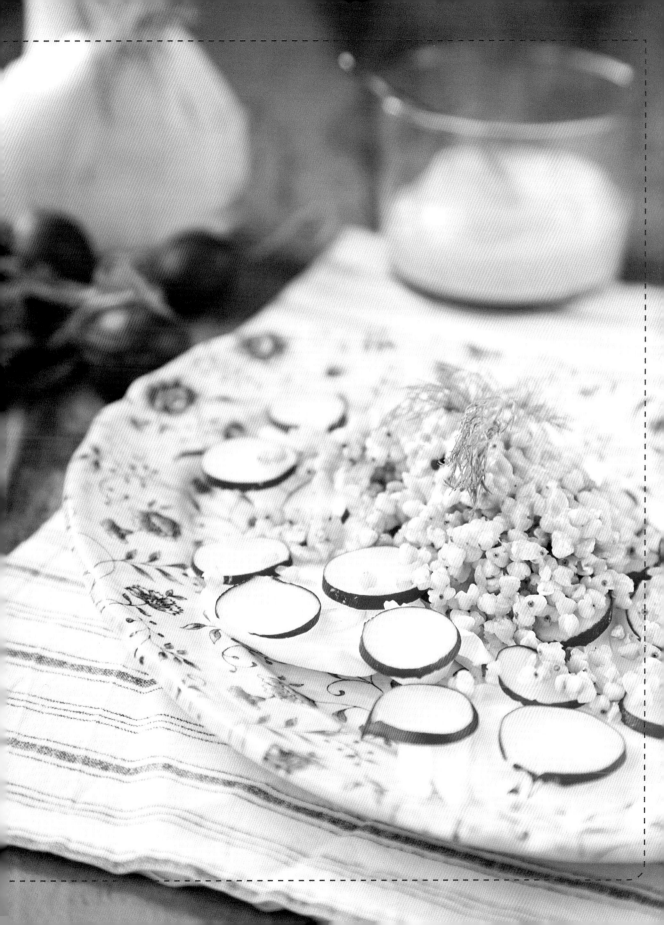

ENSALADA DE WAKAME

El consumo de algas es muy importante en la lucha contra el cáncer y para eliminar tóxicos acumulados en nuestro organismo. Con esta receta os presento una manera sencilla de consumir algas crudas. Su sabor es delicioso. El alga wakame es un alga muy apreciada en la cocina japonesa. Se usa para preparar ensaladas y sopa de miso. Es rica en **calcio** y **fósforo**, oligoelementos ambos muy importantes para tener unos huesos fuertes. Contiene **ácido algínico** que es un gran enemigo de las células tumorales. También contiene **fucoidano** y **fucoxantina**, fitonutrientes con propiedades antitumorales que previenen frente al cáncer de mama y próstata.

 2 personas / 🕐 20 minutos

Ingredientes

- 20 g de alga wakame hidratada.
- 1 cucharada de semillas de sésamo
- 3 cucharadas de vinagre de arroz o manzana
- 1 cucharada de salsa de soja sin trigo ni azúcar
- 1 cucharada de sirope de agave
- 1 cucharada de aceite de lino u oliva

Preparación

1. Hidrata las algas en agua fría durante 10 min.

2. Escurre y corta en tiras.

3. Mezcla el aceite, el vinagre, la soja y el agave y vierte sobre las algas. Deja macerar 10 min.

4. Espolvorea con las semillas de sésamo y sirve.

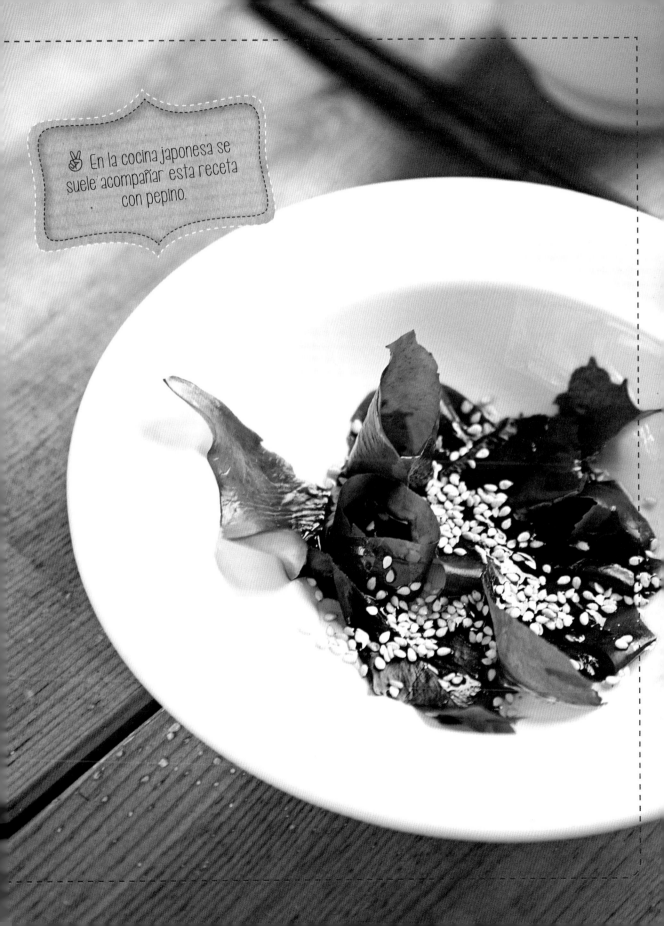

En la cocina japonesa se suele acompañar esta receta con pepino.

ENSALADA GADO-GADO

Ingredientes

- 1 pimiento rojo, cortado en juliana
- 1 zanahoria, cortada en rodajas
- 1 puñado de espárragos verdes finos
- 1 trozo de col china
- 1 calabacín pequeño en juliana
- 4-6 champiñones laminados
- Agua (para el vapor)
- 200 g de brotes de judía mungo frescos (u otro germinado)
- 1 cebolleta tierna cortada en rodajas
- 50 g de anacardos crudos

Salsa de anacardos

- 100 g de anacardos crudos
- 3 cucharadas de AOVE
- 2 dientes ajo
- 1 trozo de jengibre de 5 cm
- ½ cebolla
- ¼ chile rojo (opcional)
- 1 cucharadita de miel o equivalente
- 2 cucharadas de salsa de soja tamari
- 100 ml agua
- 2 cucharadas de zumo de limón
- ½ cucharadita de cúrcuma
- 1 pizca de pimienta negra

Preparación

1. Distribuye las verduras que vas a preparar al vapor (judías verdes, espárragos verdes, champiñones) en una vaporera. Calienta agua en una olla y cuando hierva encaja la vaporera sobre ella. Cocina 10 min.

2. La col china (o lechuga), las zanahorias, la cebolleta, el calabacín y el pimiento vamos a utilizarlos en crudo. Sólo tienes que lavarlos y trocearlos.

3. En una ensaladera coloca todas las verduras, los brotes de soja y 50 g de anacardos.

4. Prepara la salsa. Comienza triturando los anacardos. Reserva.

5. Tritura la cebolla, el ajo y el jengibre con una batidora hasta obtener una pasta.

6. En una sartén con 2 cucharadas de aceite de oliva cocina la pasta durante 5 min a fuego lento.

7. Incorpora los anacardos reservados, el chile, la miel, la salsa de soja y el agua. Mezcla bien y cocina 5 min más a fuego lento. Al final, añade el zumo de limón, la cúrcuma y la pimienta negra y mezcla bien. Retira a una salsera y deja templar.

8. Sirve la ensalada con la salsa.

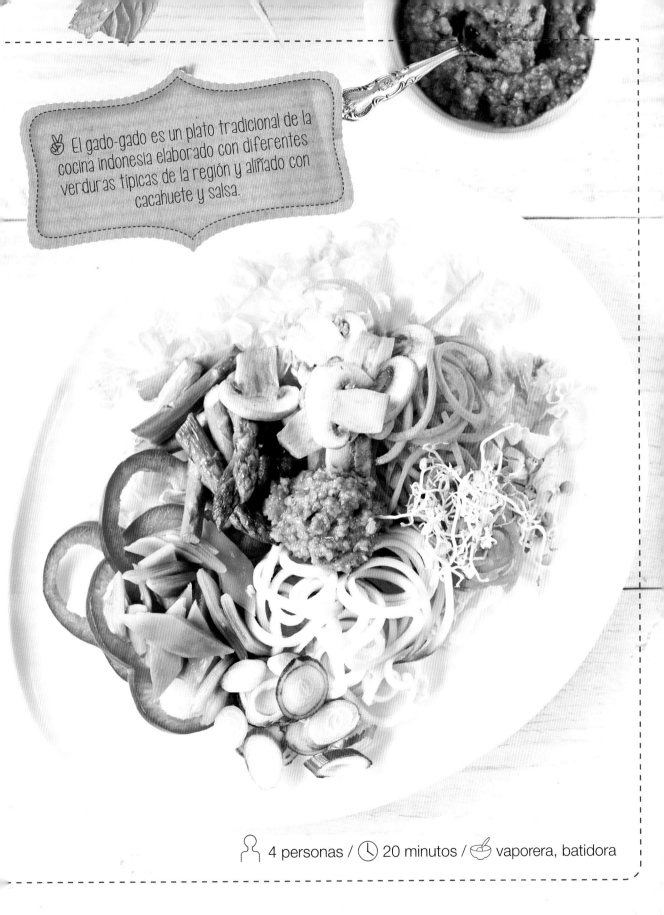

El gado-gado es un plato tradicional de la cocina indonesia elaborado con diferentes verduras típicas de la región y aliñado con cacahuete y salsa.

4 personas / 20 minutos / vaporera, batidora

ENSALADA VERDE

CON GERMINADOS Y ALIÑO DE FRUTOS ROJOS

Esta ensalada anticáncer combina vida y clorofila en estado puro. Contiene vitaminas, enzimas, minerales y fitoquímicos en abundancia: **luteína**, **zeaxantina**, **clorofila** y **kaempferol**, siendo útiles para la prevención del cáncer de mama, piel, pulmón, estómago y ovario.
Añade germinados en tus platos, aportarán color y un extra de salud.

Ingredientes

- 1 puñado de rúcula o berros
- 1 puñado de canónigos
- ½ lechuga (la más verde que encontremos)
- 2 puñados de germinados variados (alfalfa, lombarda, lino, girasol, brócoli, mostaza, etc.)
- 1 puñado de anacardos y nueces

Para el aliño de frutas rojas

- 5 fresas
- 5 frambuesas
- 3 cucharadas de vinagre de manzana
- 3 cucharadas de AOVE o de lino
- ½ cucharadita de cúrcuma
- 1 pizca de pimienta negra
- 1 cucharada de semillas de lino recién molidas
- 100 ml de agua

Preparación

1. Trocea las fresas y las frambuesas y mézclalas con el resto de ingredientes salvo el agua. Bate y agrega el agua poco a poco hasta que emulsione y quede la textura de una crema.

2. Lava los vegetales y los germinados con agua fría. Dispón en el centro del plato las hojas verdes y alrededor los germinados.

3. Trocea los frutos secos y reparte sobre la ensalada. Riega con el aliño.

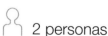 2 personas

5 minutos

batidora

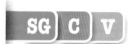 SG C V

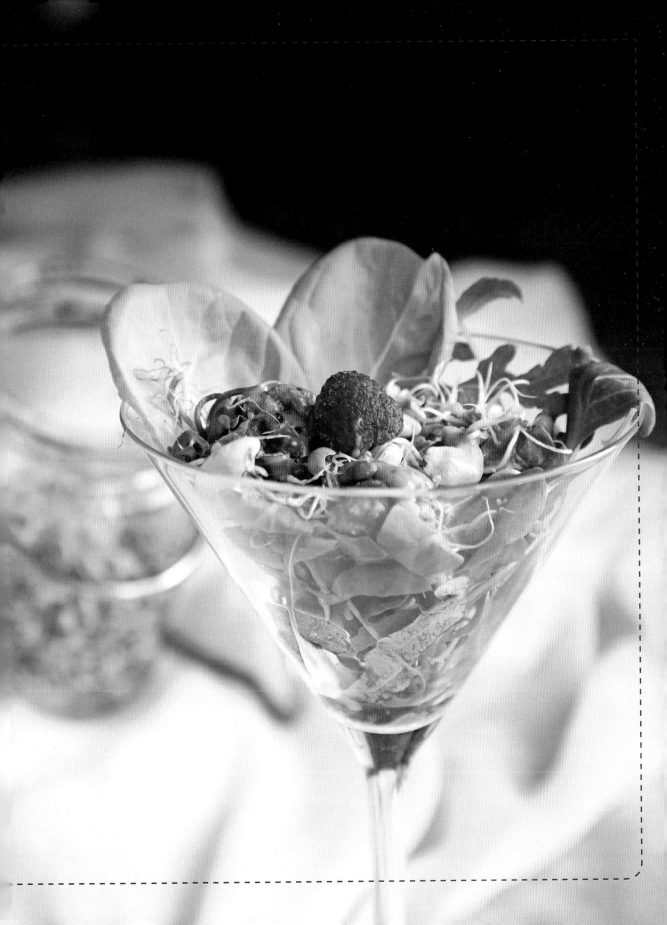

MAKIS DE COLIFLOR Y BRÓCOLI

En esta receta vamos a combinar saludables alimentos anticáncer y los vamos a preparar crudos, tal y como nos los ofrece la naturaleza. Para ello hemos adaptado y versionado una receta de la cocina tradicional japonesa.

 4 personas / 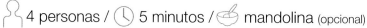 5 minutos / mandolina (opcional)

Ingredientes

- 1 hoja de alga nori

Para el «arroz»

- Unos arbolitos de brócoli y coliflor (desechamos el tronco)
- Un puñado de anacardos
- 2 cucharadas de AOVE
- ½ aguacate
- Una cucharadita de cúrcuma
- Una pizca de pimienta negra molida

Para el relleno

- Una tira de pimiento rojo
- ¼ de cebolla morada
- 4 aceitunas

Preparación

1. Con la ayuda de un robot de cocina tritura el brócoli y la coliflor junto a los anacardos, el aceite, el aguacate, la cúrcuma y la pimienta.

2. Corta los ingredientes para el relleno en trocitos pequeños.

3. Coloca el alga nori sobre una superficie lisa, y extiende el «arroz» dejando un extremo libre para poder cerrar al final el maki.

4. Moja ligeramente el extremo que hemos dejado libre con agua para sellar con mayor facilidad.

5. En el centro del alga coloca el relleno y empieza a enrollar en dirección hacia el extremo libre de «arroz». Al enrollar presiona con suavidad para que se extiendan de manera uniforme todos los ingredientes.

6. Deja reposar 5 min y con un cuchillo de punta fina humedecido corta en rodajas el rollo de alga nori. Puedes mojar con un poquito de salsa tamari y ¡tachán!, ya tenemos un rico tentempié.

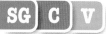

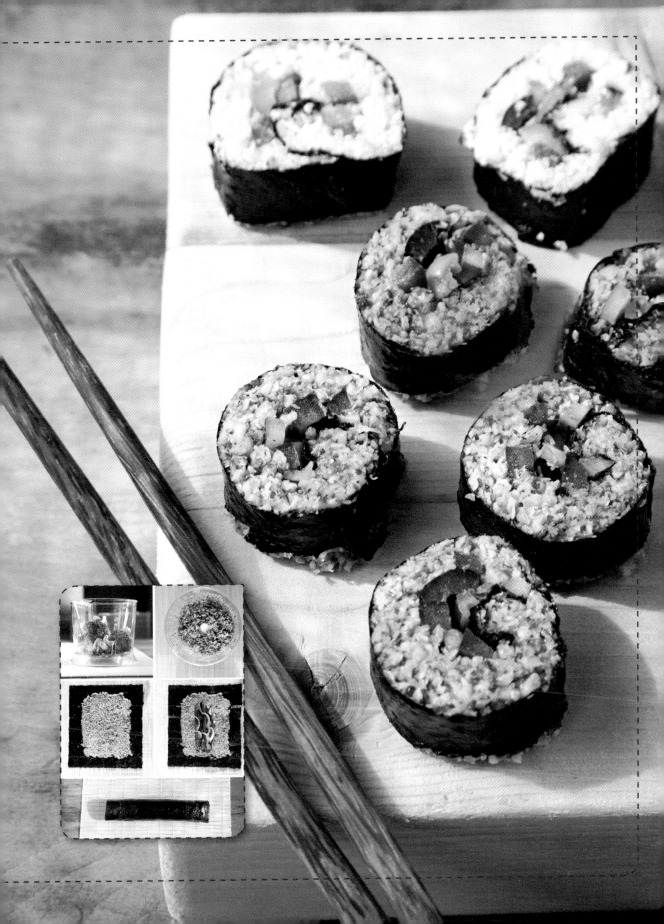

PASTELITOS DE COCO,

ZANAHORIA Y CALABACÍN

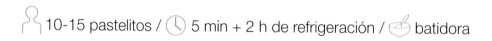

Estos pastelitos son una forma original y sabrosa de tomar verduras crudas. Encantan a mayores y pequeños y son un excelente tentempié y entrante. Esta receta es rica en **carotenos**, procedentes del calabacín y la zanahoria, que actúan como antioxidantes protegiendo al organismo frente a los radicales libres, además de estimular el sistema inmunológico.

10-15 pastelitos / 5 min + 2 h de refrigeración / batidora

Ingredientes

- 150 g de calabacín
- 150 g de zanahoria
- 80 g de ciruela pasas u orejones
- 50 g de coco rallado (y un poquito más para la cobertura)
- Canela
- 20 g de semillas de lino molido

Preparación

1. Tritura todos los ingredientes.

2. Dales forma con las manos o con la ayuda de 2 cucharillas. Podemos hacerlos redonditos, en forma de galleta... es cuestión de imaginación.

3. Reboza con un poquito de coco rallado y coloca sobre moldes de papel o silicona.

4. Refrigéralos como mínimo 2 h y ya puedes degustar. Están más sabrosos si los preparas de un día para otro, pues los sabores se potencian. También puedes deshidratarlos y durarán muchos días tan ricos como el primer día.

SG C V

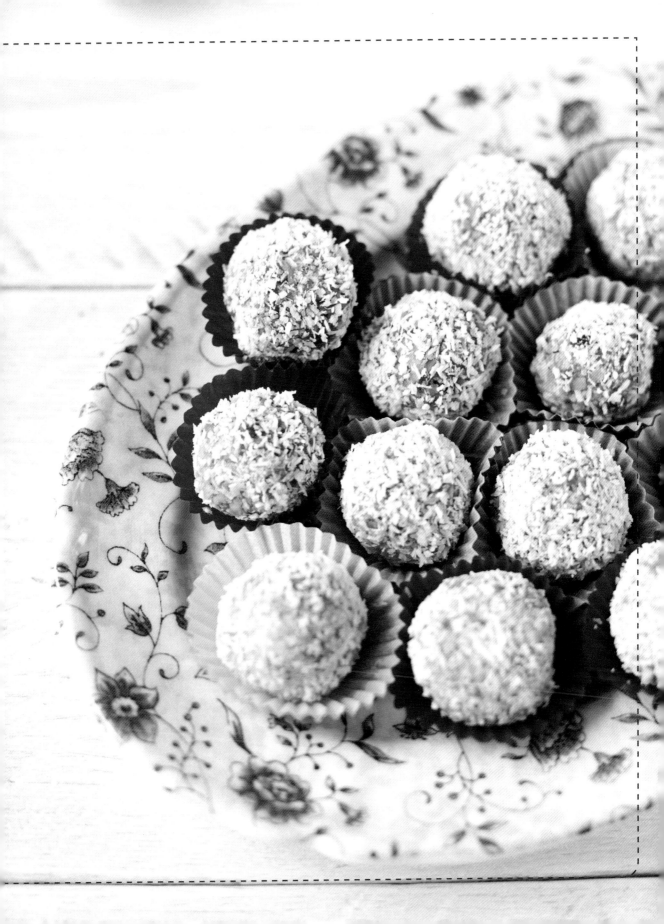

TALLARINES DE CALABACÍN

Los tallarines de calabacín son sabrosos y saludables. Son una excelente alternativa a la pasta convencional cocinada. Vamos a consumirlos crudos y acompañados por una salsa crudivegana. Os ofrezco varias salsas para que vosotros los aderecéis con la que más os guste, las tres son igual de saludables: pesto rojo, salsa napolitana y pesto verde.

Ingredientes

Tallarines

- 1 calabacín grande

Para la salsa napolitana

- 2 tomates maduros
- 2 tomates secos (hidratados en agua ½ h)
- El zumo de ½ limón
- 3 cucharadas de AOVE
- Hierbas aromáticas frescas al gusto (albahaca, orégano, perejil, etc.)
- ½ cucharadita de cúrcuma
- 1 pizca de pimienta negra
- 1 cucharada de semillas de lino recién molidas
- Agua filtrada

Para el pesto rojo

- 50 g de tomates secos (hidratados en agua ½ h)
- 1 diente de ajo
- 1 puñado de nueces (remojadas 2 h)
- 2 cucharadas de AOVE
- Hojas de albahaca
- Pimienta negra
- Sal marina (opcional)

Para el pesto verde

- 20-30 g de piñones
- Hojas de albahaca fresca
- 2 cucharadas de AOVE
- 1 diente de ajo
- 1 cucharada de semillas de lino recién molidas
- Sal y pimienta opcional

Para decorar

- Hierbas aromáticas, semillas de girasol, calabaza...

Preparación

Tallarines de calabacín

1. Corta el calabacín con ayuda de un pelador o Spirali y deja reposar macerando con un poco de aceite de oliva y sal.

La salsa

1. Elige los ingredientes de la salsa deseada y tritúralos con ayuda de una batidora o procesador de alimentos.

2. Sirve sobre los tallarines y decora con unas hojitas de la hierba aromática elegida.

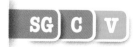

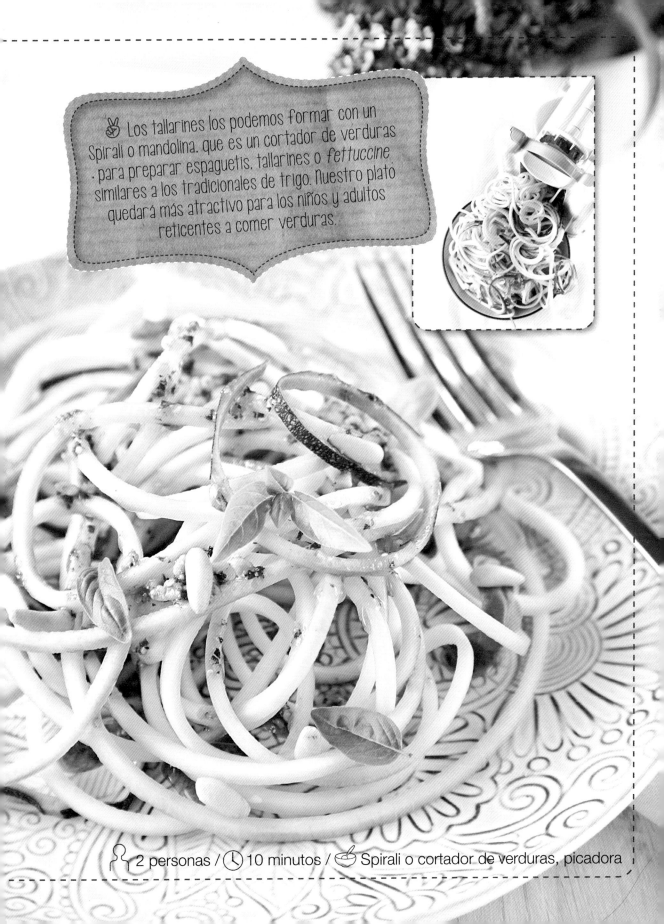

✌ Los tallarines los podemos formar con un Spirali o mandolina, que es un cortador de verduras para preparar espaguetis, tallarines o *fettuccine* similares a los tradicionales de trigo. Nuestro plato quedará más atractivo para los niños y adultos reticentes a comer verduras.

2 personas / 10 minutos / Spirali o cortador de verduras, picadora

CUSCÚS DE BRÓCOLI Y ROMANESCU

Un cuscús de crucíferas… original y espectacular sabor. Las crucíferas son un concentrado de fitoquímicos anticáncer: **glucosinolatos**, **betacarotenos**, **vitamina C**, **selenio** y **vitamina E**.

 2 personas / 5 minutos / batidora

Ingredientes

- 1 brócoli pequeño
- Unos arbolitos de romanescu
- 1 tomate
- 1 puñado de anacardos crudos
- 1 puñado de almendras crudas
- 1 puñado de pasas sin hueso
- El zumo de ½ limón
- 1 chorrito de AOVE
- 1 chorrito de vinagre de manzana
- Perejil o cilantro fresco al gusto
- Sal de verduras

Preparación

1. En primer lugar debes quitar los tallos de brócoli y del romanescu, que son un poco duros, aunque si nos gustan también podemos incluirlos en la receta. Tritura el brócoli y el romanescu. Si crudos nos resultan indigestos, podemos cocinarlos al vapor o escaldados y triturarlos después.

2. Maja en mortero, picadora o robot de cocina las almendras y los anacardos. No deben quedar demasiado triturados, para que den textura al plato. De igual modo, pica el cilantro y el tomate en trozos pequeños.

3. Sólo te queda mezclar el brócoli triturado con el resto de ingredientes y emplatar. Decora con almendras y anacardos.

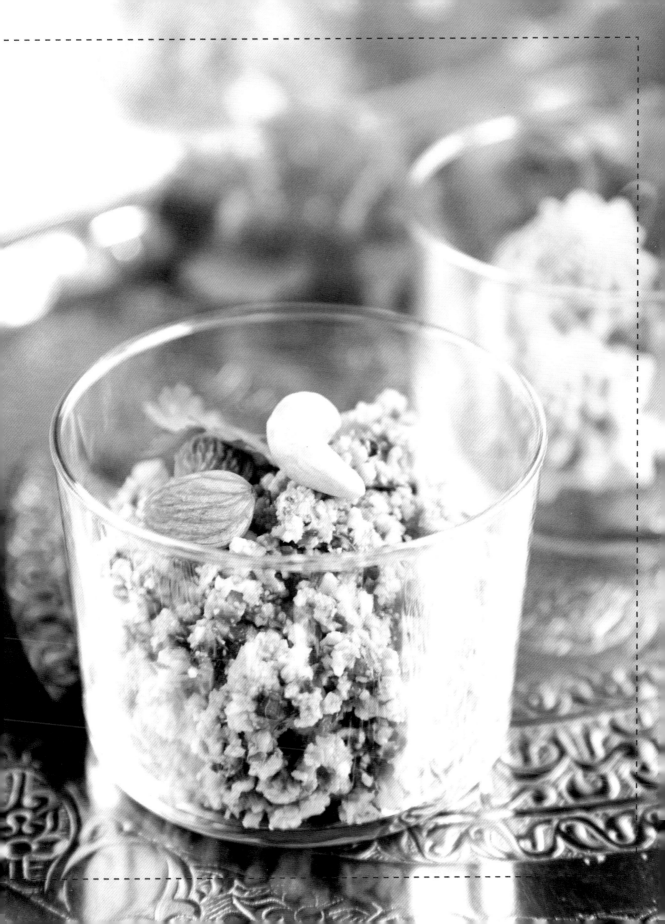

CRUDILASAÑA

Todo es versionable y en esta ocasión vamos a veganizar la tradicional lasaña convirtiéndola en un plato crudo y «vivo» cargado de alimentos anticáncer.

 2-3 personas /  20 minutos / picadora o batidora

Ingredientes

- 1 calabacín en láminas
- 4 champiñones cortados en láminas
- Germinados al gusto

Para la salsa de tomate
- ½ taza de tomates secos hidratados
- 1 tomate rojo maduro
- ½ cebolleta
- 1 puñado de fruta seca
- ½ aguacate
- 3 cucharadas de zumo de limón
- 1 cucharada de AOVE
- Unas hojas de aromáticas frescas
- 1 pizca de pimienta negra

Para el queso
- 1 taza de anacardos
- 50 ml de agua
- 1 cucharada de zumo de limón
- ½ cucharadita de sal
- 1 cucharada de lino molido

Para el pesto
- ½ manojo de albahaca fresca
- Unas hojas de espinacas
- 1 taza de nueces remojadas
- 4 cucharadas de AOVE
- ½ cucharadita de cúrcuma
- Sal y pimienta

Preparación

1. Para el queso tritura los anacardos remojados, añade el resto de ingredientes y vuelve a triturar hasta obtener una textura cremosa. Reserva.

2. Para la salsa de tomate tritura todos los ingredientes. Reserva.

3. Para el pesto tritura las nueces, añade el resto de ingredientes y vuelve a triturar.

4. Para montar la lasaña coloca 2 láminas de calabacín y encima unas láminas de champiñón, añade la salsa de tomate y el queso. Sigue montando láminas y termina decorando con el pesto y unos germinados.

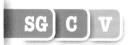

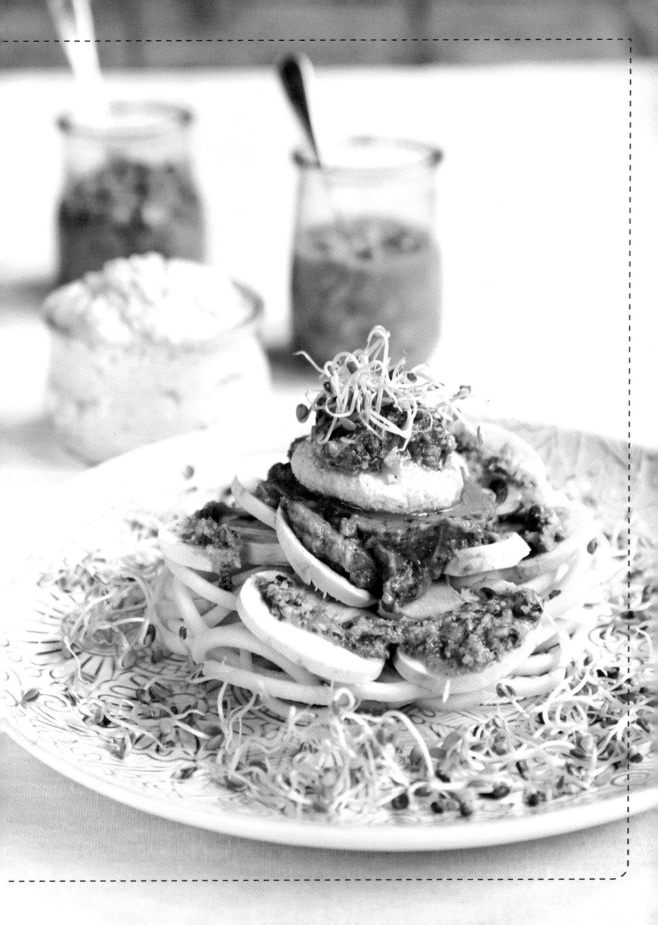

CRACKERS CRUDIVEGANOS

Estos crackers son ideales para untar patés y salsas, y sustituyen al pan en nuestra alimentación. El pan blanco es un alimento desvitalizado y pobre en nutrientes. Por el contrario, este «pan crudo» de semillas está lleno de vida, nutrientes y fitoquímicos.

 20 crackers
(según tamaño)

 12 h

 Horno
o deshidratador

Ingredientes

- 40 g de semillas de girasol crudas
- 30 g de semillas de sésamo
- 100 g de semillas de lino
- 300 g de zanahorias
- 100 g de puerros
- 60 g de cebolleta
- ½ cucharada de orégano
- ½ cucharada de cúrcuma
- 1 pizca de pimienta negra molida
- 2 cucharadas de AOVE
- Agua filtrada

Preparación

1. Tritura 2/3 de las semillas en un robot de cocina hasta obtener la consistencia de una pasta blanca.

2. Limpia las verduras con un cepillo y trocea las zanahorias, los puerros y la cebolla. Introduce las verduras en el robot de cocina junto con las especias y tritura. La textura de la masa debe quedar muy fina. Mezcla con la pasta de semillas.

3. Añade las semillas no trituradas a la masa y mezcla con una espátula.

4. Ahora vamos a deshidratar la masa. Tenemos dos opciones: usar una deshidratadora o el horno. Deshidratadora: extiende la masa con un rodillo en la bandeja del deshidratador sobre una lámina de Teflex o papel vegetal y alísala con una espátula. Horno: extiende la masa sobre papel vegetal e introdúcela en la bandeja del horno.

5. Con un cortapasta marca los crackers con el tamaño y la forma deseados.

6. Deshidrata durante 8 h a 42° (45° si es en horno, o al mínimo que te permita tu horno). Dales la vuelta al cabo de ese tiempo y deshidrata 2 h más hasta que queden crujientes. Retira del horno o deshidratadora y termina de cortar los crackers.

SG V

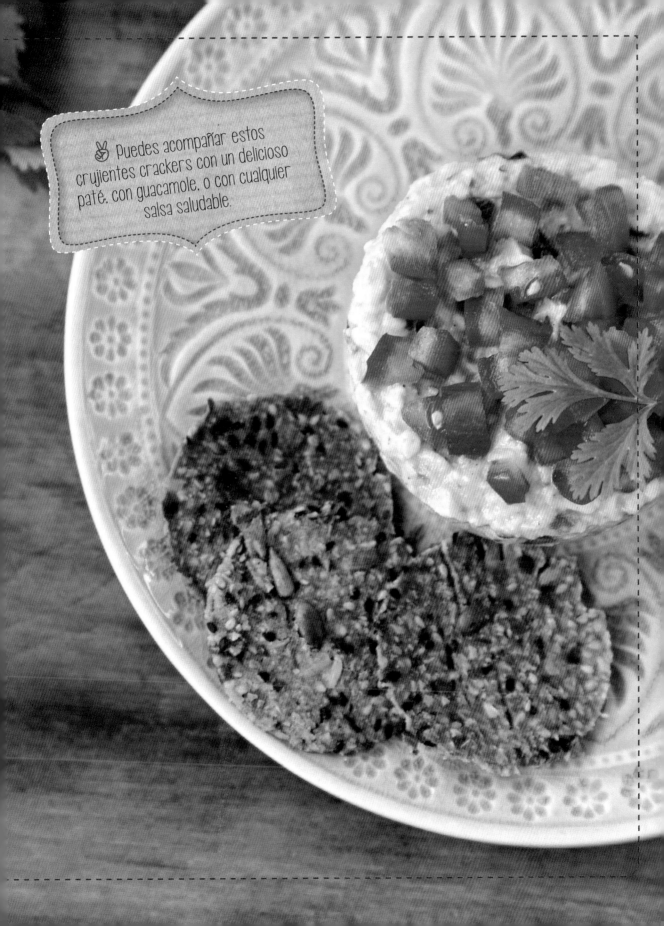

Puedes acompañar estos crujientes crackers con un delicioso paté, con guacamole, o con cualquier salsa saludable.

SOPAS, CREMAS
y platos de cuchara

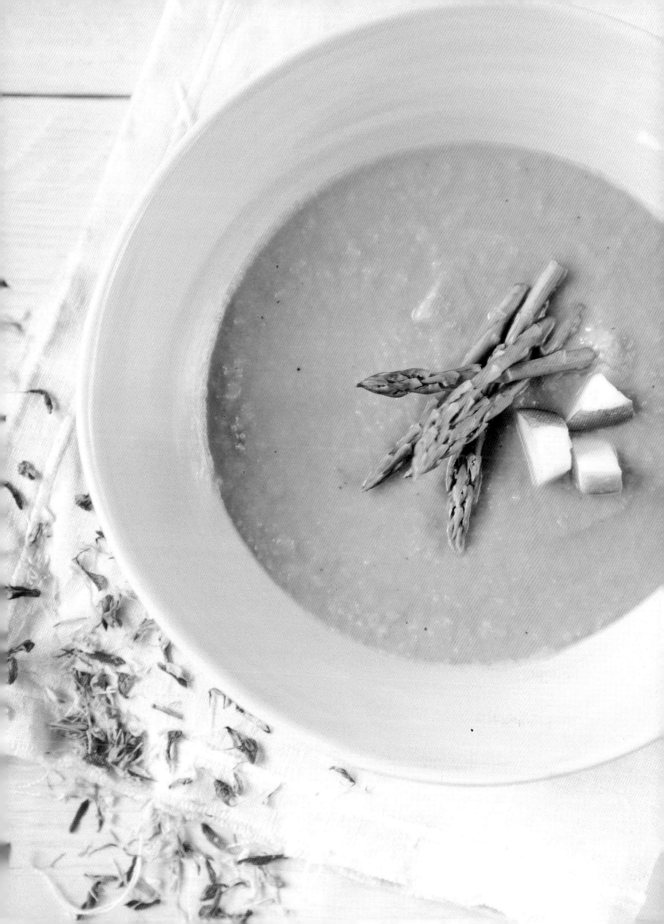

GAZPACHO ANDALUZ

Os presento una receta archiconocida en España y cargada de alimentos anticáncer. El gazpacho es un plato típico de la cocina mediterránea y el entrante principal en nuestro menú de verano. Por su contenido en **licopeno** (tomate), **quercetina** (cebolla), **alicina** (ajo y cebolla), **probióticos** (vinagre), **ácido oleico** (AOVE), **capsantina** (pimiento) y **fitoesteroles** (pepino) puede ser eficaz en la prevención de prácticamente todos los cánceres. Así que no olvidéis añadir gazpacho a vuestros almuerzos veraniegos.

Ingredientes

- 1 kg de tomates bien maduros
- ½ pimiento verde tipo italiano
- ½ pepino
- 1 trozo de cebolla (unos 100 g)
- 1 diente de ajo
- 3 cucharadas de AOVE
- Vinagre de manzana según gusto
- 1 cucharadita rasa de sal de algas
- 250 ml de agua fría

 4 personas

 10 minutos

 batidora

Preparación

1. Trocea las verduras lavadas y colócalas en el vaso de la batidora. Para el ajo te recomiendo pelar el diente de ajo, córtalo por la mitad a lo largo, quitar el centro y aplastarlo, así no amarga ni repite y se aprovechan mejor sus propiedades anticáncer.

2. Bate hasta que no quede ningún trozo de verdura.

3. Añade el agua y el vinagre y vuelve a batir. El aceite añádelo poco a poco mientras bates para que emulsione bien.

4. Rectifica de sal y vinagre a tu gusto.

5. Según la consistencia deseada añade más agua. No debe quedar muy aguado, pues pierde sabor.

6. Guarda en la nevera y deja enfriar. No lo refrigeres más de 2 h para que no pierda vitaminas ni licopeno.

7. Mientras se enfría, corta a cuadraditos los ingredientes que vayas a utilizar como guarnición y añade al gazpacho en el momento de servirlo.

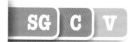

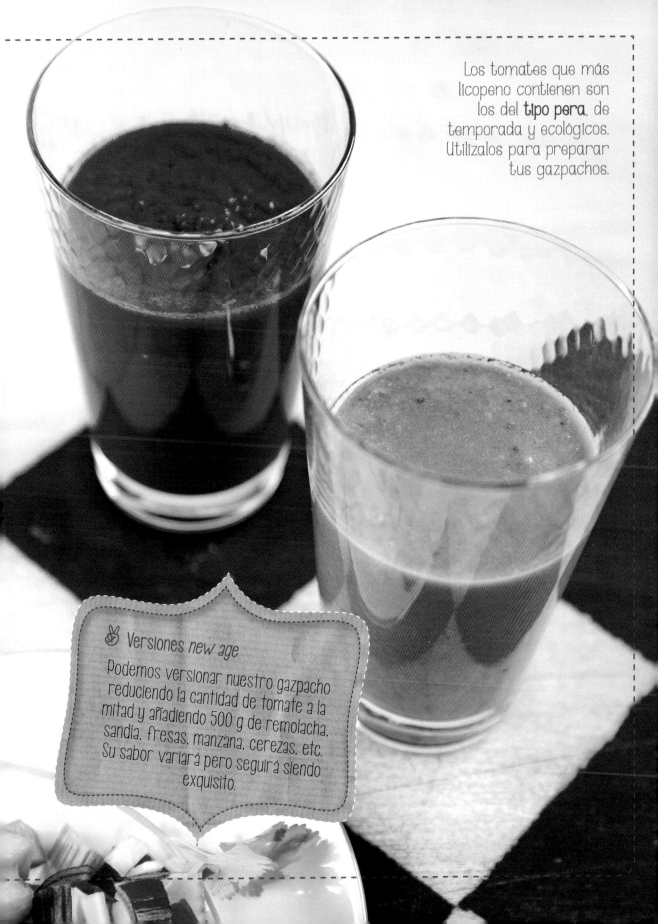

Los tomates que más licopeno contienen son los del **tipo pera**, de temporada y ecológicos. Utilízalos para preparar tus gazpachos.

✌ Versiones *new age*

Podemos versionar nuestro gazpacho reduciendo la cantidad de tomate a la mitad y añadiendo 500 g de remolacha, sandía, fresas, manzana, cerezas, etc. Su sabor variará pero seguirá siendo exquisito.

AJOBLANCO SIN PAN

El ajoblanco es una sopa fría muy popular de la cocina andaluza. El ajoblanco tradicional se prepara con pan. Nosotros vamos a prescindir del pan y lo vamos a sustituir por manzana y uvas, que tienen propiedades anticáncer. Como ves, cualquier receta se puede versionar para hacerla más saludable. Esta receta es rica en **vitamina E** (almendras), **quercetina**, **ácido clorogénico** (manzana) y **resveratrol** (uvas), por lo que puede prevenir el cáncer de pulmón, mama y colon.

 2-3 personas / 5 minutos / batidora

Ingredientes

- 30 almendras crudas (remojadas 8 h). También podemos usar la pulpa resultante de elaborar leche de almendras.
- 1 diente de ajo
- 1 manzana roja
- 1-2 vasos de agua
- 1 cucharada de AOVE o lino
- 8 uvas y unas cuantas para decorar
- Sal marina sin refinar

Preparación

1. Tritura las almendras hasta obtener un polvo fino. Añade el resto de ingredientes en el vaso de la picadora o robot de cocina, salvo el agua, y tritura.

2. Añade poco a poco el agua y sigue batiendo. Según el espesor deseado añade más o menos agua.

3. Guarda en el frigorífico una ½ h y sirve. Decora con uvas.

SG C V

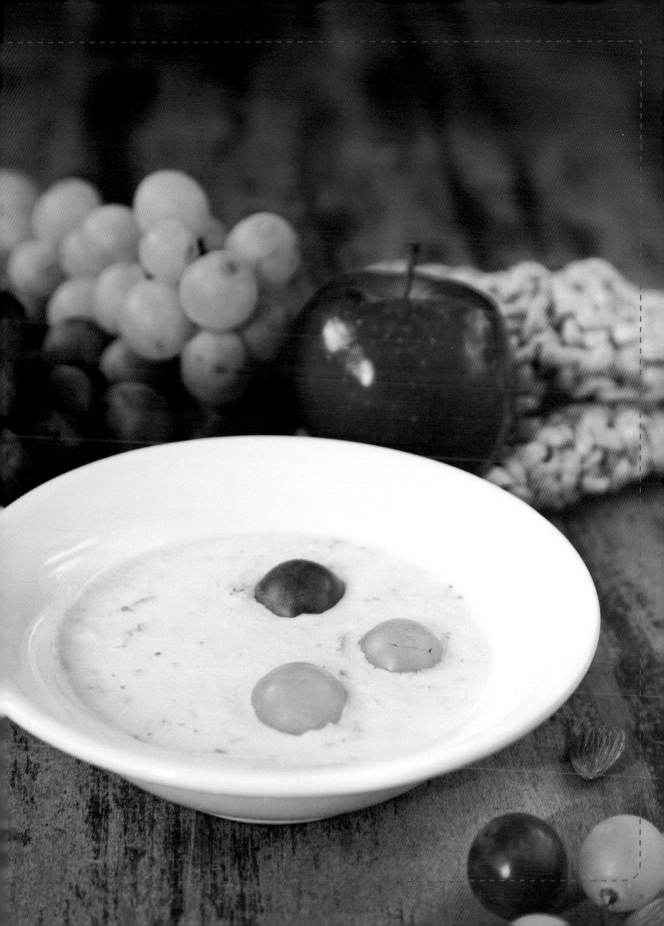

BORSCH

La sopa borsch es una crema de verduras muy popular en Europa del Este que incluye raíces de remolacha, lo que le da un color rojo intenso característico. La remolacha roja es rica en **betacianina**, un pigmento con importante actividad anticáncer. Su sabor es intenso.

 5-6 personas / 45 minutos / batidora

Ingredientes

- 5 ramitas de perejil
- 1 cebolla roja
- 2 tomates maduros
- 1 patata con piel
- 2 zanahorias
- 1 remolacha cruda
- 2 cucharadas de AOVE
- 1 pimiento rojo
- ½ repollo pequeño
- Agua o caldo de verduras
- 1 cucharadita de cúrcuma
- 1 pizca de pimienta negra
- 1 cucharadita de sal de verduras
- 1 cucharada de semillas de lino recién molidas

Para decorar
- Leche de coco
- Perejil

Preparación

1. Lava y trocea el perejil y las verduras. Reserva.

2. Tritura los tomates. Reserva.

3. En una olla calienta el aceite y sofríe unos minutos la cebolla.

4. Mientras se ablanda la cebolla, pon agua a calentar en un cazo o hervidor.

5. Añade a la olla el perejil, la sal, la cúrcuma y todas las verduras en la olla, salvo el repollo. Cubre con agua hirviendo. Cocina 15 min a fuego lento removiendo de vez en cuando.

6. Añade el repollo y cocina 5 min más.

7. Deja templar, añade las semillas de lino recién molidas y tritura con ayuda de una batidora.

8. Sirve decorando con un chorrito de leche de coco y una ramita de perejil.

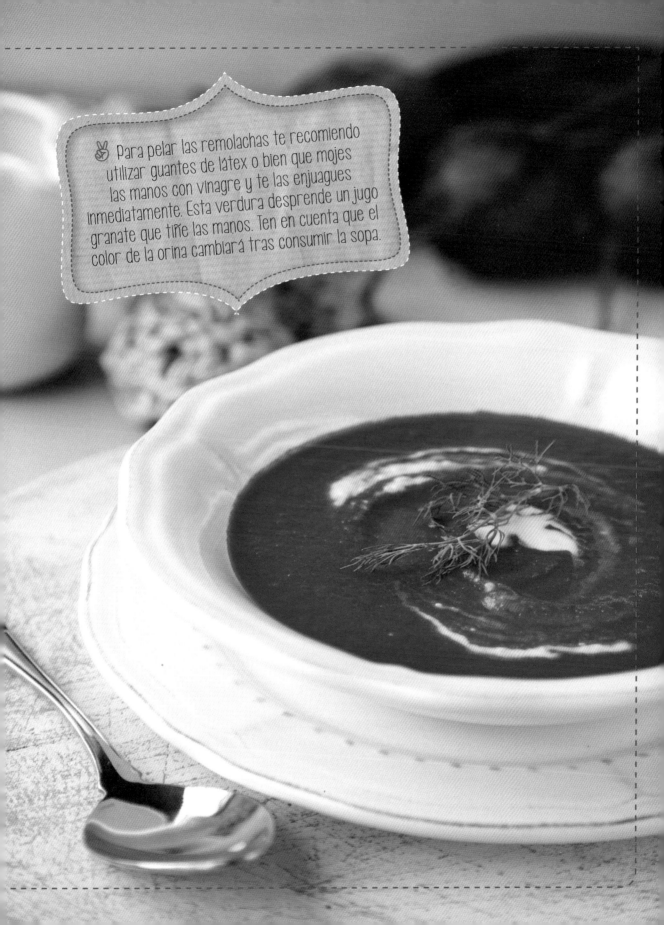

Para pelar las remolachas te recomiendo utilizar guantes de látex o bien que mojes las manos con vinagre y te las enjuagues inmediatamente. Esta verdura desprende un jugo granate que tiñe las manos. Ten en cuenta que el color de la orina cambiará tras consumir la sopa.

CREMA DE CALABACÍN

Esta crema podemos tomarla fría o caliente, y es ideal para los días que tenemos que comer fuera de casa. No contiene natas, ni queso ni mantequilla, sólo ingredientes frescos y naturales.
El calabacín es rico en **carotenos** y **clorofila**, por lo que posee una potente actividad anticáncer.

 3-4 personas /  35 minutos / 🥣 mortero, batidora, hervidor

Ingredientes

- 1 cebolla
- 1 puerro
- 10 almendras crudas
- 1 calabacín grande con piel
- 2 cucharadas de AOVE
- Pimienta negra molida
- 1 cucharadita de cúrcuma
- Agua para cubrir
- 1 cucharada de semillas de lino recién molidas

Preparación

1. Pica las almendras finitas con ayuda de un robot de cocina o un mortero o córtalas en láminas. Reserva.

2. Pon agua a hervir. Si tienes hervidor ahorrarás tiempo.

3. Trocea la cebolla, el calabacín y el puerro.

4. Añade en una olla sin teflón las verduras, la cúrcuma y la pimienta. Cubre con agua hirviendo y cocina 15 min a fuego lento.

5. Finalizado el tiempo deja templar y añade parte de las almendras picadas (reserva 1/3 para decorar), el aceite de oliva y las semillas de lino. Tritura con ayuda de una batidora o robot de cocina.

6. Sirve decorando con trocitos de almendra fileteados.

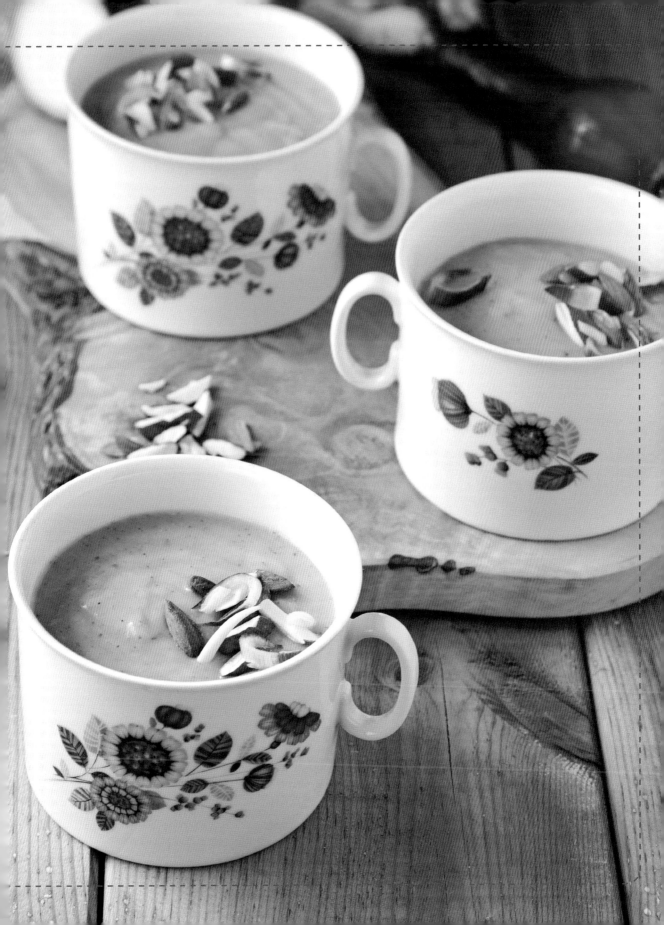

CREMA DE CALABAZA

Esta crema es muy dulce y calentita, ideal para los días de frío. La calabaza es rica en **betacarotenos**, **cumarinas** y **vitamina C**, lo que le otorga importantes propiedades antioxidantes que ayudan a eliminar los radicales libres y potenciar el sistema inmune. Al igual que el tomate, es rica en **licopeno**, el cual es muy importante en la lucha contra el cáncer, sobre todo el cáncer de próstata. Su índice glucémico es alto, pero su carga glucémica es baja, por tanto se puede consumir sin que afecte a los niveles de glucosa en sangre. La calabaza vinatera es la que más propiedades anticancerosas tiene, ya que posee más fitoquímicos que el resto de subtipos.

 4 personas / 25 minutos / batidora

Ingredientes

- 600 g de calabaza
- 2 zanahorias
- 1 cebolla
- 1 rama de apio
- 1 puerro
- 2 cucharadas de AOVE
- 1 cucharadita de cúrcuma o un trocito de cúrcuma fresca
- 1 trocito de jengibre fresco
- 1 cucharadita de orégano
- Pimienta molida
- 1 cucharada de semillas de lino

Preparación

1. Pela las zanahorias, los puerros, la calabaza y la cebolla. Trocéalo todo.

2. Añade todas las verduras en una olla sin teflón, cubre todas las verduras con agua, añade el aceite, la pimienta y la cúrcuma y cocina 20 min a fuego lento.

3. Una vez cocidas las verduras, deja templar, añade el lino y bate con ayuda de la batidora hasta obtener una textura cremosa.

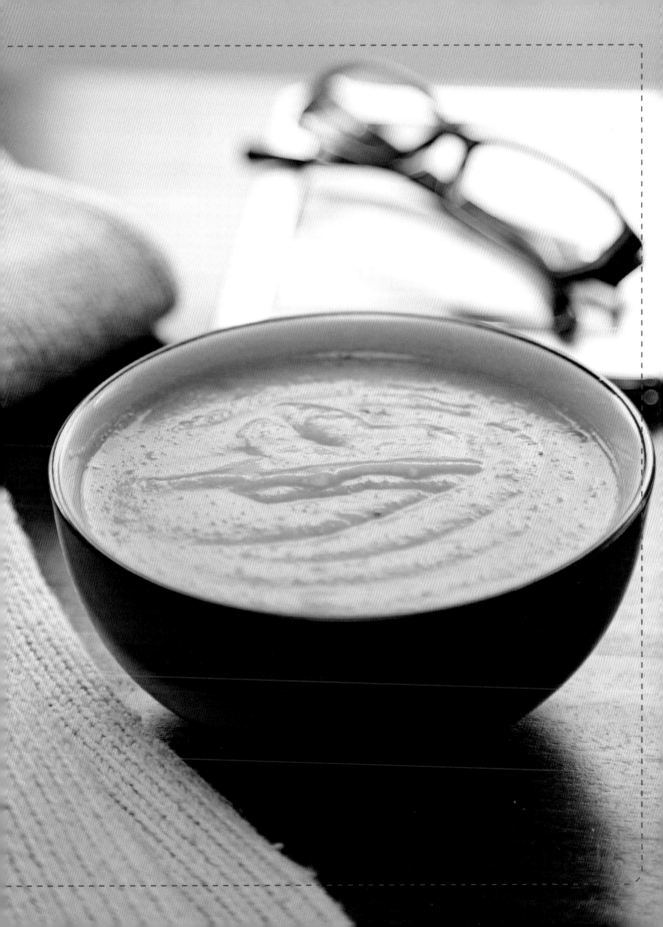

CREMA DE ESPÁRRAGOS

Los espárragos contienen **glutatión**, un antioxidante que permite reducir el estrés oxidativo y la formación de radicales libres. Los radicales libres atacan a las células y alteran su ADN convirtiéndolas en células malignas. El espárrago es el alimento más rico en **glutatión**. También es rico en **vitamina C y B**.

 2 personas / 20 minutos / 🥣 olla sin teflón, batidora

Ingredientes

- 1 manojo de espárragos
- 1 cebolla morada
- 250 ml de agua o caldo vegetal
- 1 manzana
- ½ cucharadita de cúrcuma
- 1 pizca de pimienta negra molida
- 1 cucharada de AOVE o aceite de semillas de lino

Preparación

1. Lava bien los espárragos con agua y vinagre y córtalos en trozos pequeños.

2. Trocea la cebolla.

3. Calienta el agua o caldo y cuando esté hirviendo añade las verduras troceadas.

4. Cocina a fuego lento las verduras durante 15 min.

5. Aparta del fuego y añade una manzana troceada, la cúrcuma y la pimienta. Deja reposar unos minutos.

6. Tritura todos los ingredientes y añade una cucharada de aceite de oliva o de lino.

7. Adorna nuestro plato con unos espárragos y unos trocitos de manzana antes de servir.

SG V

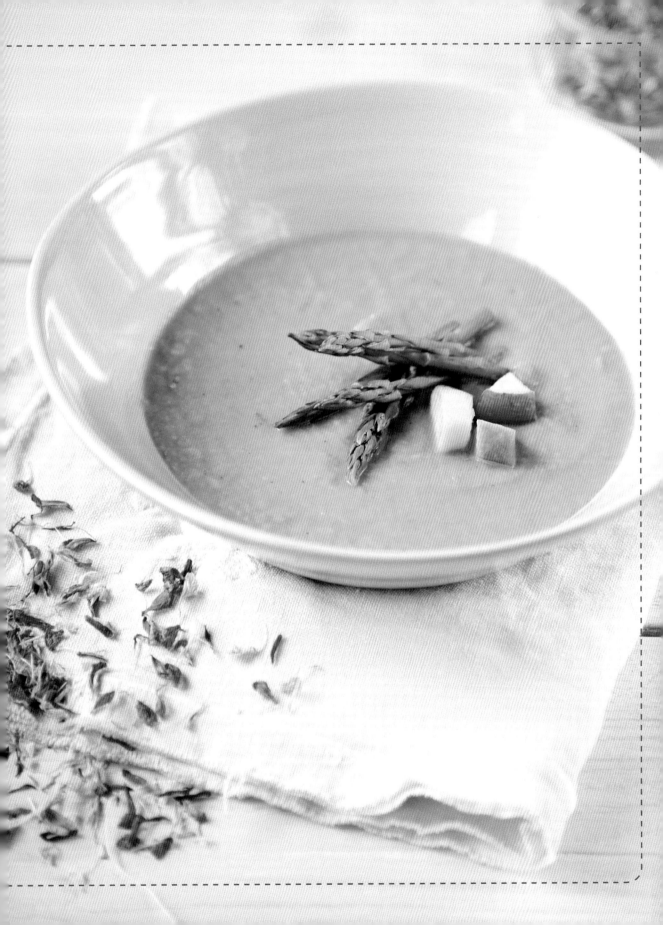

CREMA DE PUERROS

Ésta es una crema calentita para los días de frío preparada con la familia de las Liliáceas: puerro, ajo y cebolla, las cuales juegan un importante papel en la prevención del cáncer.

Vamos a preparar nuestras cremas sin natas, queso o mantequilla. En su lugar podemos usar aceite de buena calidad, aguacate o leche de coco.

 4 personas / 30 minutos / batidora

Ingredientes

- 3 puerros, incluida la parte verde
- 1 cebolla roja
- 2 dientes de ajo
- 1 patata pequeña con piel
- 1 trozo de alga wakame
- ½ cucharadita de cúrcuma
- 1 pizca de pimienta negra
- 1 cucharada de AOVE o de lino
- 1 cucharada de semillas de lino molidas
- Agua hirviendo

Preparación

1. Lava y corta las verduras en trozos grandes.

2. Introduce todos los ingredientes en una olla grande y cubre con agua hirviendo.

3. Cocina durante 20 min a fuego lento.

4. Deja que baje la temperatura, añade el aceite y las semillas y bate hasta obtener la consistencia de una crema.

 SG V

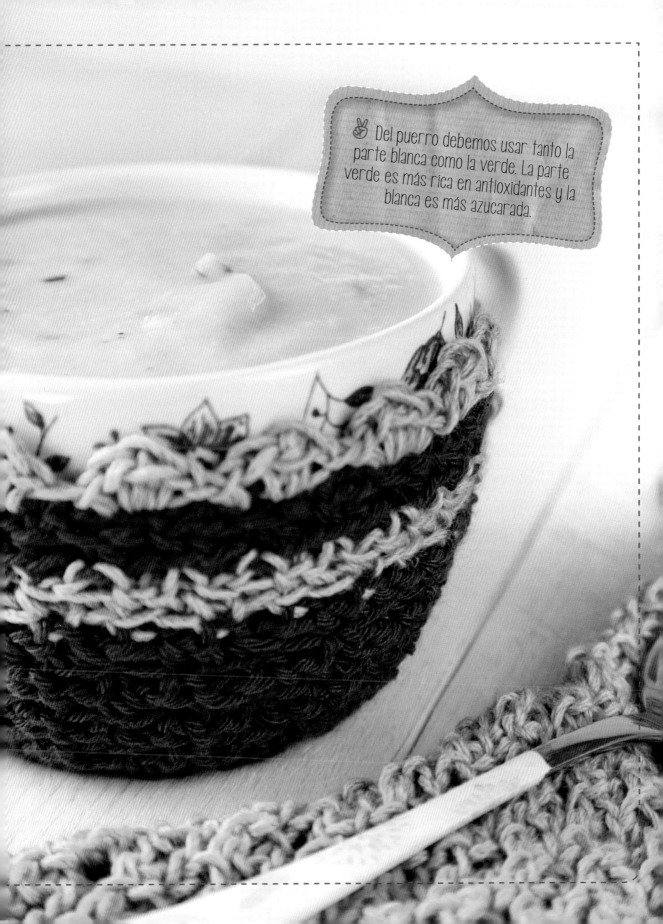

❤ Del puerro debemos usar tanto la parte blanca como la verde. La parte verde es más rica en antioxidantes y la blanca es más azucarada.

PORRUSALDA CON CÚRCUMA

La porrusalda o purrusalda es un plato típico vasco-navarro preparado principalmente a base de verduras, entre las que predomina el puerro finamente picado. De hecho, el significado en euskera de purrusalda es literalmente «caldo de puerro». En los hogares vascos se suele añadir bacalao desmigado y desalado, constituyendo así un plato único. Nosotros podemos añadir sardinas o boquerones cocinados al vapor para convertirlo en un plato ideal para los días fríos. Esta receta es rica en **alicina** (puerro y cebolla) y **curcumina** (cúrcuma), por lo que es útil en la prevención del cáncer de páncreas, colon, esófago y estómago.

 4-6 personas / 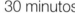 30 minutos

Ingredientes

- 6 puerros incluida la parte verde.
- 3 patatas con piel
- 1 cebolla
- 2 zanahorias
- Caldo de verduras o agua hirviendo
- AOVE
- Sal de algas o verduras
- ½ cucharadita de cúrcuma
- Pimienta negra molida

Preparación

1. Pela y pica finamente la cebolla. Póchala a fuego suave en una cazuela con un chorrito de aceite, sin dejar que se dore.

2. Vierte el caldo o agua con sal de algas o verduras e incorpora los puerros limpios y finamente cortados en rodajas. Agrega las zanahorias y las patatas limpias y troceadas, así como el aceite, la cúrcuma y la pimienta.

3. Sazona y deja cocinar durante 18-20 min.

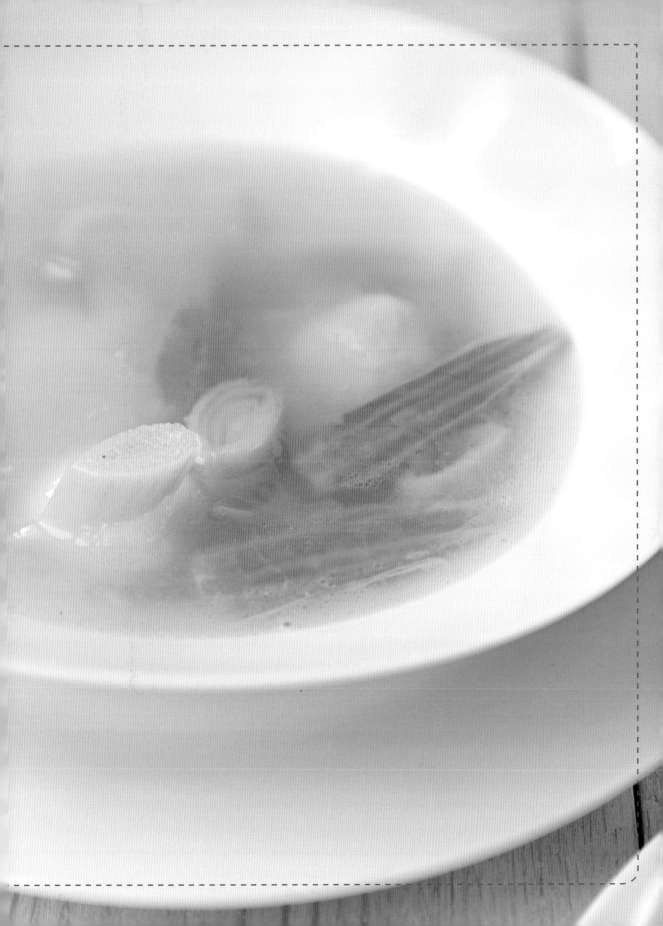

SOPA HIPÓCRATES

Ésta es una adaptación de la famosa sopa Hipócrates de la terapia Gerson contra el cáncer. Es una sopa, o más bien una crema, que contiene muchos alimentos anticáncer, rica en fitoquímicos antioxidantes que ayudan a depurar de tóxicos nuestro cuerpo. La terapia Gerson propone para el tratamiento del cáncer el consumo de 13 vasos de licuado vegetal al día, la ingesta abundante de crudos, la sopa Hipócrates a diario y la eliminación de la dieta de carnes, lácteos, azúcar y refinados. Gerson propone en su dieta consumir siempre que sea posible alimentos ecológicos por considerarlos más nutritivos que los convencionales.

Ingredientes

- 1 tallo de apio
- Unas ramitas de perejil
- 1 diente de ajo
- ¼ de bulbo de hinojo
- 1 puerro
- 1 cebolla
- 1 tomate
- 1 patata con piel
- 1 manzana
- 2 shiitake
- 1 trozo de alga kombu (hidratada 15 min)
- Agua

Preparación

1. No peles ninguno de estos vegetales, lávalos bien y cortarlos en trozos gruesos. Procura que sean de cultivo ecológico. Introdúcelos en un una olla junto al alga y cubre con agua. Cocina a fuego lento durante 1 h.

2. Deja templar y tritura hasta obtener una textura muy fina. Puedes guardarla 2 días en el frigorífico, aunque lo ideal es consumirla en el momento para aprovechar al máximo sus propiedades anticáncer.

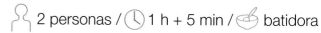 2 personas / 1 h + 5 min / batidora

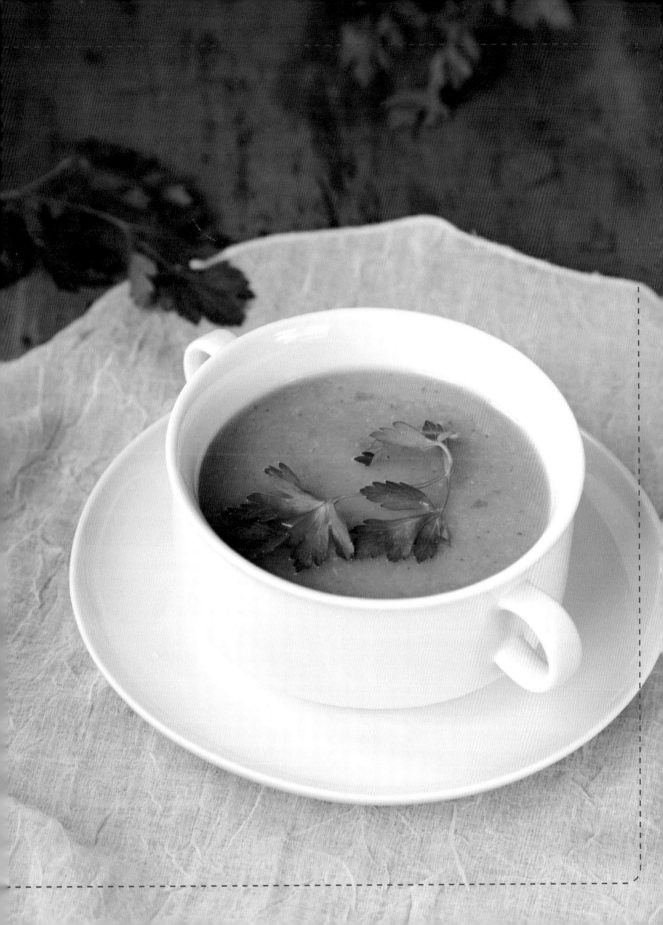

SOPA DE JUDÍA MUNGO

La judía mungo o falsa soja verde aporta gran cantidad de minerales tales como **calcio**, **hierro**, **magnesio**, **potasio** y **fósforo**, y cantidades apreciables de **vitamina E**, **folatos** y otras **vitaminas** del grupo B. Asimismo, cabe destacar su aporte en **isoflavonas** (fitoestrógenos) que regulan el flujo de estrógenos y ayudan a prevenir el cáncer. Posee un alto contenido en **fibra** y proteínas vegetales.

Ingredientes

- 250 g de frijol o judía mungo (remojadas 8 h y germinadas 48 h)
- Agua
- 2 patatas pequeñas con piel
- ½ puerro
- 1 cebolla
- 2 zanahorias
- ½ pimiento rojo
- 1 diente de ajo
- 1 cucharada de salsa de soja sin trigo
- 1 cucharada de curry
- 1 cucharadita de las de café de ralladura de cáscara de limón
- Comino molido
- Pimienta negra
- Cebollino fresco para decorar
- 2 cucharadas de AOVE

Preparación

1. Antes de preparar la receta es recomendable dejar la soja verde en remojo 8 h y dejar que germine 2 días. Si no tienes tiempo de germinar, al menos remoja, para aumentar la digestibilidad.

2. Añade las judías en una olla, cubre con agua hirviendo y llévalas a ebullición durante unos 15 min. Añade posteriormente la cebolla, el puerro, el diente de ajo aplastado y el pimiento cortado en trozos pequeños, cubre con agua y cuece a fuego medio unos 15 min.

3. Pela y añade las zanahorias en rodajas finas y las patatas con piel, añade el aceite de oliva, la salsa de soja y el curry. Si falta agua añade más hasta cubrir los ingredientes. Añade también al gusto la pimienta, el comino y la ralladura de cáscara de limón, remueve bien y cocina 15 min más. Remueve de vez en cuando.

4. Retira del fuego y deja reposar la olla tapada unos 5 min antes de servir. Decora con cebollino fresco antes de servir.

SG V

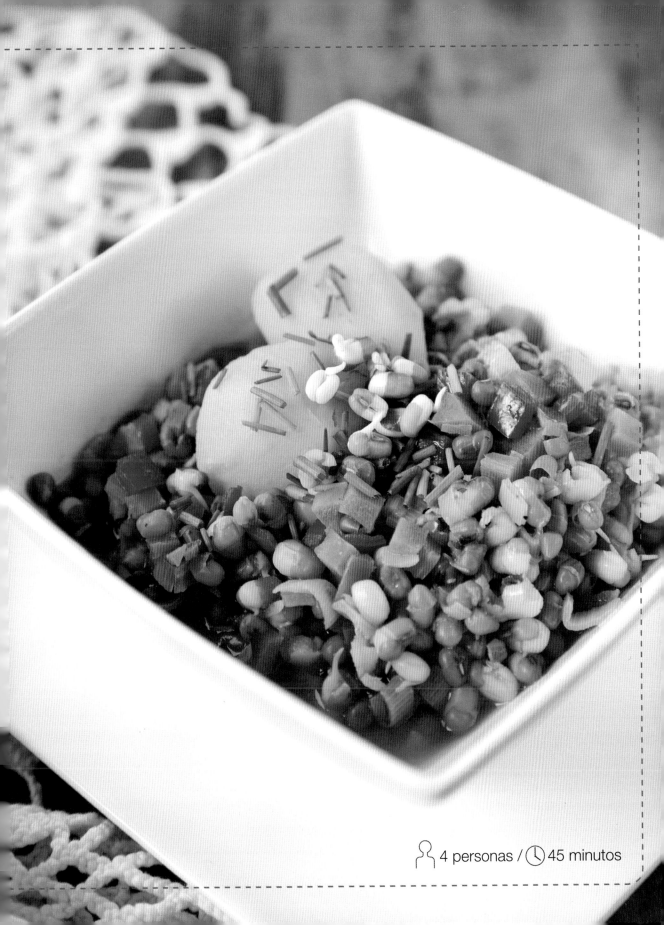

4 personas / 45 minutos

SOPA HARIRA

Esta es una versión vegetariana de la tradicional *harira* marroquí. Es una receta muy nutritiva que puede convertirse en plato único. Contiene cebollas, ricas en **quercetina**, tomates, ricos en **licopeno**, ajo, rico en **alicina**, calabaza, rica en **carotenoides**, y perejil y cilantro, que contienen **apigenina** y **luteolina**, unos excelentes antiangiogénicos. Es una receta recomendable para la mayoría de cánceres. Os animo a probarla.

 4 personas / 🕐 2 horas

Ingredientes

- 125 g de garbanzos (remojados 12 h y germinados 48 h)
- Agua
- Alga kombu
- 2 cucharadas de AOVE
- 2 cebollas
- 1 diente de ajo
- 1 trozo de calabaza cortada en dados
- 1 tallo de apio troceado
- 1 rama de canela
- 400 g de tomate natural triturado
- 1 cucharada de salsa de tomate
- 1 cucharadita de cúrcuma
- 1 pizca de pimienta negra molida
- 1 cucharada de harina integral (a nuestra elección)
- 25 g de fideos integrales
- 3 cucharadas de cilantro fresco
- 3 cucharadas de perejil

Preparación

1. Cuece los garbanzos junto al alga kombu. Estarán listos aproximadamente en 1½ h.

2. Cuela y reserva el caldo de cocción.

3. En una olla calienta el aceite y cocina la cebolla, el ajo y las especias a fuego lento hasta que se ablanden.

4. Añade los garbanzos cocidos, el apio, la calabaza, el tomate, la salsa de tomate y 1 litro de agua de cocción. Cocina 20 min a fuego lento.

5. Añade poco a poco la harina para que espese.

6. Añade los fideos y deja que se cocinen 5 min. A continuación añade el perejil y el cilantro. Remueve y sirve.

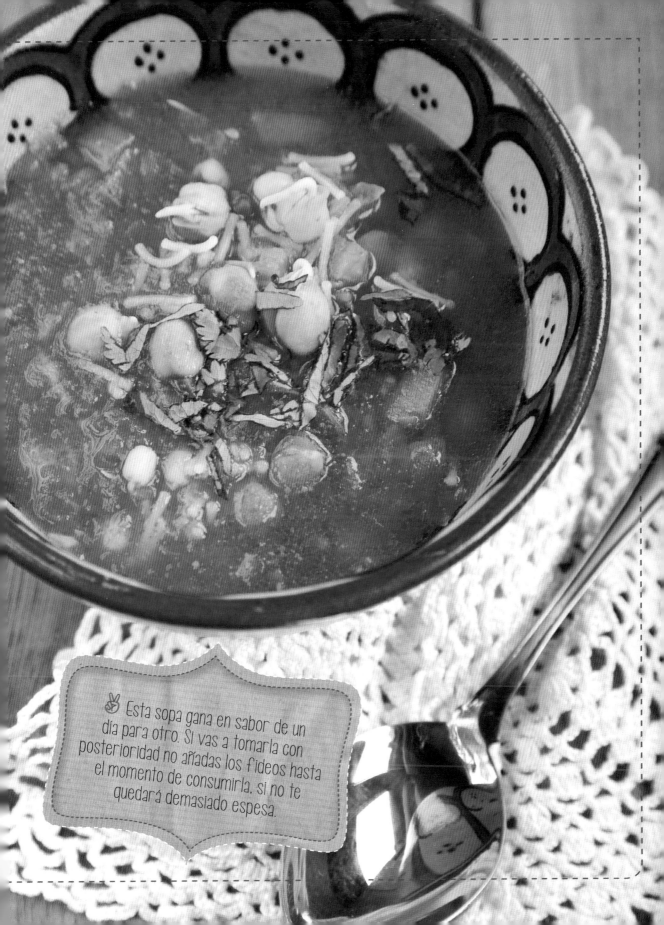

✌ Esta sopa gana en sabor de un día para otro. Si vas a tomarla con posterioridad no añadas los fideos hasta el momento de consumirla, si no te quedará demasiado espesa.

GUISO DE JUDÍA AZUKI

Este guiso es ideal para los días de frío. A esta receta le vamos a añadir *miso*, un alimento fermentado derivado de la soja que funciona como **probiótico**, y que nos va a ayudar a reforzar nuestra flora intestinal y prevenir el cáncer de colon. También es rico en **fitoestrógenos**, los cuales nos ayudan a prevenir el cáncer de próstata, mama y ovario. El miso se añade al final de la preparación, cuando el guiso ya no está en el fuego, para que no se pierdan sus fermentos vivos. Ojo, las mujeres que estén en tratamiento con cáncer de mama no deben tomar soja ni derivados, pues puede interferir con los tratamientos médicos convencionales.

Ingredientes

- 100 g de azukis y 100 g de judía mungo (remojadas durante 12 h y germinadas 2 días por separado)
- 1 trocito de alga kombu (remojada durante 15 min)
- Agua
- 2 dientes de ajo
- 1 cebolla
- 2 zanahorias
- 200 g de calabaza
- 2 hojas de laurel
- Comino molido
- ½ cucharadita de cúrcuma
- 1 pizca de pimienta negra
- 1 cucharadita de miso disuelto en agua caliente

Preparación

1. Escurre las judías remojadas por separado. Pon las azukis y el alga kombu en una olla grande con agua para que las cubra. Llévalas a ebullición. Cocina ½ h a fuego lento. Añade la judía mungo a la olla y más agua hasta cubrir. Cocina ambas judías 45 min más. Cuela y reserva el caldo de cocción.

2. Trocea las verduras, añádelas en una olla y cúbrelas con el agua de cocción. Añade las especias y el laurel. Cocina 10 min a fuego lento.

3. Añade las legumbres cocidas reservadas, mezcla bien y cocina 5 min para que se mezclen los sabores. Aparta del fuego y retira el laurel.

4. Saca un poco de caldo de la olla y disuelve en él el miso. Añade el miso al guiso ya apartado del fuego y mezcla. Deja reposar unos minutos y sirve.

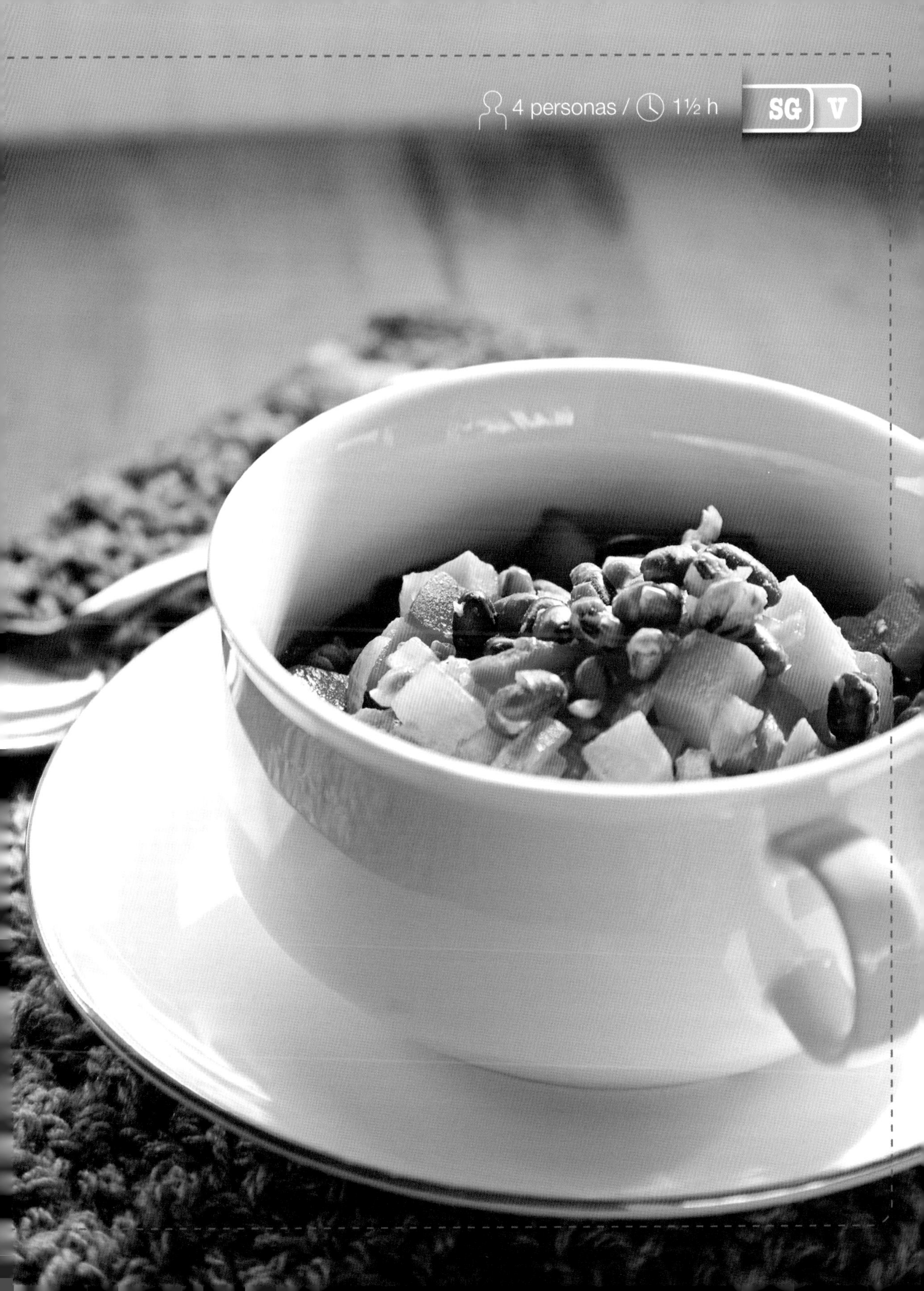
4 personas / 1½ h
SG
V

POTAJE CON GARAM MASALA

Es recomendable que tomemos legumbres 4-5 veces por semana y siempre acompañadas por mucha verdura. Para este guiso vamos a usar *garam masala*, que es una mezcla de especias muy empleada en la cocina india, su significado literal es «mezcla de especias». El uso de *garam masala* de forma habitual ha demostrado ser útil para prevenir el cáncer, pues impide que los agentes carcinógenos produzcan mutaciones en las células, además de ayudar al hígado a limpiar de tóxicos la sangre de nuestro organismo.

 4 personas / 1 h + 40 min / batidora

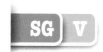

Ingredientes

- ½ kg de alubias blancas (remojadas en agua 24 h y germinadas 48 h)
- 1 trozo de alga kombu
- 1 trozo de alga wakame
- 1 tomate
- 1 pimiento
- 1 cebolla
- 2 dientes de ajo
- 1 hoja de laurel
- 1 cucharada de *garam masala*
- ½ cucharada de cúrcuma
- 1 pizca de pimienta negra
- AOVE
- 1 patata con piel
- 2 zanahorias
- 1 cucharada de miso

Preparación

1. Escurre las alubias remojadas y ponlas a hervir en agua. Sólo cúbrelas, si no quedará muy caldoso. Si ves que se quedan sin agua ve añadiéndole. Añade el alga kombu, la wakame y el laurel. Cocina aproximadamente unos 90 min hasta que estén blandas.

2. Mientras cuecen prepara un sofrito con aceite de oliva, tomate, pimiento, cebolla y ajo, el garan masala, la cúrcuma y la pimienta y mezcla bien. Cocina 10 min a fuego bajo. Cuando esté listo tritura con la batidora.

3. Añade el sofrito, la patata con piel y las zanahorias troceadas al final de la cocción de las alubias. Mezcla bien y cocina 15 min a fuego lento. Si ves que falta agua, añade más. Aparta del fuego.

4. Mezcla el miso con un poco de caldo de cocción y añádelo al guiso. Remueve y deja templar. Acompaña con una copa de vino tinto.

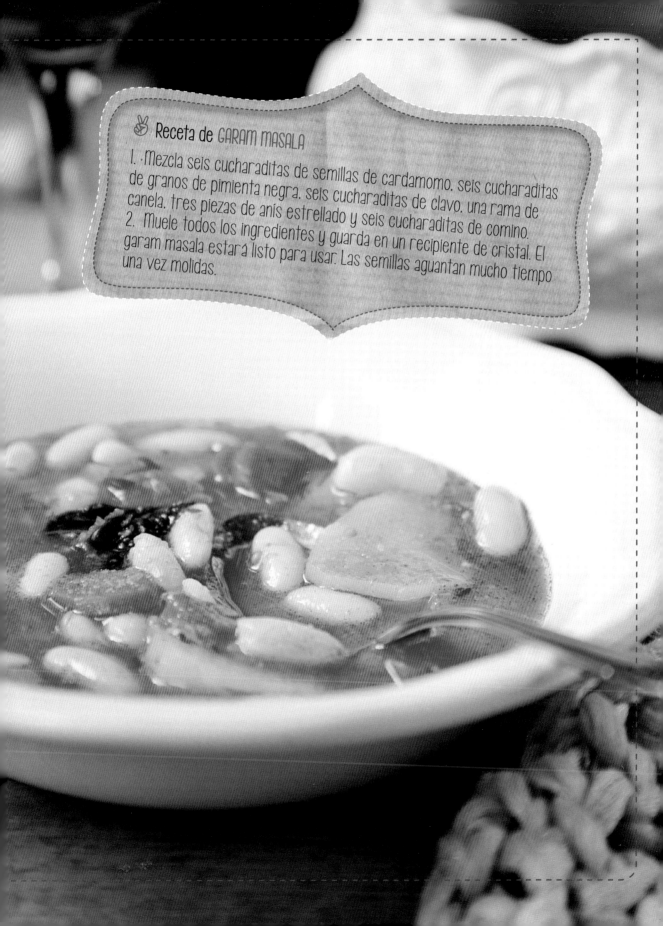

✌ Receta de GARAM MASALA

1. Mezcla seis cucharaditas de semillas de cardamomo, seis cucharaditas de granos de pimienta negra, seis cucharaditas de clavo, una rama de canela, tres piezas de anís estrellado y seis cucharaditas de comino.

2. Muele todos los ingredientes y guarda en un recipiente de cristal. El garam masala estará listo para usar. Las semillas aguantan mucho tiempo una vez molidas.

POTAJE DE LENTEJAS Y ALGAS

Las lentejas son especialmente ricas en **catequinas** y **flavonoides**, que ayudan a regular los niveles de estrógenos y a inhibir la xantino oxidasa, que es una enzima que juega un importante papel en la creación de los dañinos radicales libres. Las lentejas contienen también **fitoesteroles** y **tocoferoles**, especialmente útiles para luchar contra el cáncer.

Ingredientes

- 250 g de lentejas pardinas (remojadas 8 h y germinadas 48 h)
- 1 litro de agua
- 1 pimiento verde
- 1 tomate maduro
- 1 zanahoria grande
- 1 hoja de laurel
- 1 cebolla morada
- 2 dientes de ajo
- 2 cucharadas de AOVE
- 10 g de espagueti de mar
- 5 g de alga kombu
- ½ cucharada de cúrcuma
- 1 pizca de pimienta negra
- 1 cucharada de miso

Preparación

1. Pon las lentejas previamente remojadas y germinadas en un escurridor y enjuágalas bien bajo el chorro de agua del grifo. Después coloca las lentejas en una olla junto a un litro de agua y las algas.

2. Cuando empiece a hervir añade el pimiento verde con un corte largo en la punta, un tomate cortado por la mitad, la cebolla partida por la mitad, los ajos aplastados y la zanahoria cortada en cuadraditos y una hoja de laurel.

3. Remueve bien el fondo de las lentejas para que no se agarren, añade la cúrcuma y la pimienta y deja cocinar a fuego lento durante 45 min. La duración de la cocción dependerá de la lenteja y de la dureza del agua.

4. Revisa tras los 45 min y mira si están blandas; y en caso de estar duras comprueba si necesitan más agua para seguir cociendo.

5. Retira el pimiento, el tomate, la cebolla y los ajos y tritura en el vaso de la batidora junto a la cucharada de miso, el aceite de oliva y un poquito de caldo de cocción. Añade la salsa obtenida a las lentejas, mezcla bien y deja reposar 5 min. Sirve con un chorrito de vinagre de manzana para aumentar su digestibilidad.

SG V

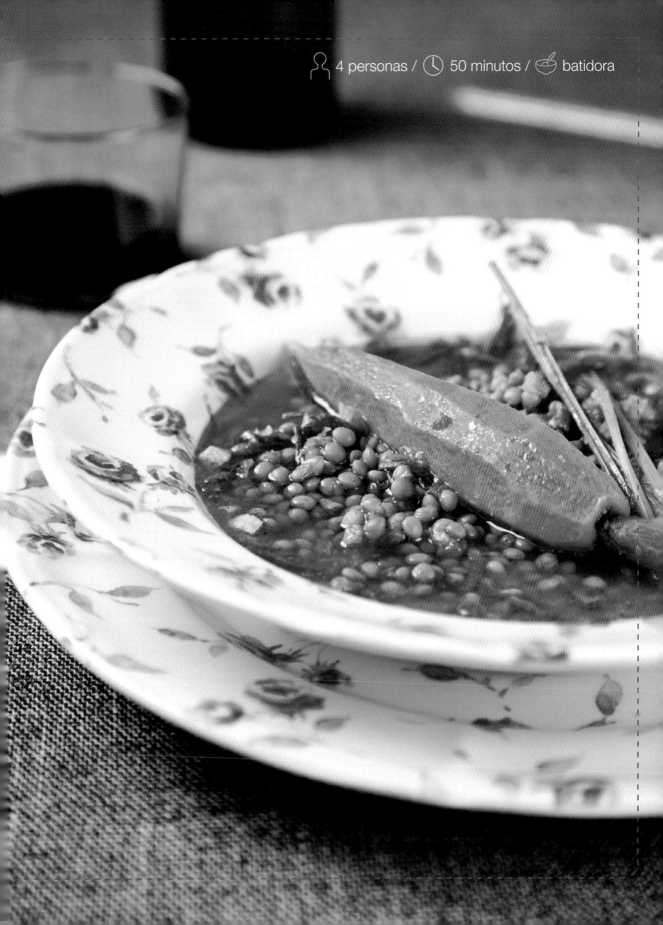

POTAJE DE VERDURAS
CON MIJO

Los platos de cuchara deben estar presentes en nuestra mesa con frecuencia. Son la base de la dieta mediterránea, la cual se ha descrito como una de las mejores para prevenir la aparición del cáncer. La base de nuestros guisos debe ser la verdura acompañada de cereal integral y/o legumbre.

 4 personas / 35 minutos / olla sin teflón

Ingredientes

- 250 g de zanahorias peladas
- 250 g de espinacas frescas
- 1 puerro en rodajas
- 1 diente de ajo
- 1 nabo
- 2 cucharadas de AOVE
- Sal marina sin refinar
- Pimienta negra al gusto
- 1 cucharadita de cúrcuma
- 1 litro de agua hirviendo
- 200 g de mijo

Preparación

1. Trocea las verduras.

2. En una olla calienta el aceite y añade el puerro, el ajo y las zanahorias. Sofríe a baja temperatura 10 min.

3. Incorpora el agua, las especias, el nabo y el mijo. Cocina 15 min a fuego medio. En los últimos 3 min añade las espinacas troceadas.

4. Rectifica de agua y sal.

5. Sirve caliente.

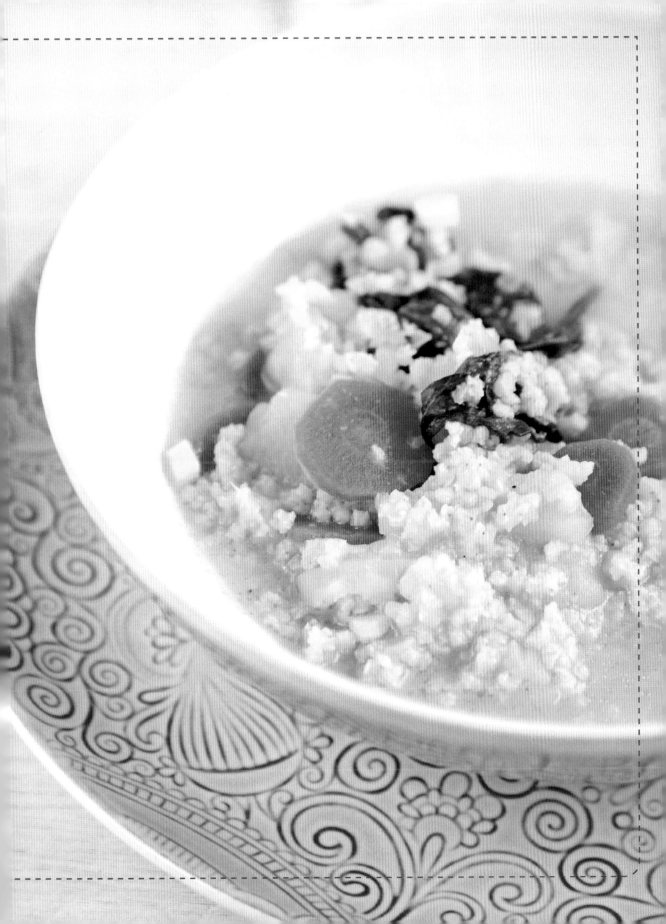

VERDURAS Y HORTALIZAS

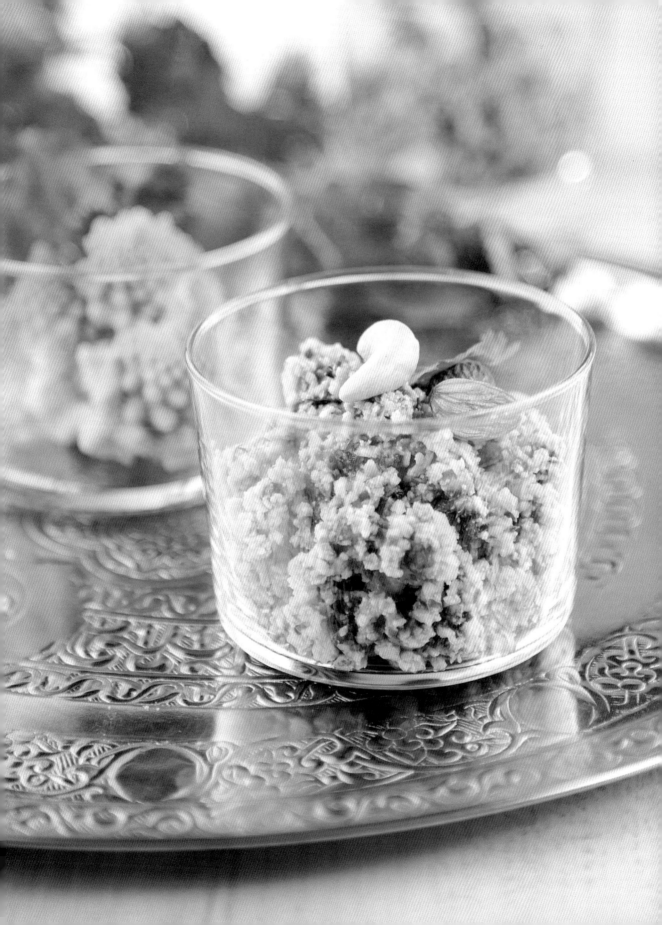

ALCACHOFAS AL LIMÓN

Las alcachofas son propias del invierno y tienen múltiples propiedades beneficiosas. Son ricas en **cinanina**, que ayuda en la función depurativa del hígado. Tienen efecto diurético. Contienen **inulina**, que ayuda a controlar la glucemia. Estimulan el crecimiento de la flora bacteriana intestinal beneficiosa y reducen el número de bacterias patógenas. Son ricas en **hierro**, esencial para combatir la anemia, tan frecuente en los tratamientos con quimioterapia. Son ricas en **vitamina B3** (niacina), lo cual aumenta la sensibilidad de las células tumorales al cisplatino, un quimioterápico ampliamente usado. Contienen **silimarina**, un fitoquímico que induce el suicidio de las células tumorales.

 2 personas / 30 minutos

Ingredientes

- 400 g de alcachofas limpias
- 2 cucharadas de AOVE
- 1 cucharada de harina integral de espelta
- 1 vaso de agua
- El zumo de 1 limón

Preparación

1. Limpia las alcachofas y retira las hojas externas. Parte por la mitad y restriega con un limón para evitar que se oxiden y ennegrezcan.

2. En una olla calienta el aceite a fuego bajo junto con la harina durante unos 5 min. Remueve con frecuencia.

3. Añade el agua, el zumo de limón y las alcachofas. Cocina durante 20 min a fuego bajo. Y listo para comer... ¡qué ricas!

V

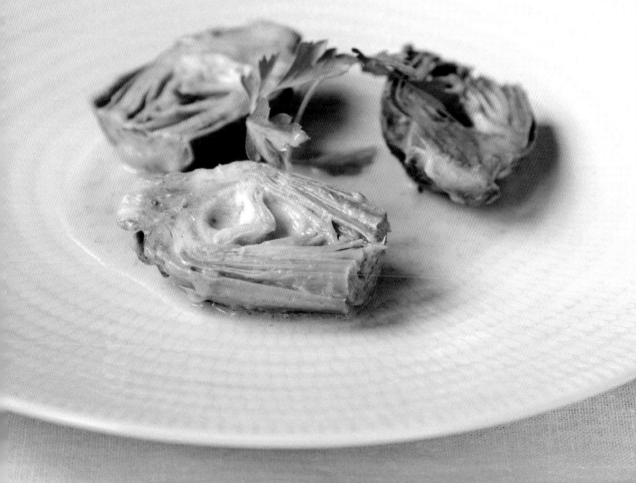

para una opción sin gluten añade harina de arroz o garbanzos.

ALCACHOFAS EN SALSA

El ingrediente medicinal que se encuentra en las alcachofas es la **silimarina**, un antioxidante que protege a la célula de los daños producidos por diferentes tóxicos. Actúa como citotóxico contra el cáncer de hígado, pulmón, vejiga, próstata, piel, mama y cuello de útero. Además de ser útil en la prevención del cáncer, la alcachofa previene la formación de piedras en la vesícula biliar, ayuda a regular la glucemia y el ritmo intestinal.

Ingredientes

- 12 alcachofas
- 1 limón
- AOVE
- 1 cebolla roja
- 5 dientes de ajo
- 4 tomates secos
- 15 almendras crudas
- 2 cucharadas de semillas de lino recién molidas
- Unas ramitas de tomillo
- 1 vaso de agua caliente
- Sal marina

Preparación

1. Rehidrata los tomates con agua templada durante 15 min.

2. Pica la cebolla y los ajos y cocínalos en una sartén sin teflón con aceite templado junto a los tomates. Cocina hasta que se ablanden a fuego lento (unos 5 min).

3. Mientras tanto, pela las alcachofas, pártelas en dos, lávalas y frótalas con limón para que no se oscurezcan ni oxiden.

4. Añade el tomillo y las alcachofas a la sartén y deja que se hagan a fuego suave y tapadas. Cuando estén blanditas (unos 15 min), sácalas de la sartén y reserva.

5. Saca de la sartén los tomates, la cebolla y los ajos, ponlos en el vaso de la batidora. Añade al vaso las almendras y un vaso de agua caliente y bátelo todo.

6. En la sartén aún nos habrá quedado el aceite de cocinar las verduras. No lo tires, pues lo vamos a usar para la salsa. Añade el aceite sobrante de cocinar las alcachofas y 2 cucharadas de semillas de lino al vaso y bate. Sin dejar de batir añade un poco de sal marina.

7. Pon de nuevo en la sartén las alcachofas y cúbrelas con la salsa. Remueve y deja que se terminen de cocinar.

8. Decora con tomillo a la hora de servir.

SG V

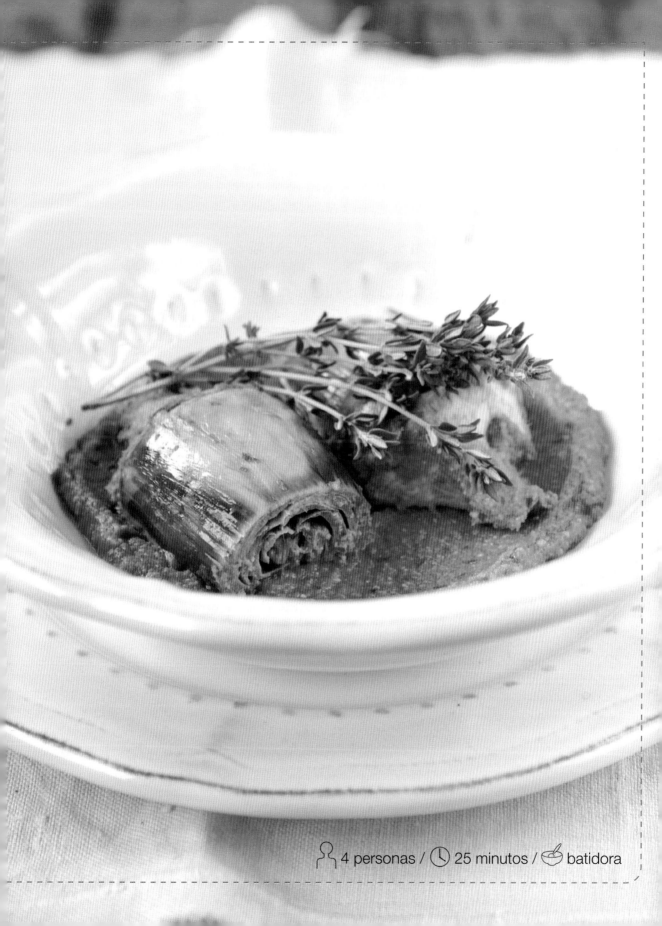

BRÓCOLI
CON SALSA DE CALABAZA

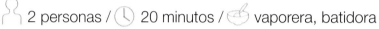

El brócoli es muy rico en **glucosinolatos** y previene el cáncer de mama. Consúmelo al menos 3 veces por semana y cómelo preferentemente crudo o al vapor para aprovechar al máximo sus glucosinolatos.

 2 personas / 🕐 20 minutos / 🥣 vaporera, batidora

Ingredientes

- Arbolitos de brócoli
- Agua

Salsa

- 200 g de calabaza
- 1 cucharada colmada de almendras crudas
- 1 cucharadita de vinagre de manzana
- 1 cucharada sopera de AOVE
- 100 ml de bebida de avena o almendra templada
- 1 cucharada de semillas de lino recién molidas
- Un poco de perejil para decorar

Preparación

1. Dispón los arbolitos de brócoli en una vaporera. En una olla pon agua a hervir. Coloca la vaporera sobre la olla y cocina al vapor 5 min. Retira la vaporera y reserva.

2. Prepara la salsa. Para ello, cuece la calabaza durante 15 min a fuego lento cubriendo con agua. Retira y cuela.

3. Tritura todos los ingredientes de la salsa y ya estará lista.

4. Sirve el brócoli junto con la salsa calentita.

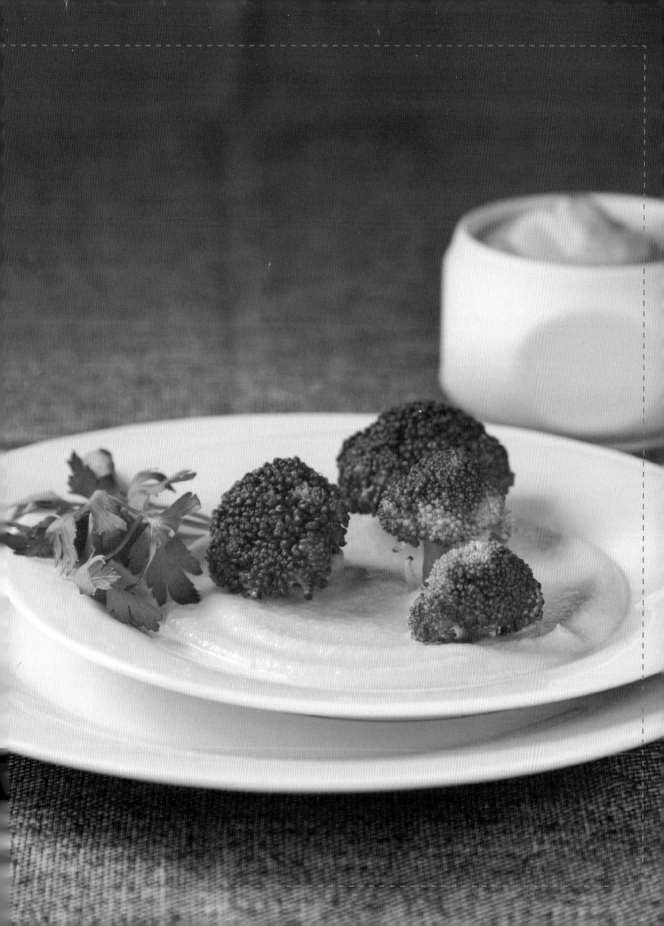

CALABACÍN RELLENO

 2 personas / ⏱ 30 minutos / 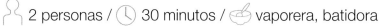 vaporera, batidora

Ingredientes

- 2 calabacines pequeños
- Agua

Para el relleno

- 1 cucharada de semillas de sésamo
- 1 cucharada de semillas de calabaza
- 5 nueces
- Pulpa de calabacín
- 1 cebolla morada
- 2 ajos morados
- 250 g de setas al gusto o champiñones
- 2 cucharadas de AOVE
- 1 puñado de nueces

Para el puré

- Relleno sobrante
- 2 cucharadas de semillas de lino recién molidas
- 1 chorrito de leche de avena
- 1 cucharadita de cúrcuma
- 1 pizca de pimienta negra
- ½ cucharadita de sal

Preparación

1. Parte el calabacín por la mitad y vacíalo con cuidado. Reserva la pulpa.

2. Prepara el relleno. Comienza troceando todas las verduras finitas y aplastando los ajos.

3. Pon a calentar el aceite en una sartén y añade las verduras del relleno, salvo el calabacín, y cocina ligeramente a fuego lento durante 5 min removiendo con frecuencia. Añade la pulpa del calabacín y cocina unos minutos más hasta que todas las verduras se ablanden. Añade a la sartén las semillas y las nueces y mezcla. Ya está listo nuestro relleno. Reserva.

4. Pon agua a hervir en una olla.

5. Rellena nuestro calabacín y colócalo dentro de la vaporera, y ésta sobre la olla con agua hirviendo. Cocina 10 min.

6. Te sobrará relleno, así que aprovéchalo para preparar un rico puré que acompañará al calabacín. Tritura las verduras sobrantes junto a la cúrcuma, la pimienta negra, las semillas y un chorrito de leche vegetal con ayuda de una batidora. Calienta 5 min a fuego lento.

7. Sirve el calabacín relleno acompañado con el puré de verduras y semillas.

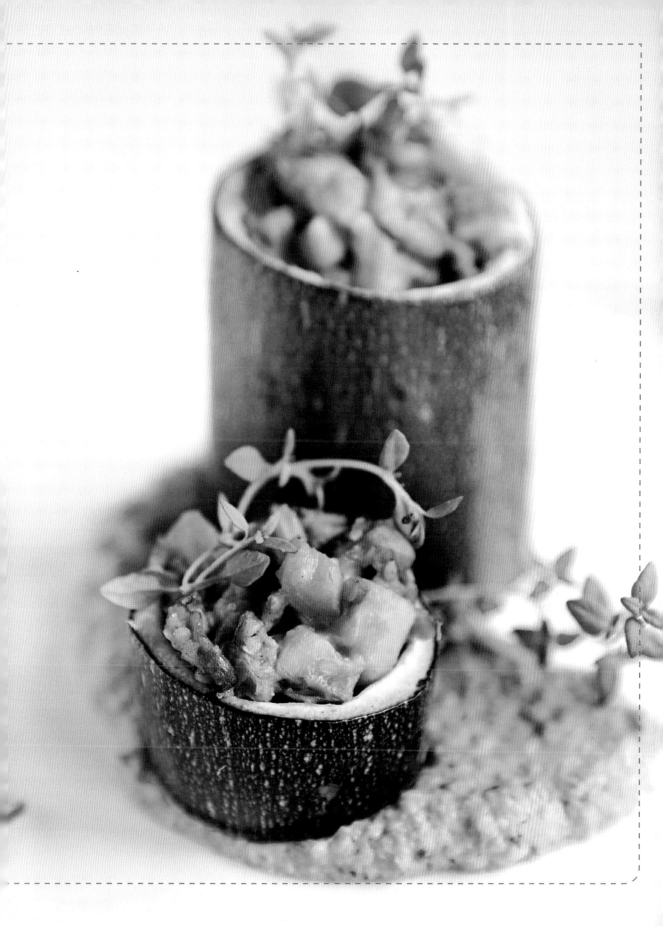

COL RELLENA CON SETAS

Las combinaciones de cereales y legumbres dan como resultado la formación de proteínas muy completas. En esta receta los vamos a combinar para rellenar un alimento anticáncer, la col.

Ingredientes

- 1 litro de agua
- 100 g de arroz
- 100 g de lentejas
- 8 hojas de col grandes
- 1 cebolla
- 250 g de setas
- 250 g de champiñones
- 2 cucharadas de AOVE
- 1 cucharadita de sal de algas
- 1 cucharadita de cúrcuma
- 1 pizca de pimienta negra

Para la salsa

- 1 puerro
- 2 boletus
- 1 vaso de vino
- 1 chorro de leche vegetal
- Pimienta negra

Preparación

1. Retira 8 hojas de una col grande, lávalas y reserva dentro de la vaporera.

2. En una olla pon a hervir el agua y cuando esté lista añade las lentejas. Cuando lleven 10 min cocinándose añade el arroz. Cocina unos 35 min más hasta que estén listas las lentejas y el arroz. En los últimos 10 min coloca la vaporera sobre la olla y cocina la col. Cuela el arroz y las lentejas y reserva.

3. Las hojas de col colócalas sobre el grifo de agua fría unos instantes. Reserva.

4. Pica la cebolla, trocea los champiñones y las setas. En una sartén pon a calentar el aceite y añade la cúrcuma y la pimienta, la sal y las verduras. Mezcla bien y sofríe a fuego lento. Cocina unos minutos hasta que se ablanden.

5. Retira las verduras del fuego y tritura junto al arroz y las lentejas con ayuda de una batidora. Debe quedarte una pasta.

6. Reparte la pasta en las 8 hojas de col y enrolla en forma de paquete. Colócalas dentro de la vaporera con los extremos hacia abajo. Si se escapan puedes atarlos con cebollino.

7. Pon agua a hervir dentro de una olla. Coloca la vaporera sobre ella y cocina 10 min. Reserva.

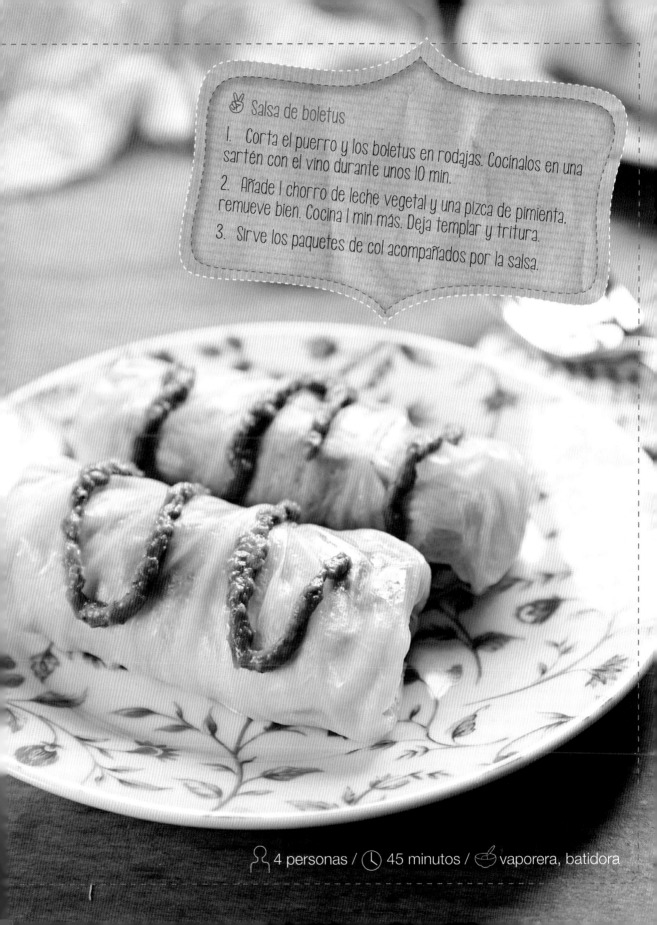

✌ Salsa de boletus

1. Corta el puerro y los boletus en rodajas. Cocínalos en una sartén con el vino durante unos 10 min.

2. Añade 1 chorro de leche vegetal y una pizca de pimienta, remueve bien. Cocina 1 min más. Deja templar y tritura.

3. Sirve los paquetes de col acompañados por la salsa.

👤 4 personas / 🕐 45 minutos / 🥣 vaporera, batidora

COLIFLOR EN AJOPOLLO

El ajopollo es una salsa tradicional española que se prepara majando en un mortero aceite de oliva, ajo, pan frito remojado en vinagre y almendras fritas. En esta receta vamos a hacer algunos cambios para convertirla en una auténtica salsa anticáncer rica en **alicina** (ajo), **ácido oleico** (AOVE), **curcumina** (cúrcuma), **vitamina E** (almendras), **fitoestrógenos** (salsa de soja) y **selenio** (ajo).

 4 personas / 20 minutos / mortero o robot de cocina

Ingredientes

- 1 coliflor troceada
- 25 g de almendras crudas
- 1 ñora o pimiento seco
- 2 dientes de ajo
- 2 cucharadas de AOVE
- ½ vaso de agua hirviendo
- 1 cucharadita de cúrcuma
- 1 pizca de pimienta negra molida
- 1 cucharada de salsa tamari

Preparación

1. Maja la ñora y los ajos en el mortero o tritura con el robot o picadora.

2. En una olla sin teflón calienta el aceite y añade la cúrcuma, la pimienta, la ñora y los ajos y cocina unos 5 min a fuego bajo.

3. Añade las almendras previamente trituradas.

4. Añade la coliflor troceada y rehoga unos 5 min a fuego lento.

5. Añade el agua hirviendo, la salsa de soja y cocina unos 5-7 min a fuego lento.

6. Sirve caliente y adorna con unas ramitas de perejil.

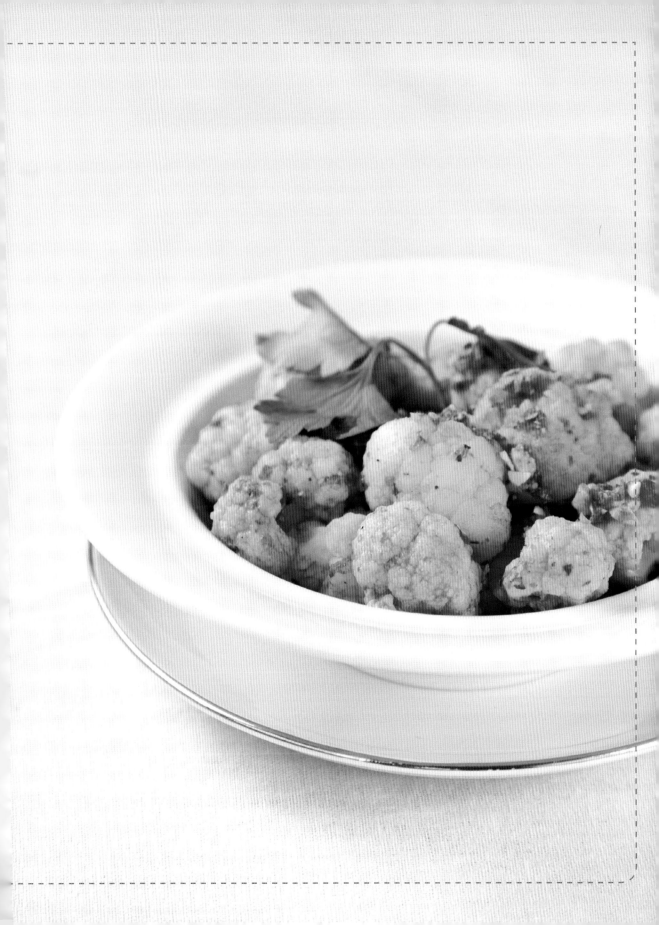

CREPES DE ESPELTA RELLENOS

Una receta fácil de preparar y muy sabrosa que combina alimentos saludables ricos en **betaglucanos** (setas), **alicina** (puerro), **fitoestrógenos** y **probióticos** (miso).

 4 crepes / 35 minutos / batidora

Ingredientes

- 150 g de harina integral de espelta o centeno
- 150 ml de agua
- 150 ml de leche de avena
- ½ cucharadita de sal

Para el relleno

- 1 puerro grande o 2 pequeños incluida la parte verde
- 250 g de setas shiitake
- 125 ml de leche de coco
- ½ cucharadita de curry
- 1 cucharadita de miso
- AOVE

Preparación

1. Prepara la masa de los crepes mezclando los cuatro ingredientes , ya sea de forma enérgica con unas varillas o con una batidora. Deja reposar unos 15 min.

2. Mientras reposa la masa prepara el relleno. En una sartén calienta el aceite de oliva y añade el puerro picado finito y las setas. Añade el curry. Mezcla bien y cocina unos 10 min a fuego lento.

3. Añade la leche de coco al sofrito. Mezcla y cocina 5 min. Apaga el fuego.

4. En un vaso diluye el miso con unas cucharadas de salsa y mezcla con el resto del relleno.

5. Engrasa con un poquito de aceite una sartén antiadherente sin teflón y añade un poco de masa de los crepes, lo justo para cubrir el fondo. Calienta unos minutos procurando que no se queme y dale la vuelta. Calienta un poco más y ya estará lista la primera crepe. Prepara el resto de crepes.

6. Rellena las crepes con la crema de puerro y setas.

7. Como te va a sobrar crema puedes añadir un chorrito extra de leche de coco y batir hasta obtener una salsa ligera con la que regar las crepes.

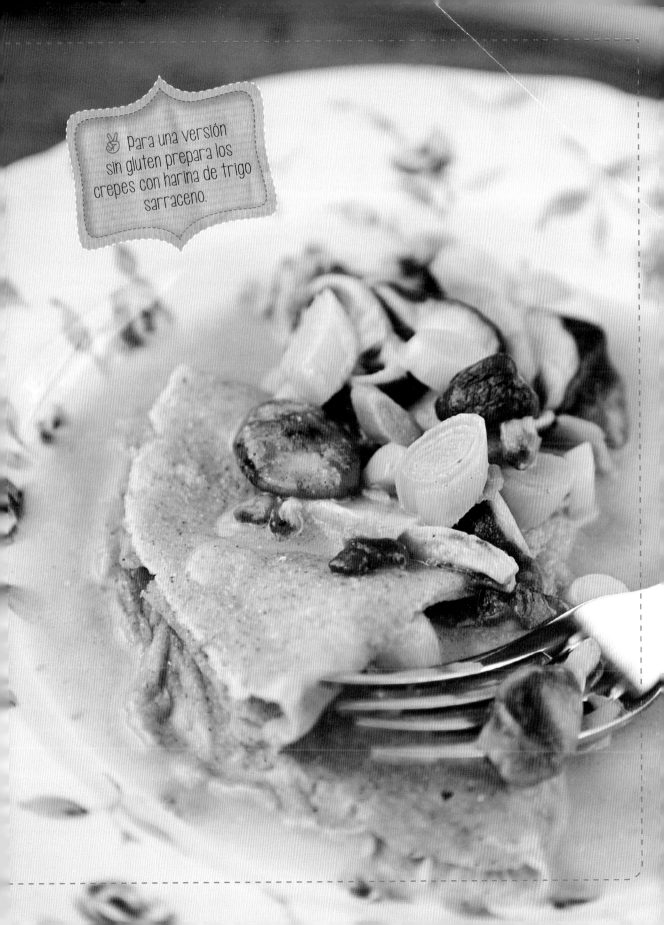

Para una versión sin gluten prepara los crepes con harina de trigo sarraceno.

CURRY DE VERDURAS

El curry es una mezcla de diferentes especias que se utiliza en la India para preparar guisos o estofados con salsa. Las especias que conforman esta mezcla tienen un potente poder anticáncer: cúrcuma, mostaza, cilantro, comino y jengibre. Cada cocinero prepara su propio curry. Prueba a combinar distintas especias y crea tu propio curry.

Ingredientes

- ½ cucharadita de semillas de comino
- Las semillas de 4 vainas de cardamomo
- ½ cucharadita de granos de mostaza
- 1 cebolla pequeña cortada por la mitad
- 2 dientes de ajo
- 1 trozo de jengibre de 5 cm
- 1 chile rojo pequeño, sin semillas
- 2 cucharadas de AOVE
- 1 cucharadita de cúrcuma
  o 1 trozo de cúrcuma fresca
- 400 ml de leche de coco
- 100 ml de agua filtrada o mineral
- Sal de verduras
- 600 g de patatas sin pelar
- 150 g de zanahorias cortadas en rodajas
- 100 g de calabacines cortados en rodajas
- 100 g de brócoli
- 2 ramitas de cilantro o perejil fresco

Preparación

1. En una sartén sin aceite calienta las semillas 1-2 min. Cuando empiecen a soltar su aroma estarán listas. Reserva.

2. Trocea la cebolla, el ajo, la cúrcuma, el jengibre y el chile y ponlos 5 min a fuego lento en una sartén con aceite de oliva calentado previamente.

3. En el vaso de la batidora agrega las verduras cocinadas junto a las especias, las semillas, la leche de coco, el agua y la sal de verduras. Bate bien hasta convertir en una salsa.

4. En una sartén sin teflón añade la salsa junto a las patatas, el calabacín y las zanahorias. Mezcla bien y cocina 15 min a fuego lento. En los últimos 3 min añade el brócoli y remueve.

5. Decora con cilantro y sirve caliente. Acompaña con arroz integral o quinoa hervida.

SG V

puedes utilizar otras verduras como guisantes, judías verdes, pimientos o calabaza, según temporada.

4-6 personas / 25 minutos / batidora

ESPÁRRAGOS VERDES
CON SALSA DE AGUACATE Y CÍTRICOS

Los espárragos, si se consumen crudos, son ricos en **clorofila** y **ácido fólico**. Además son ricos también en **vitamina C**, **vitamina E**, **B1**, **B2**, **B6**, **fibra** y **zinc**. Tienen un efecto diurético, por lo que ayudan a eliminar líquidos. Contienen múltiples fitoquímicos anticáncer como **glutatión**, **rutina**, **saponinas**, **clorofila** y **flavonoides**. Su consumo es muy recomendable en la prevención del cáncer.

 2 personas / 5 min, 12 h maceración / batidora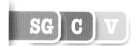

Ingredientes

- 100 g de espárragos

Para macerar

- AOVE
- Cúrcuma en polvo
- Pimienta negra

Para la salsa

- 1 aguacate
- El zumo de ½ limón
- El zumo de ½ naranja
- El zumo de ½ mandarina
- 2 cucharadas de semillas de lino
- 2 cucharadas de AOVE
- 1 cucharadita de comino molido
- 1 cucharadita de cilantro o perejil picado
- 1 pizca de sal

Preparación

1. Macera los espárragos la noche anterior para que se ablanden. Para ello, ponlos en aceite de oliva, cúrcuma y pimienta. Vamos a consumir los espárragos crudos para aprovechar al máximo sus propiedades anticáncer, pero si deseas cocinarlos prepáralos al vapor.

2. Para la salsa, introduce todos los ingredientes en la batidora o robot de cocina y tritura hasta obtener la consistencia de una salsa.

3. Vierte la salsa sobre los espárragos y acompaña con semillas de lino.

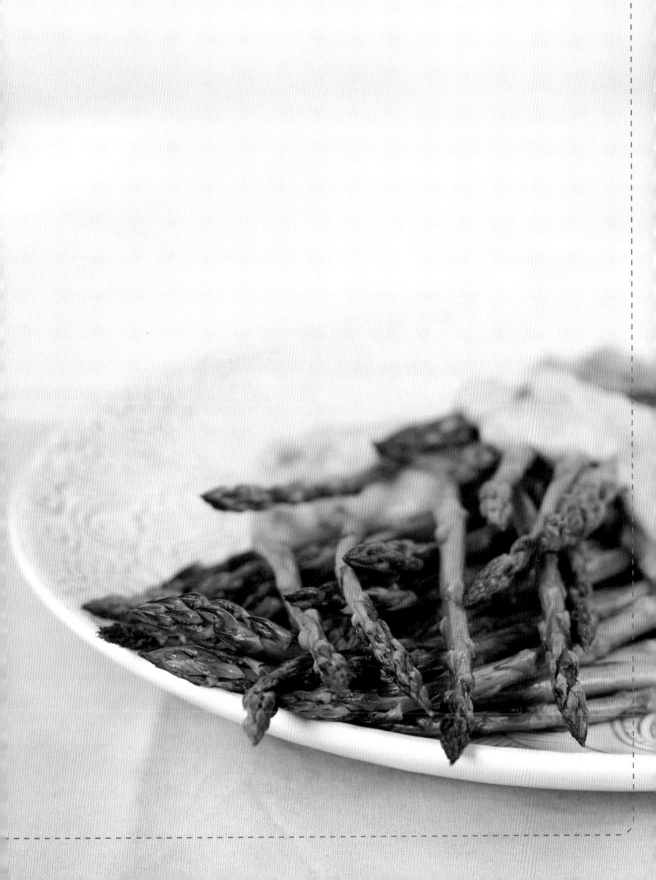

ESTOFADO DE SETAS*

Las setas son un alimento excepcional en la lucha contra el cáncer por su alto contenido en **betaglucanos** y **lentinano**. La ingesta de complementos con extractos de setas durante la quimioterapia puede provocar una regresión significativa de los tumores y aumentar la supervivencia. Su uso culinario habitual nos va a ayudar a mantener alejado al cáncer. Añádelas en tus comidas, existen muchísimas variedades comestibles cuyo sabor único e inconfundible te sorprenderá.

 2 personas / 🕐 30 minutos

Ingredientes

- 250 g de setas
- 1 cebolla roja
- 2 tomates secos
- 1 pimiento seco
- 2 hojas de laurel
- 1 diente de ajo
- 1 ramita de perejil (sólo las hojas)
- 1 cucharadita de cúrcuma
- 1 pizca de pimienta negra molida
- Un puñado de habas
- 3 patatas con piel
- Aceite, sal marina y agua

Preparación

1. Rehidrata los tomates y el pimiento con agua templada durante 15 min.

2. En una sartén con aceite, pon a pochar la cebolla cortada finita junto a los tomates, el pimiento y las habas. Deja que se cocine unos 5 min a fuego lento.

3. Añade las setas cortadas en trozos grandes, dales unas vueltecitas para que se mezclen todos los ingredientes y añade las patatas cortadas en trozos pequeños para que no necesiten mucho tiempo de cocción.

4. Pica el ajo y el perejil y añádelo a la sartén junto a una cucharadita de cúrcuma, la pimienta y el laurel. Cubre con agua, añade sal y cocina a fuego lento unos 15 min.

* RECETA DE ADELA RODRÍGUEZ

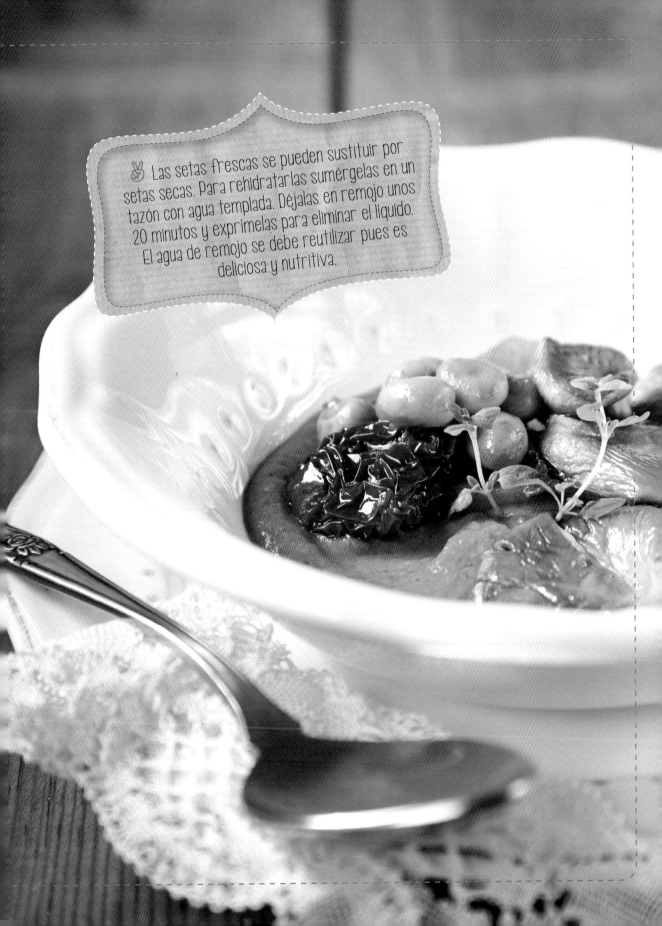

Las setas frescas se pueden sustituir por setas secas. Para rehidratarlas sumérgelas en un tazón con agua templada. Déjalas en remojo unos 20 minutos y exprímelas para eliminar el líquido. El agua de remojo se debe reutilizar pues es deliciosa y nutritiva.

KORMA DE VERDURAS

El korma es un curry de sabor suave originario de la India que suele prepararse con leche de coco. Es un plato cargado de alimentos anticáncer.

Ingredientes

- 40 g de anacardos
- 3 dientes de ajo
- 1 trozo de jengibre de 5 cm
- 1 cebolla
- 2 cucharadas de AOVE
- 1 cucharadita de comino molido
- 1 cucharada de cilantro o perejil fresco
- ½ cucharadita de cúrcuma
- 1 cucharadita de sal de algas o verduras
- 100 ml de leche vegetal
- 200 ml de agua
- 2 cucharadas de salsa de tomate
- Pimienta de cayena (opcional)
- 1 pizca de pimienta negra molida
- 2 hojas de laurel
- 4 clavos
- Un trozo de canela en rama de 5 cm
- Unas gotas de zumo de limón
- 1 kg de verduras de temporada (champiñones, coliflor, zanahoria, col, calabaza, calabacín, etc.)

Preparación

1. Pica los anacardos con un robot o mortero. Reserva.

2. Trocea el ajo, el jengibre y la cebolla muy finos. Reserva.

3. En una olla calienta el aceite de oliva y cocina todos los ingredientes que previamente has troceado durante 5 min, removiendo con frecuencia y a fuego lento.

4. Añade el comino, el cilantro, la cúrcuma, la pimienta, la cayena y la sal. Cocina 5 min más a fuego lento.

5. Añade la leche, el agua, y el tomate a la olla y mezcla bien. Cocina 10 min a fuego lento removiendo de vez en cuando.

6. Mientras se cocina la salsa en una sartén calienta el clavo, la canela y el laurel. Cuando comiencen a desprender aroma añádelo a la salsa y sigue cocinando.

7. Pasados 10 min retira el laurel y con ayuda de una batidora tritura la salsa hasta que quede de una consistencia fina.

8. Añade las verduras que hayas elegido troceadas y cocínalas en la salsa unos 15 min. Sirve decorando con un poco de perejil y rocía con unas gotas de zumo de limón.

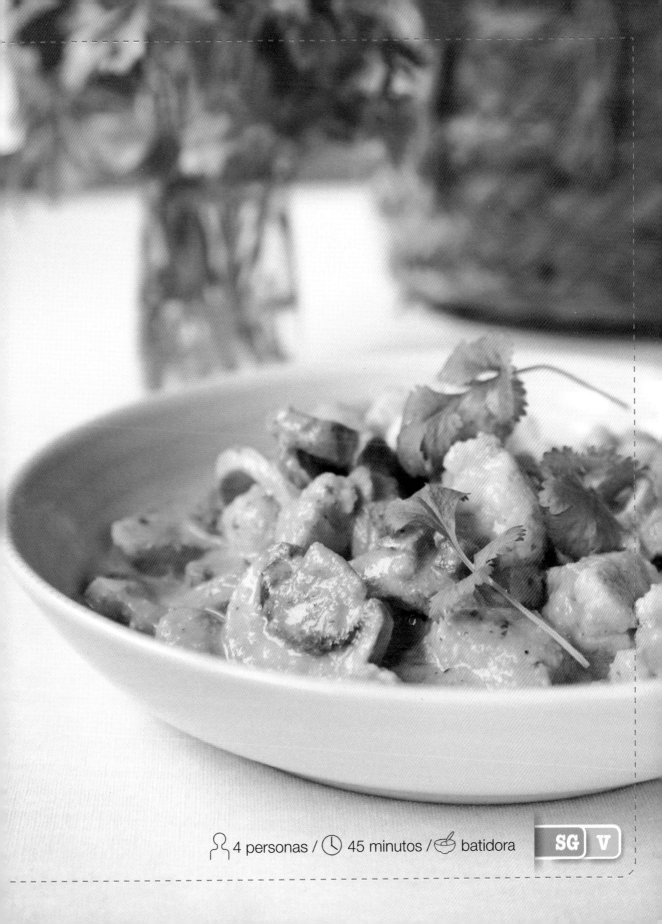

4 personas / 45 minutos / batidora   SG V

MORCILLA VEGANA

Esta receta es similar en sabor a la morcilla tradicional elaborada a base de sangre de cerdo, pero mucho, mucho más saludable.

 2 personas / 🕐 1 hora

Ingredientes

- 2 berenjenas
- 1 cebolla morada
- 2 cucharadas de AOVE
- 1 cucharada de orégano
- 30 g de piñones
- 1 pizca de sal
- ½ cucharadita de cúrcuma
- 1 pizca de pimienta negra

Preparación

1. Parte las berenjenas longitudinalmente y rocíalas con sal para que suden y pierdan el amargor. Déjalas reposar 20 min y después lávalas con agua fría para eliminar los restos de sal.

2. Pela las berenjenas y trocéalas en cuadraditos. Reserva.

3. Pica la cebolla finita.

4. En una sartén calienta el aceite y cocina la cebolla, la berenjena y el resto de ingredientes durante ½ h a fuego lento, removiendo de vez en cuando.

5. Mezcla bien y sirve.

SG V

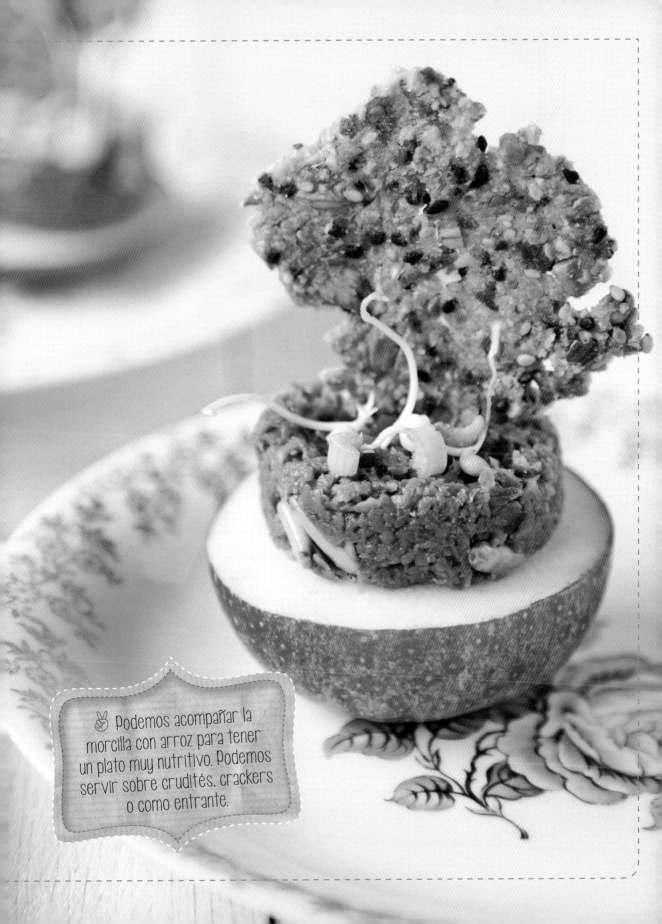

Podemos acompañar la morcilla con arroz para tener un plato muy nutritivo. Podemos servir sobre crudités, crackers o como entrante.

VERDURAS AL ESTILO MALAYO

Ingredientes

Aliño malayo

- 2 dientes de ajo
- 1 cebolla
- Unas hojas de cilantro o en su defecto perejil
- 1 trozo de jengibre de 5 cm
- 1 trozo de apio
- 1 cucharada de semillas de sésamo
- 2 cucharadas de AOVE
- ¼ de cucharadita de comino molido
- ¼ de cucharadita de cúrcuma
- ¼ de cucharadita de anís estrellado
- ¼ de cucharadita de canela molida
- 1 pizca de pimienta negra molida
- 4 cucharadas de salsa de soja sin trigo
- 1 cucharada de sirope de agave
- 4 cucharadas de agua

Verduras

- 1 puerro cortado en aros
- 1 coliflor pequeña troceada
- 1 trozo grande de romanescu

Arroz

- 1 diente de ajo
- 3 cucharadas de AOVE
- 1 litro de agua filtrada
- 300 g de arroz integral

Preparación

1. Trocea el puerro, la coliflor y el romanescu. Reserva en un bol.

2. Aplasta los ajos. Pica finita la cebolla, el apio, el jengibre y el cilantro. En una sartén calienta el aceite y cocina 5 min a fuego lento.

3. Añade las especies. Calienta unos minutos a fuego bajo y añade la soja, el agua y el agave. Remueve y cocina 2 min a fuego medio. Vierte el aliño sobre las verduras troceadas y deja marinar mínimo ½ h.

Arroz

1. Mientras se maceran las verduras prepara el arroz. En una olla pon el agua, el aceite y el ajo y lleva a ebullición. Añade el arroz y cocina según instrucciones del fabricante (una ½ h). Escurre y reserva.

Verduras

1. Cocina las verduras maceradas junto al aliño en una sartén durante unos 10 min a fuego lento.

2. Sirve las verduras y acompaña con el arroz.

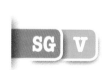

 4 personas

 45 minutos

 batidora

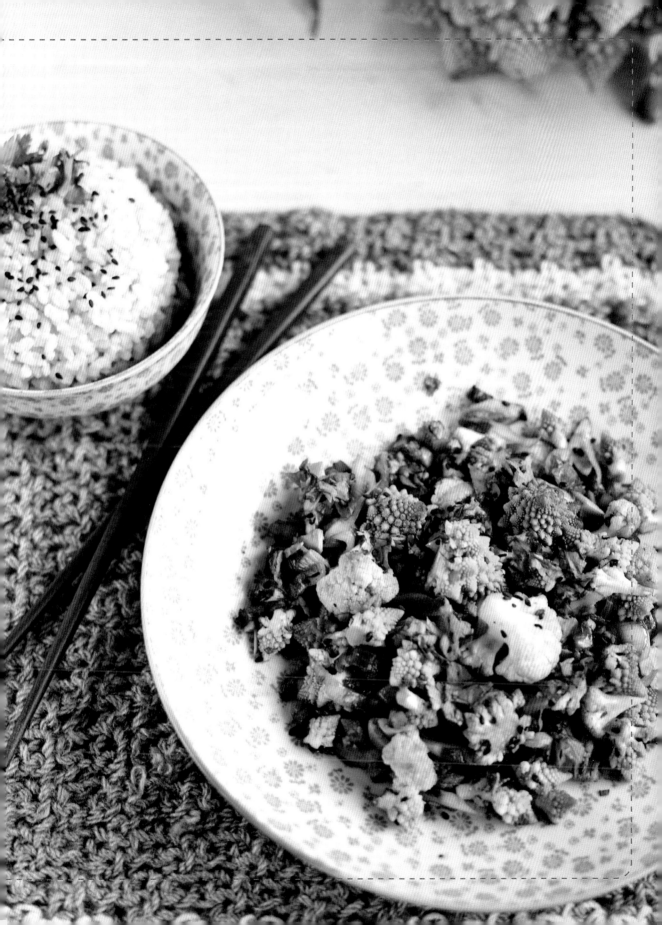

TIMBAL DE VERDURAS

Las verduras al vapor son muy digestivas y conservan la mayor parte de los nutrientes. Acostúmbrate a cocinar al vapor.

 4 personas / 20 minutos / batidora

Ingredientes

- 2 berenjenas
- 5 setas shiitake
- 100 g de coliflor
- 1 calabacín
- 1 pimiento rojo
- 1 cucharadita de cúrcuma
- 1 pizca de pimienta negra
- 1 cucharadita de comino molido
- 1 cucharada de AOVE
- Una cucharada de semillas de lino

Preparación

1. Cocina al vapor todas las verduras. Empieza cortando las berenjenas por la mitad en sentido longitudinal, el calabacín por la mitad sin pelar y el pimiento rojo también por la mitad. El tiempo de cocción al vapor es aproximado, varía en función del tamaño de las verduras. Si las cocinas durante 15 min quedarán al dente.

2. Retira la piel a las berenjenas y tritúralas con ayuda de una batidora o robot de cocina junto a la coliflor, las setas, la cúrcuma, el comino, la pimienta negra y el aceite de oliva. Tritura hasta obtener la consistencia de un paté. Reserva.

3. Corta el calabacín en rodajas y el pimiento en cuadrados del tamaño de las rodajas del calabacín.

4. Monta el timbal colocando una capa de rodajas de calabacín, a continuación el paté de verduras, después el pimiento rojo y por último de nuevo el calabacín. Con esta cantidad puedes montar 4 timbales individuales.

5. Añade unas semillas de lino en la superficie y decora con germinados. Acompaña con unas hojas de lechuga.

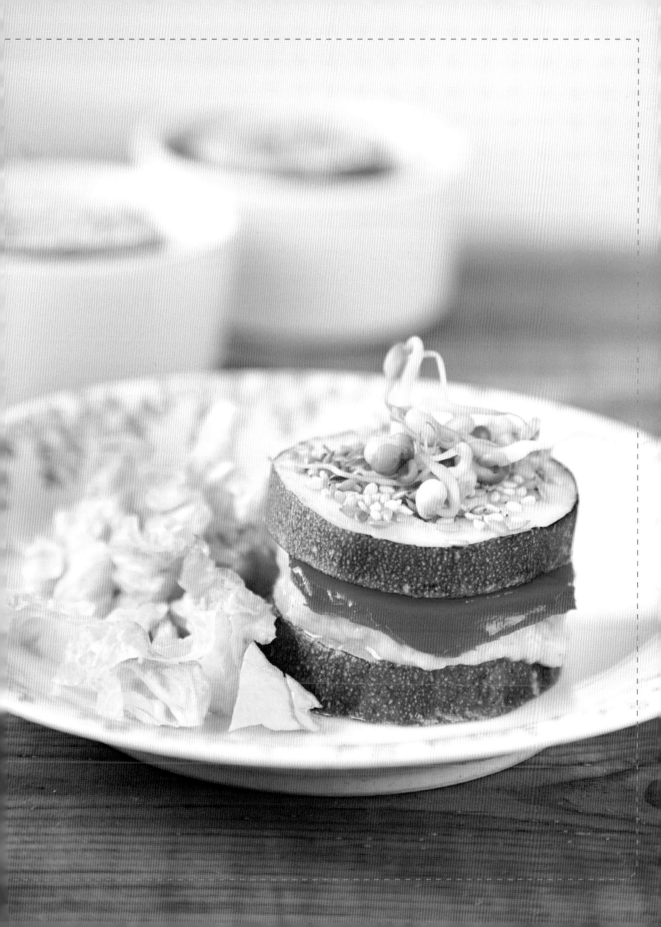

VERDURAS AL VAPOR
CON SALSA AGRIDULCE

 4 personas /  50 minutos / vaporera

Ingredientes

- 250 g de mezcla de arroces (integral, rojo y negro)
- 800 ml de agua filtrada
- 2 zanahorias cortadas en tiras
- 1 pimiento rojo pequeño
- ½ calabacín cortados en tiras
- 250 g de setas o champiñones
- 1 cebolla morada
- Unos arbolitos de brócoli

Para la salsa agridulce

- 1 trozo de jengibre fresco (5 cm)
- ¼ de pimiento rojo
- 2 cucharadas de vinagre de manzana
- 3 cucharadas de sirope de agave o miel
- 2 cucharadas de semillas de lino
- 3 cucharadas de salsa de soja
- El zumo de 1 limón
- 1 pellizco de pimienta negra
- 1 cucharadita de cúrcuma o 1 trozo de cúrcuma fresca (5 cm)
- 75 ml del caldo de cocción
- 200 g de piña fresca troceada

Preparación

1. Trocea las verduras y disponlas en el interior de una vaporera.

2. Cuece el arroz en una olla según las indicaciones del fabricante, unos 35 min aproximadamente. En los últimos 15 min coloca la vaporera sobre la olla y cocina las verduras. Reserva el caldo de cocción.

3. Mientras el arroz se cuece preparara la salsa. Trocea el jengibre y la cúrcuma. Pica el pimiento rojo fino.

4. En el vaso de la batidora añade el pimiento, el vinagre, el sirope de agave, 75 ml del líquido de la cocción y bate.

5. Agrega la salsa de soja, el zumo de limón, la pimienta, la piña, la cúrcuma, el lino y bate. Ya está lista la salsa.

6. Emplata el arroz con un cuenco, para ello coloca el arroz en el bol y aplástalo bien para que no se desmorone al desmoldar. Dale la vuelta al cuenco y coloca el arroz en el centro del plato. Coloca las verduras preparadas al vapor alrededor y sirve con la salsa.

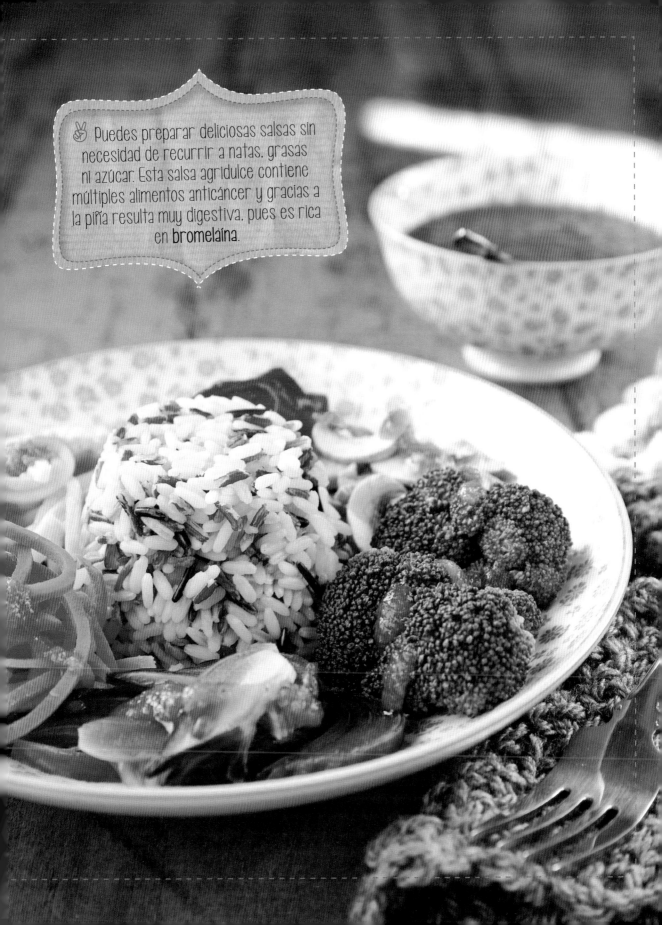

Puedes preparar deliciosas salsas sin necesidad de recurrir a natas, grasas ni azúcar. Esta salsa agridulce contiene múltiples alimentos anticáncer y gracias a la piña resulta muy digestiva, pues es rica en **bromelaína**.

VERDURAS TIKKA MASALA

Este es un curry muy suave, sencillo de preparar y lleno de sabor e ingredientes anticáncer.

 2 personas / 50 minutos / batidora

Ingredientes

Verduras

- 1 kg de verduras al gusto: brócoli, coliflor, zanahorias, guisantes, col lombarda, calabaza, espinacas, acelgas, calabacín

Para la salsa tikka masala

- 1 cucharada de semillas de cilantro
- 1 cucharada de comino en grano
- 1 chile (opcional)
- 1 ramita de cilantro o perejil fresco
- 1 cucharada de cúrcuma
- Una pizca de pimienta negra
- 2 dientes de ajo
- 1 cebolla
- 1 trozo de jengibre de 5 cm
- 2 cucharadas de AOVE
- ½ vaso de agua
- ½ vaso de zumo de limón
- Sal marina sin refinar
- 2 tomates maduros triturados

Preparación

1. Prepara en primer lugar la salsa donde se van a cocinar las verduras. Para empezar calienta en una sartén las semillas de cilantro, el comino y el chile durante unos 2 min sin aceite para que suelten su aroma.

2. Maja las especias con un mortero o robot de cocina. Reserva.

3. En el mortero maja el ajo, el cilantro fresco y el jengibre junto al aceite de oliva, o bien tritura todos los ingredientes en el robot de cocina.

4. Ahora añade todos los ingredientes de la salsa en una olla y cocina durante ½ h a fuego lento.

5. Lava y trocea las verduras. Una vez cocinada la salsa coloca las verduras en la olla y cocínalas con la salsa 15 min a fuego lento.

6. Sirve decorando con perejil. Si lo acompañas con arroz integral, quinoa, lentejas, garbanzos, cebada o trigo sarraceno ya tienes un plato muy completo y nutritivo.

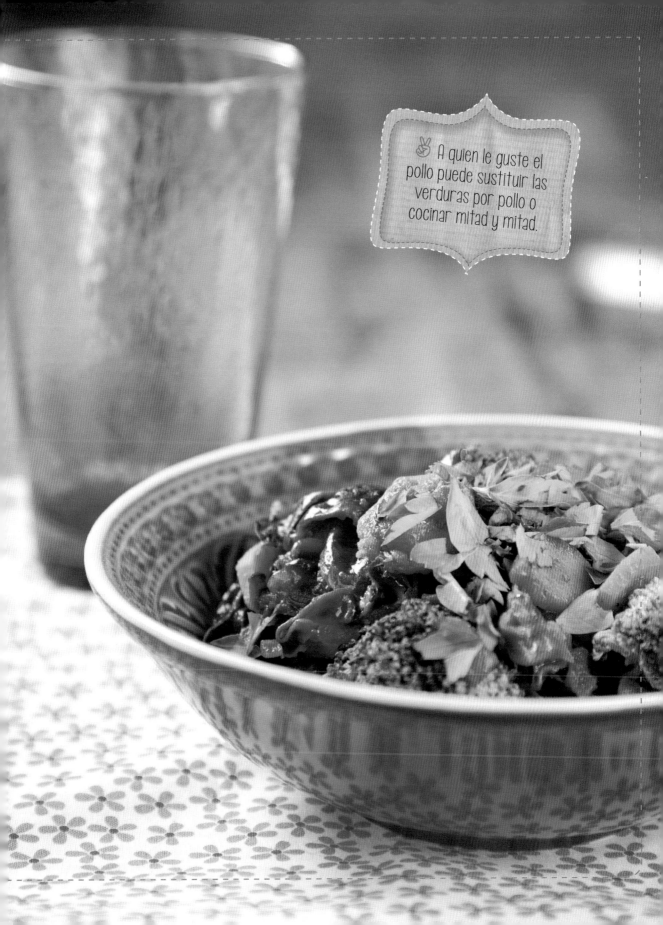

A quien le guste el pollo puede sustituir las verduras por pollo o cocinar mitad y mitad.

ARROCES

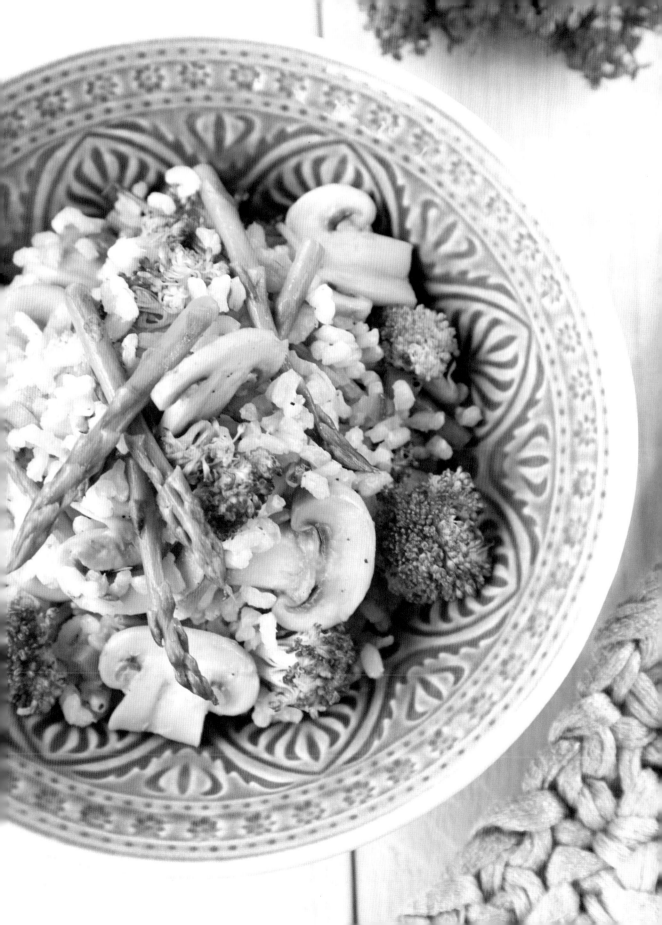

ARROZ INTEGRAL
CON ALGAS, SETAS Y BRÓCOLI

En la alimentación anticáncer es muy importante la sinergia de los alimentos. Un cóctel frente al cáncer estaría compuesto por **betaglucanos** (algas y setas) + **resveratrol** (vino tinto) + **vitamina C** (brócoli y algas). Esta receta es especialmente útil para la prevención del cáncer de mama y próstata.

Ingredientes

- 200 g de arroz integral
- 1 cebolla
- 1 diente de ajo
- 2 tomates triturados
- Alga espagueti de mar (hidratada en agua 10 min)
- Setas al gusto
- 2 arbolitos de brócoli
- 1 litro de caldo de verduras (puerro, cebolla, ajo, alga kombu, apio e hinojo)
- 1 chorrito de vino tinto
- 2 cucharadas de AOVE
- ½ cucharadita de cúrcuma
- Una pizca de pimienta negra
- 1 cucharadita de miso

Preparación

1. Trocea las verduras del caldo en pedazos muy pequeños. Lleva a ebullición 1 litro de agua y añade las verduras. Cocina a fuego lento durante 1½ h. Cuela y reserva el caldo.

2. Añade el caldo en una olla y cocina el arroz a fuego medio unos 35 min (según el fabricante el tiempo puede variar). Durante la cocción ve comprobando si necesita más agua. Aparta 2 cucharadas del caldo de cocción, cuela y reserva.

3. Calienta el aceite en una sartén y cocina brevemente la cúrcuma y la pimienta. Mezcla bien.

4. Añade a la sartén la cebolla y el ajo troceados y saltea. Añade el tomate triturado, el vino y cocina 10 min a fuego lento.

5. Añade las setas, las algas y cocina unos 5 min. Añade el brócoli y cocina 2 min más. Retira del fuego.

6. Disuelve bien el miso en el caldo de cocción reservado y añádelo a las verduras, mezcla bien.

7. Mezcla el arroz con las verduras. Deja reposar y sirve.

SG V

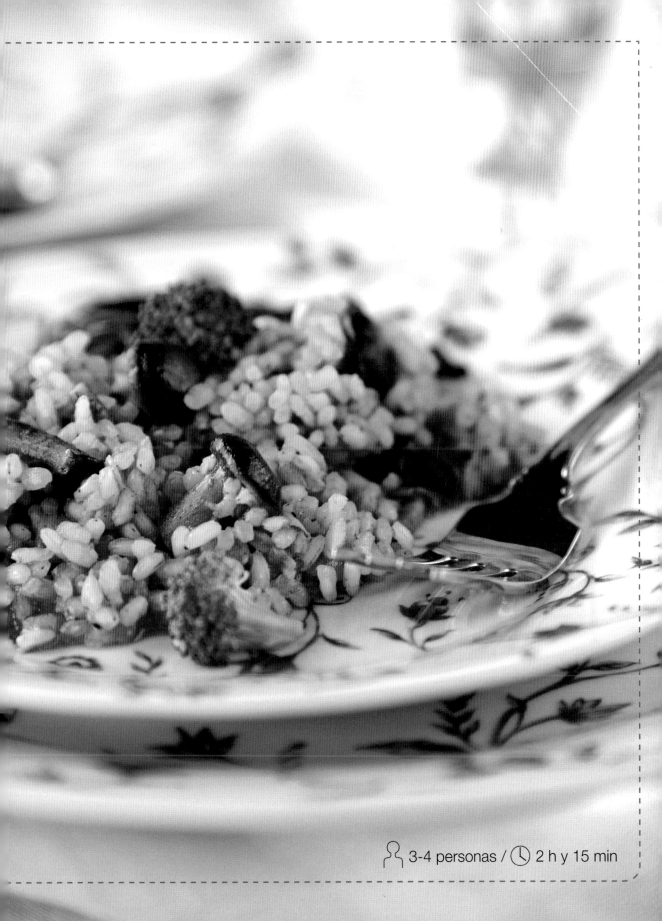

3-4 personas / 2 h y 15 min

ARROZ BIRYANI

El *biryani* es un plato de arroz procedente de la cocina india y elaborado con una mezcla de especias, así como arroz basmati y vegetales (o carne). Estas especias además de darle sabor al plato le confieren un gran potencial anticáncer.

Ingredientes

- 300 g de mezcla de arroces: basmati integral, salvaje y rojo (remojado 2 h)
- 5 dientes de ajo
- 1 trozo de jengibre (5 cm)
- 2 cucharadas de AOVE
- 2 hojas de laurel
- Las semillas de 3 vainas de cardamomo
- ½ cucharadita de comino molido
- Unas ramitas de cilantro o perejil
- 1 cucharadita de cúrcuma
- 1 cucharadita de curry
- 1 pizca de pimienta negra
- 4 clavos
- ½ cucharadita de canela
- 1 cebolla roja
- 2 zanahorias
- 5 ramilletes de brócoli
- 3 ramilletes de coliflor
- 600 ml de agua caliente
- 1 cucharadita de sal de algas

Preparación

1. Pon agua a hervir y añade la mezcla de arroces y la sal. Cocina según indicaciones del fabricante (unos 35 min). Cuela y reserva.

2. Aplasta y pica muy fino el ajo. El jengibre córtalo en láminas de 2 mm y después trocéalo. Trocea la cebolla, la zanahoria, la coliflor y el brócoli. Reserva.

3. En una olla pon a calentar aceite y añade las semillas de cardamomo, el comino, el laurel y los clavos. Remueve.

4. Añade la cebolla y cocina hasta que esté pocha, aproximadamente unos 5 min. Luego añade el ajo y el jengibre, la canela, el cilantro, la cúrcuma, el curry y la pimienta y cocina unos minutos removiendo.

5. Añade las zanahorias, la coliflor y el brócoli y rehoga 5 min a fuego medio. Las verduras quedarán al dente. Retira los clavos y las hojas de laurel.

6. Mezcla el arroz reservado con las verduras y las especias.

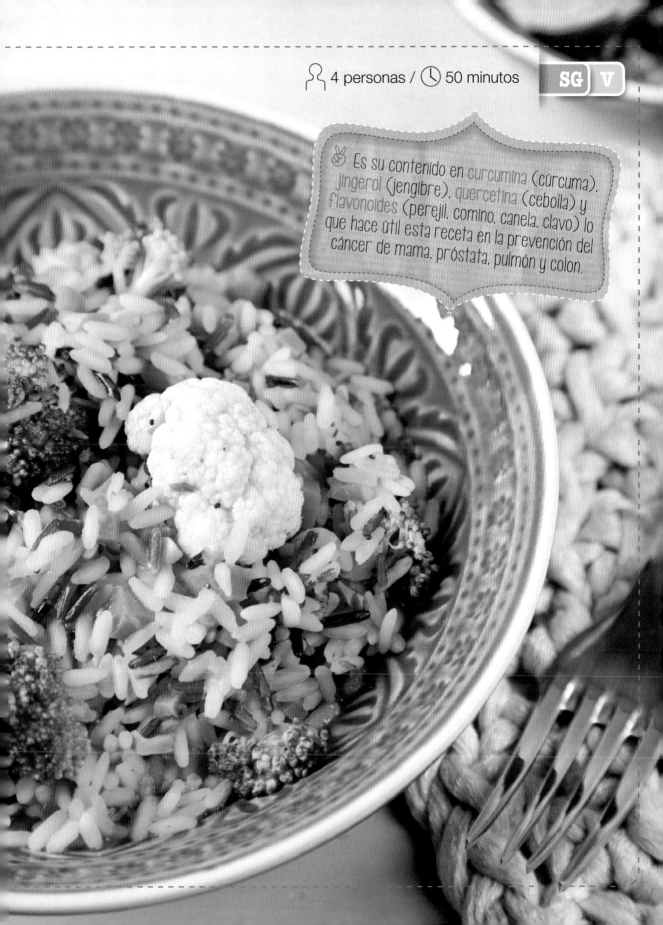

4 personas / 50 minutos

SG | V

✌ Es su contenido en curcumina (cúrcuma), jingerol (jengibre), quercetina (cebolla) y flavonoides (perejil, comino, canela, clavo) lo que hace útil esta receta en la prevención del cáncer de mama, próstata, pulmón y colon.

ARROZ CON CRUCÍFERAS
Y CURRY

Es recomendable el consumo de crucíferas, como la coliflor, tres veces a la semana, para prevenir los cánceres hormonodependientes, como el de mama. Este plato, por su alto contenido en **glucosinolatos** (coliflor y brócoli), es útil para prevenir el cáncer de colon, mama, próstata y ovario.

 2-3 personas / 40 minutos

Ingredientes

- 200 g de arroz integral (remojado 2 h)
- ½ coliflor pequeña
- Unos arbolitos de brócoli
- 1 cebolleta pequeña
- 1 diente de ajo
- 2 cucharadas de AOVE
- ½ cucharada de curry
- Perejil para decorar
- Sal marina sin refinar
- Agua

Preparación

1. Pon a hervir agua con sal en una cacerola y cuece en ella el arroz hasta que veas que está a tu gusto. No debe quedar muy cocido. Cuela y reserva.

2. Separa la coliflor y el brócoli en ramilletes y lávalos bajo el grifo de agua fría. No los pongas en remojo

3. Pon agua a hervir en una olla y cuando esté bullendo añade la coliflor y el brócoli y escáldalos 4 min. Retíralos, escúrrelos bajo el grifo de agua fría y reserva. Guarda un poco del agua de cocción.

4. En una cacerola pon a calentar el aceite y saltea la cebolla y el ajo picaditos a fuego lento, hasta que se ablanden.

5. Disuelve el curry en el caldo de la coliflor reservado e incorpóralo a la cacerola. Incorpora el arroz, la coliflor y el brócoli reservados. Mueve bien y cocina a fuego lento unos minutos para que tome el sabor.

6. Emplata decorando con un poco de perejil, esto le aportará fitoquímicos extra y un toque de color.

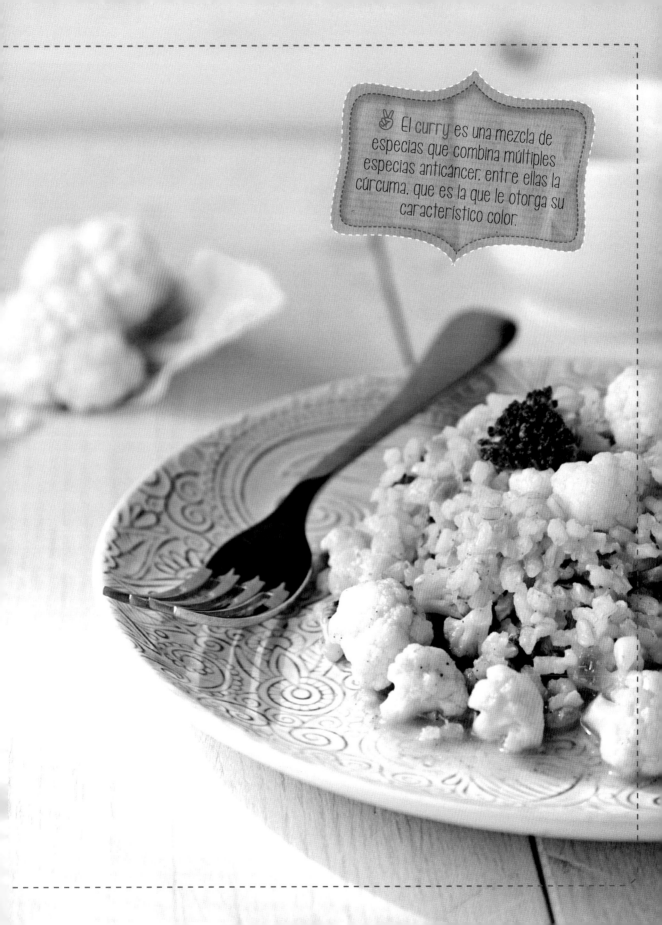

El curry es una mezcla de especias que combina múltiples especias anticáncer, entre ellas la cúrcuma, que es la que le otorga su característico color.

ARROZ CON ESPÁRRAGOS
Y CHAMPIÑONES

El espárrago ya se consumía en Grecia y Roma por su efecto medicinal. Es rico en antioxidantes y fitoquímicos como **glutatión**, **flavonoides**, **saponinas** y **folatos**. El **glutatión** actúa frente al cáncer como preventivo, como erradicador de células cancerígenas y como potenciador del tratamiento convencional de quimio y radio.

Ingredientes

- 350 g de arroz integral (remojado 2 h)
- 800 g de caldo de verduras casero o agua
- 1 hoja de laurel
- 1 diente de ajo
- 1 cebolla
- 2 cucharadas de AOVE
- 1 manojo de espárragos
- 150 g de champiñones laminados
- 1 zanahoria
- 3 arbolitos de brócoli
- 50 ml de caldo de cocción
- 1 cucharada de salsa de soja
- ½ cucharada de cúrcuma
- 1 pizca de pimienta negra

Preparación

1. En una olla calienta el caldo o el agua y llévalo a ebullición. Añade el arroz y cocina una ½ h (según instrucciones del fabricante). Cuela y reserva. Guarda unas cucharadas del caldo de cocción.

2. Calienta el aceite de oliva en una olla y añade la cúrcuma, la pimienta, el ajo y la cebolla troceados y la hoja de laurel. Cocina brevemente para ablandar las verduras.

3. Añade el caldo reservado y calienta durante 2 min.

4. Añade la zanahoria troceada, los champiñones laminados y los espárragos troceados, salvo las puntas, y cocina 10 min a fuego lento. En los últimos 5 min añade el brócoli, las puntas de los espárragos y una cucharada de salsa de soja.

5. Mezcla el arroz reservado junto al resto de verduras y cocina unos minutos a fuego lento para que se mezclen los sabores.

204

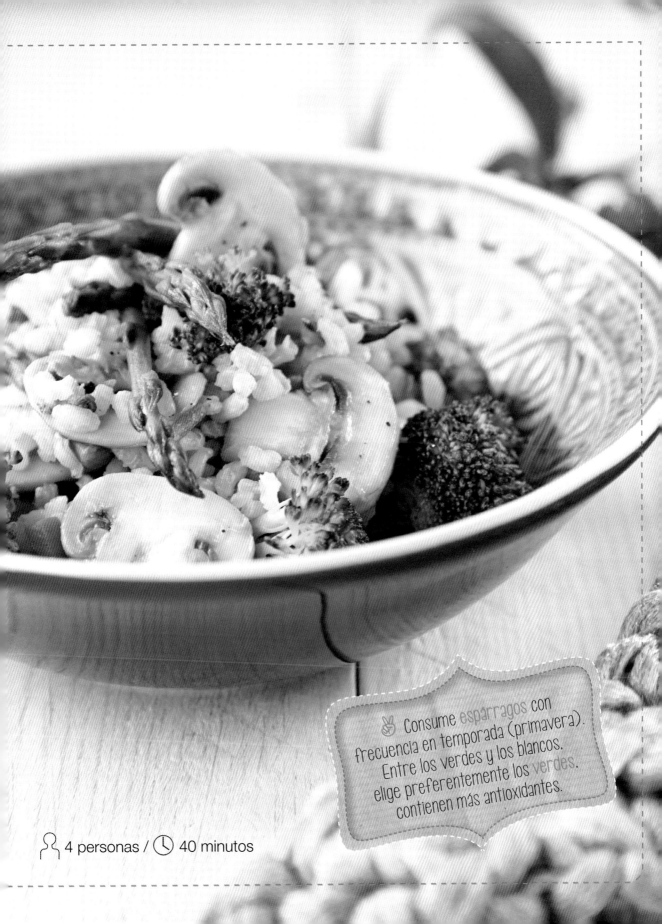

✌ Consume espárragos con frecuencia en temporada (primavera). Entre los verdes y los blancos, elige preferentemente los verdes, contienen más antioxidantes.

👥 4 personas / 🕐 40 minutos

ARROZ AL ESTILO ASIÁTICO

Este plato combina arroz con legumbres, para obtener proteínas de alta calidad. Esta receta es rica en **curcumina** (cúrcuma), **betaglucanos** (setas), **jingerol** (jengibre), **ácido oleico** (aceite de oliva), **quercetina** (cebolla), **alicina** (cebolla y ajo), **apigenina** (apio), **carotenos** (zanahoria), **fibra**, **saponinas** y **lignanos** (judía mungo y arroz), por lo que puede ser útil en la prevención del cáncer de mama, ovario, endometrio, próstata, pácreas, colon y estómago.

Ingredientes

- 250 g de arroz integral
- 800 ml de agua

Para preparar al vapor
- ½ pimiento verde cortado en juliana
- ½ pimiento rojo cortado en juliana
- 100 g de champiñones laminados
- 50 g de setas al gusto
- 50 g de zanahoria cortada en juliana

Para la salsa
- 1 diente de ajo
- 5 g de jengibre rallado
- 1 ramita de apio troceado
- 3 cucharadas de AOVE
- 1 cebolla pequeña cortada en juliana
- 100 g de brotes de judía mungo
- 75 ml de salsa de soja tamari
- ½ cucharadita de cúrcuma
- 1 pellizco de pimienta negra.

Preparación

1. Cocina el arroz en agua hirviendo a fuego lento durante 30-35 min o según instrucciones del fabricante. Cuela y reserva.

2. En la vaporera coloca las verduras y encájala sobre la olla durante los últimos 8 min de cocción del arroz.

3. En una sartén calienta el aceite y agrega el ajo, el jengibre, el apio y la cebolla y sofríe unos minutos a fuego lento. Después añade la salsa de soja, la cúrcuma y la pimienta negra y sofríe unos minutos más. Al final añade los brotes y mezcla con la salsa, cocina 1 min removiendo.

4. Mezcla las verduras con la salsa y sirve en un plato.

5. El arroz añádelo en un cuenco a modo de molde, presiona bien y vuelca sobre el plato de verduras con cuidado para mantener la forma.

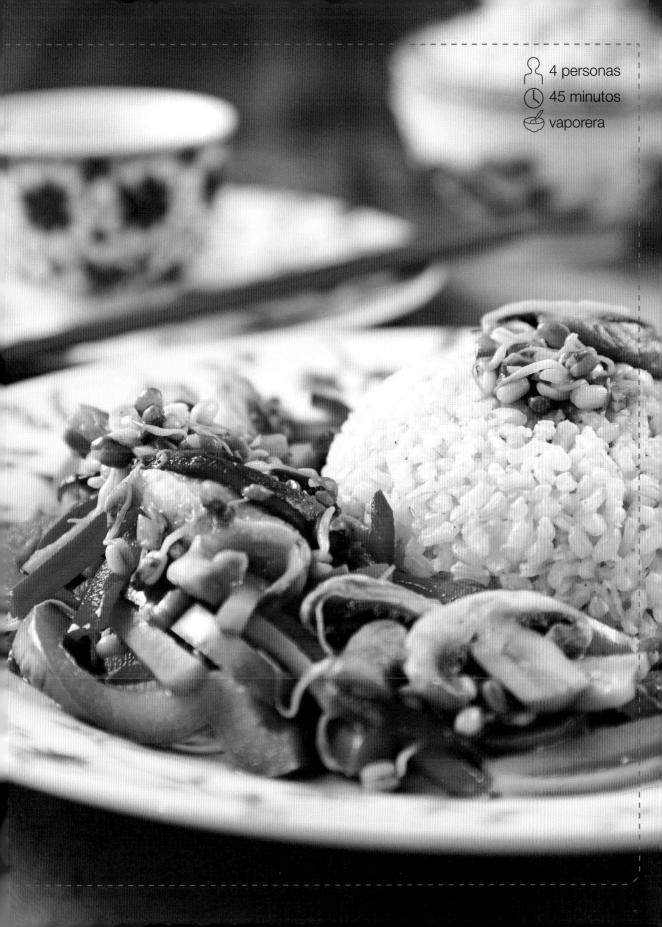

4 personas

45 minutos

vaporera

ARROZ INTEGRAL
CON SHIITAKE

Esta receta incorpora **betaglucanos**, que son excelentes estimulantes del sistema inmune y un complemento ideal durante la quimioterapia. Los betaglucanos están presentes en las setas y las algas. Prueba a variar el tipo de setas utilizadas en la receta. Puedes añadir maitake, setas de cardo, níscalos, boletus, etc.

4 personas / 40 minutos

Ingredientes

- 400 g de arroz integral (remojado 2 h mín.)
- 1 litro de agua o caldo de verduras casero
- 500 g de setas shiitake
- 1 cebolleta roja
- 2 dientes de ajo
- 4 cucharadas de AOVE
- 5 g de wakame deshidratada (remojada 15 min en agua templada)
- 100 ml de vino tinto

Preparación

1. En una olla cuece el arroz integral junto al agua o el caldo de verduras durante 35 min (según instrucciones del fabricante). Cuela y reserva.

2. Mientras cuece el arroz limpia los restos de tierra de las setas con un paño de algodón y trocéalas. Trocea también el ajo, la cebolleta y el alga wakame hidratada.

3. En una sartén sin teflón calienta el aceite y cocina a fuego lento la cebolleta y los ajos. Cuando se ablanden añade las setas y el alga wakame y cocina 5 min más.

4. Añade el vino y cocina 5 min a fuego medio.

5. Incorpora el arroz reservado, mezcla bien y cocina 2 min a fuego lento.

6. Deja reposar unos minutos y sirve.

SG V

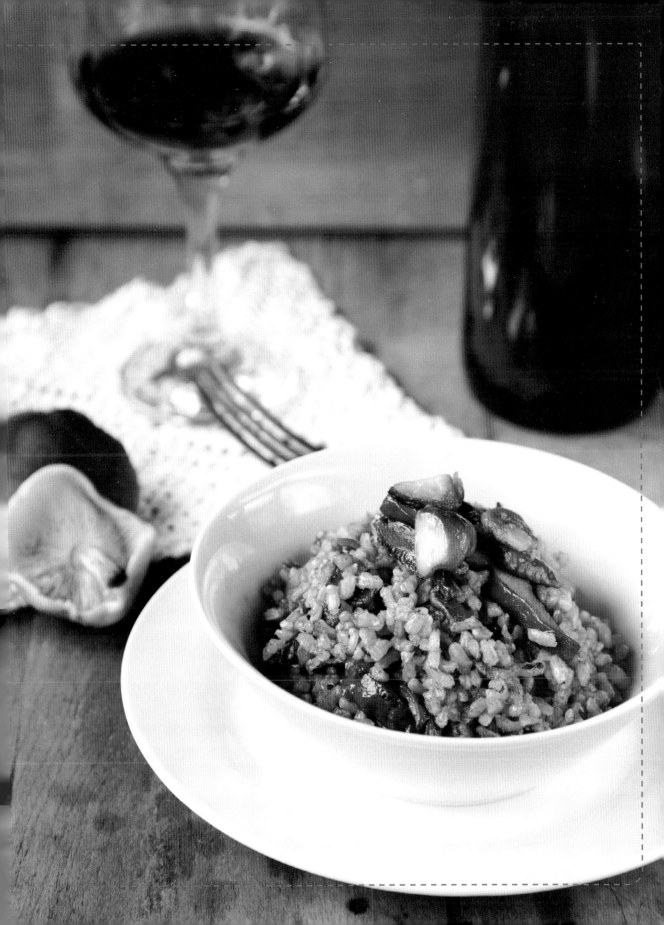

ARROZ NEGRO

CON VERDURAS VINDALOO

Ésta es una receta llena de sabor y de espectacular aroma. Lo que vamos a hacer es macerar verduras en un adobo llamado *vindaloo*, el cual es muy popular en la India, y después las vamos a cocinar con varias especias anticáncer. Esta receta es rica en **carotenos**, **naringina**, **limonoides**, **quercetina** y **fibra**, por lo que puede ser útil para la prevención del cáncer de colon y próstata.

Ingredientes

- Agua
- 250 g de arroz negro
- 1 cucharada de semillas de cilantro
- 4 vainas de cardamomo (usamos las semillas)
- 4 clavos
- 1 rama de canela de 2 cm
- 1 chile (opcional, le da el sabor picante)
- 1 trozo de jengibre de 2 cm
- 4 ajos
- el zumo de 1 limón
- 600 g de verduras a nuestra elección (calabaza, zanahoria y col)
- 200 g de setas
- 1 cebolla
- 2 cucharadas de AOVE
- 1 cucharadita de cúrcuma
- 1 pizca de pimienta negra molida
- 2 tomates maduros (si no es temporada, usa tomate seco)
- 1 cucharadita de sal de algas o verduras

Preparación

1. Machaca las especias con un mortero o picadora. Machaca o tritura el ajo, el chile y el jengibre. Mezcla todos los ingredientes triturados y reserva.

2. Pon a macerar las verduras limpias y troceadas con las especias trituradas y el zumo de limón. Deja macerar durante 3 h.

3. Mientras se maceran las verduras prepara el arroz negro. Lleva a ebullición 800 ml de agua y añade el arroz negro, que cocinaremos durante 45 min. Cuela y reserva.

4. Trocea la cebolla y en una olla sofríela con aceite de oliva. Añade los tomates, la cúrcuma, la pimienta negra y la sal y cocina unos 10 min a fuego lento.

5. Añade las verduras con su marinado y cubre con agua. Cocina 15 min a fuego lento.

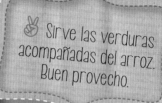

 4 personas / 60 minutos / mortero, olla, sartén ancha   **SG** **V**

PAELLA VEGETARIANA

La paella es un plato típico y originario de Valencia. Vamos a preparar nuestra paella anticáncer con ricas verduras de la huerta.

El secreto de una buena paella está en el caldo. Debemos prepararlo con verduras variadas cortadas en trozos pequeñitos y dejarlo hervir al menos una hora, para que todas las vitaminas y nutrientes pasen al caldo y los aprovechemos después en nuestra paella.

 6 personas / 1 h + 45 min / paellera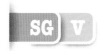

Ingredientes

- Arroz integral redondo (remojado 2 h): ½ vaso por persona. En nuestra receta, 3 vasos.
- 2 vasos de caldo de verduras por persona: 12 vasos
- AOVE
- 5 dientes de ajo
- 1 cebolla
- 1 pimiento rojo fresco o seco
- 1 pimiento verde
- 2 tomates triturados
- 1 kg de verduras variadas: zanahorias, judías verdes, brócoli, habas, guisantes...
- 250 g de setas
- 1 cucharada de cúrcuma
- 2 hebras de azafrán
- Pimienta negra molida
- Sal no refinada

Preparación

1. Prepara el caldo de verduras. Resérvalo caliente.

2. En un cuenco disuelve las hebras de azafrán en un poco de agua caliente y reserva.

3. Pica la cebolla, el ajo, el pimiento rojo y el verde. Pocha en una paellera o sartén ancha con aceite de oliva hasta que se ablanden.

4. Añade el resto de verduras (salvo el brócoli) y las setas. Deja cocinar unos minutos a fuego medio hasta que se ablanden.

5. Añade el arroz y sofríelo un poco junto al resto de verduras. Añade el tomate y mezcla bien, moviendo el arroz desde el fondo con una cuchara de madera.

6. Vierte el caldo con el azafrán, la cúrcuma y la pimienta. Deja cocer a fuego lento hasta que el arroz esté en su punto (una ½ h). Si se queda sin líquido, ve añadiendo agua. Añade el brócoli durante los últimos 5 min.

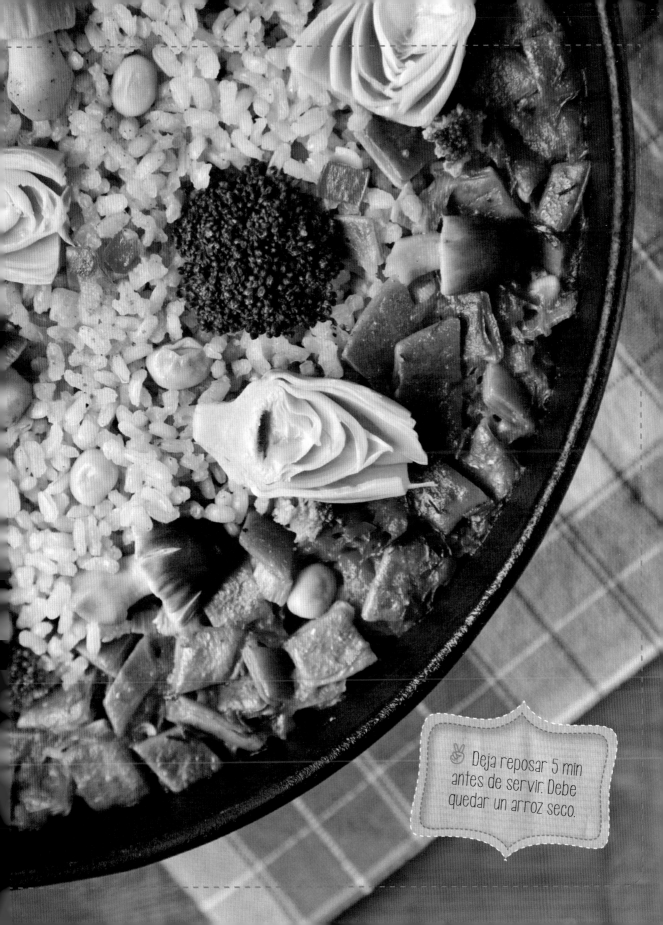

Deja reposar 5 min antes de servir. Debe quedar un arroz seco.

CEREALES Y PSEUDOCEREALES

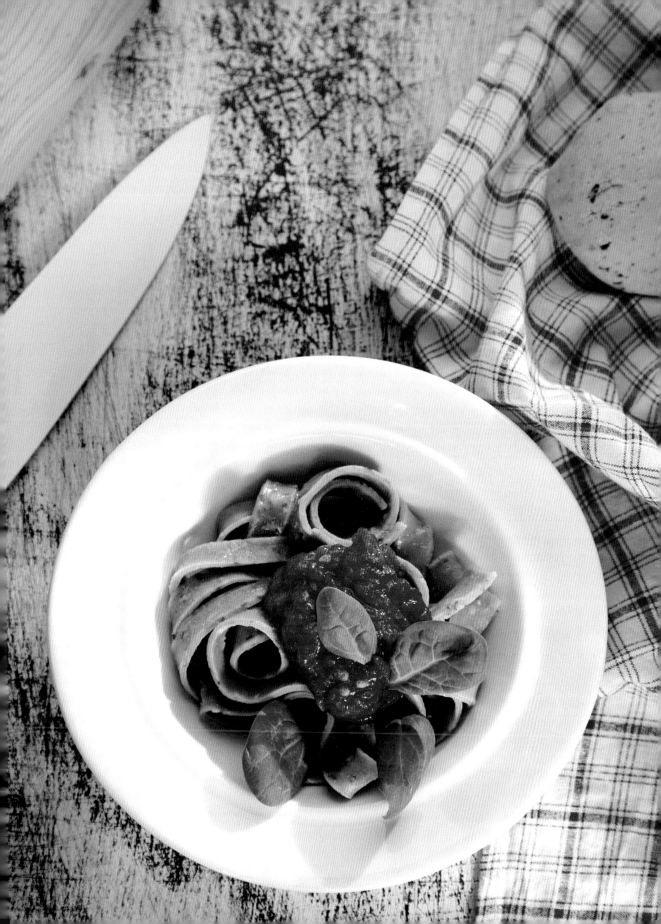

CUSCÚS CON VERDURAS

El cuscús o *cous cous* es un plato típico del norte de África preparado con sémola de trigo o cebada que se suele acompañar de verduras y carne de cordero. Nosotros vamos a prescindir de la carne. El cuscús se prepara tradicionalmente al vapor en una cuscusera. Si no dispones, usa una vaporera.

Ingredientes

- 400 g de cuscús de cebada
- 150 g de garbanzos (remojados 12 h)
- Agua
- 5 g de alga kombu
- 100 g de calabaza en cuadraditos
- ½ calabacín en cuadraditos
- 50 g de guisantes frescos
  o congelados
- 1 zanahoria en juliana
- 2 tomates en dados
- 1 cebolla troceada
- 50 g de setas shiitake en juliana
- 50 g de champiñones en juliana
- 1 pimiento rojo en juliana
- ½ cucharada de canela
- ½ cucharada de comino en grano
- ½ cucharada de cúrcuma
- ½ cucharada de perejil
- ½ cucharada de cilantro en grano
- 1 pizca de pimienta molida
- 3 cucharadas de AOVE
- 500 ml de caldo vegetal
  (o agua con una pizca de sal)

Preparación

1. Cuece los garbanzos durante 1½ h junto al alga kombu. Cuela y reserva.

2. En una olla sofríe la cebolla con aceite de oliva hasta que esté pochada. Añade las especias al sofrito y cocina unos 3 min. Prepara el caldo de cocción del cuscús añadiendo a la olla del sofrito ½ litro de caldo vegetal y los tomates.

3. Mientras hierve el agua, dispón las verduras cortadas en juliana en una vaporera. Cuando rompa a hervir, coloca la vaporera sobre la olla y cocina 10 min. Retira las verduras de la vaporera y resérvalas en un cuenco.

4. Coloca un paño sobre la vaporera y extiende el cuscús. Coloca la vaporera sobre la olla aún hirviendo y cocina 10 min. Retira la vaporera. El cuscús habrá formado un bloque. Mueve con un tenedor, rocía con un poco de caldo, remueve y cocina 10 min. Retira el cuscús y mezcla en un bol junto a las verduras reservadas.

5. Rocía el cuenco donde están las verduras y el cuscús con cucharadas del caldo de cocción y deja que el cuscús lo absorba. Mezcla y sirve decorando con perejil.

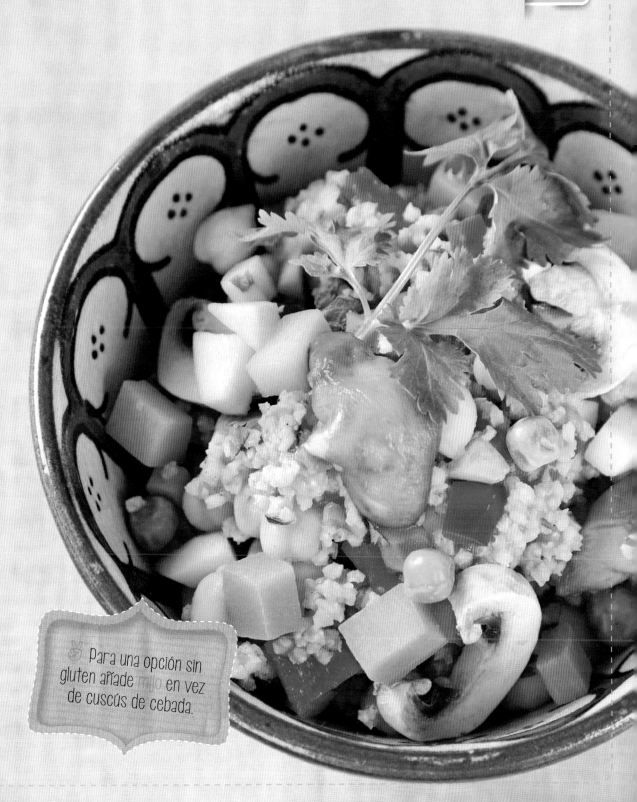

6 personas / 2 horas / vaporera

V

para una opción sin gluten añade mijo en vez de cuscús de cebada.

PASTA VERDE ANTICÁNCER

Usaremos harina de trigo sarraceno para que sea una pasta sin gluten, pero en casa puedes usar cualquier harina integral. Lo ideal sería comprar el grano entero y molerlo en casa, para conservar los nutrientes del grano.

Ingredientes

Para la pasta

- 300 g de harina integral de trigo sarraceno
- 20 g de espinacas trituradas
- 100 ml de agua o menos (dependerá de la cantidad que admita la masa)
- 1 cucharada de AOVE
- 1 pizca de sal (opcional)

Para la salsa anticáncer

- 3 cucharadas de AOVE
- 1 cebolla
- 3 ajos
- 1 cucharada de orégano seco
- 800 g de tomate entero pelado y troceado
- 1 pizca de sal
- Pimienta al gusto
- ½ cucharada de cúrcuma

Preparación

1. En una mesa amplia forma un volcán con la harina. Añade sal. Incorpora el agua, el aceite y las espinacas trituradas. Mezcla la masa con un tenedor hasta que sea homogénea y dura. Debes conseguir que al presionarla con un dedo se hunda y suba para recuperar su estado inicial.

2. Espolvorea la masa con un poco de harina, amasa bien y haz 2 bolas de masa, las cuales iremos cortando posteriormente. Déjalas reposar 1 h tapadas con un paño de algodón.

3. Espolvorea la superficie de trabajo y con la ayuda de un rodillo extiende bien la masa. Dale la vuelta y vuelve a estirar. Con ayuda de un cuchillo de punta fina o cortapasta haz tiras de pasta de un grosor homogéneo. En esta ocasión le hemos dado forma de tallarín. Procede del mismo modo con la otra bola de masa.

4. Deja que se sequen completamente los tallarines y después cuécelos en agua hirviendo 7 min. Cuela y reserva.

5. *Para la salsa:* En una sartén sin teflón calienta el aceite y añade la cebolla y el ajo troceados. Cocina 5 min a fuego lento hasta que se ablanden. Agrega el orégano, los tomates troceados, sal, la cúrcuma y la pimienta y cocina ½ h a fuego medio. La salsa está lista, mezclar con la pasta fresca y servir.

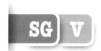

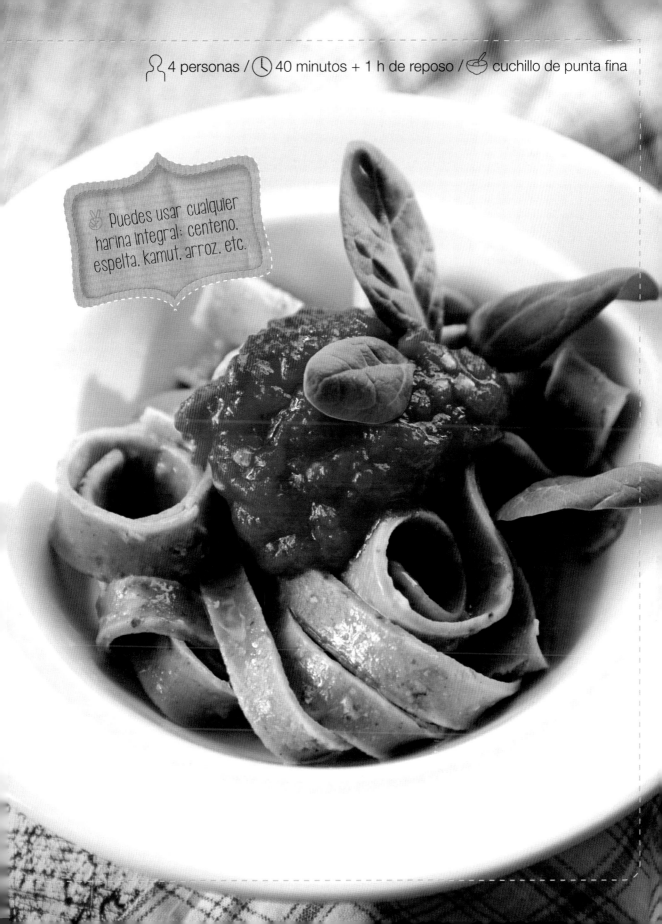

4 personas / 40 minutos + 1 h de reposo / cuchillo de punta fina

Puedes usar cualquier harina integral: centeno, espelta, kamut, arroz, etc.

PIMIENTO RELLENO
DE CEBADA Y VERDURAS

Esta receta es rica en **glucosinolatos**, por lo que es muy útil para prevenir el cáncer de mama y de próstata.

 4 personas / 1 hora 50 min / vaporera

Ingredientes

- 4 pimientos rojos
- ½ brócoli
- ½ coliflor pequeña
- 70 g de almendras crudas
- 2 ajetes o ajos
- 3 cucharadas de tahín
- 2 vasos de cebada (remojada 4 h)
- 6 vasos de agua
- 5 g de alga kombu

Para la salsa

- 3 zanahorias
- 2 dientes de ajo
- ½ cucharadita de cúrcuma
- 1 pizca de pimienta negra
- 1 pizca de comino
- 2 cucharadas de AOVE
- 1 vaso de caldo de verduras o agua

Preparación

1. Pon agua a hervir y cocina la cebada durante 1¼ h junto al alga kombu. Cuela y reserva.

2. Mientras se cocina la cebada prepara al vapor los pimientos cocinándolos unos 20 min, corta el tallo y reserva. Trocea el brócoli y la coliflor. Cocina al vapor 5 min.

3. En una sartén con aceite cocina a fuego lento los ajos hasta que se ablanden. Reserva.

4. En un cuenco mezcla las almendras troceadas, los ajos, el brócoli, la coliflor y la cebada. Diluye el tahín en un poquito de leche vegetal y añade a la mezcla. Remueve bien.

5. Para la salsa, cocina a fuego lento, en una sartén honda o en una olla, el ajo, el comino, la pimienta y la cúrcuma con un poco de aceite. Añade zanahoria troceada y el caldo y cocina 10 min. Tritura todos los ingredientes hasta obtener la textura de salsa. Rellena los pimientos con la cebada y las verduras. Sirve con la salsa.

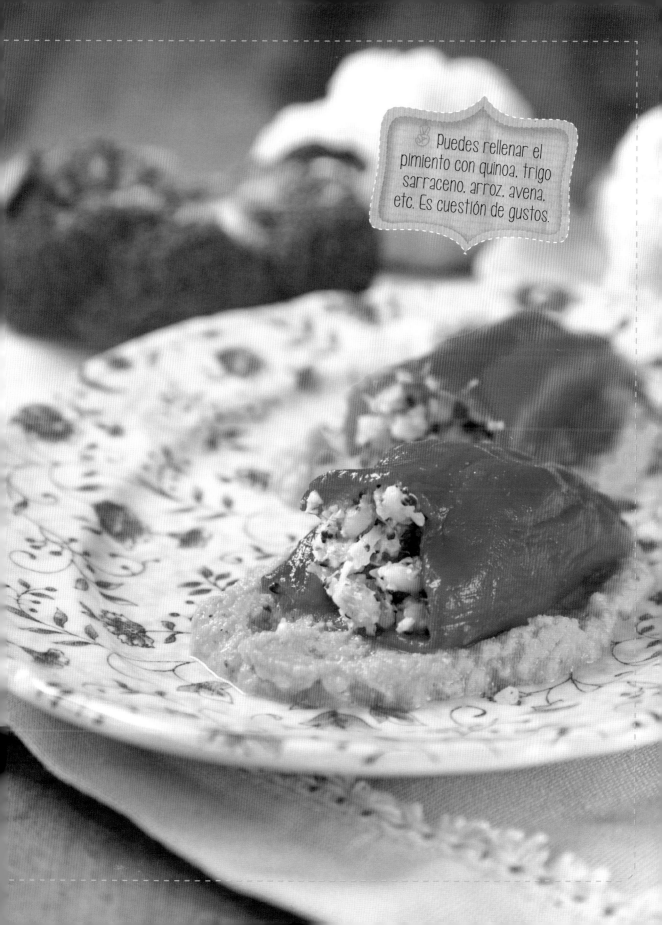

puedes rellenar el pimiento con quinoa, trigo sarraceno, arroz, avena, etc. Es cuestión de gustos.

PISTO CON CEBADA

Este rico plato de verduras anticáncer (**licopeno** del tomate, **monoterpenos** de la berenjena y el calabacín, **quercetina** de la cebolla, **alicina** del ajo y **capsantina** del pimiento) se puede acompañar con legumbres, huevo o cereales para hacerlo más completo y convertirlo en plato único.

 4 personas / 🕐 1 ½ hora

Ingredientes

- 1 berenjena
- 1 calabacín
- 1 cebolla morada
- 1 diente de ajo
- 1 pimiento rojo
- 3 tomates maduros triturados
- 2 cucharadas de AOVE
- 1 cucharadita de sirope de agave
- ½ cucharadita de cúrcuma
- 1 pizca de pimienta negra molida
- 100 g de cebada
- 5 g de alga kombu hidratada y troceada
- Agua

Preparación

1. En una olla sin teflón añade 1 litro de agua, el alga kombu y la cebada. Lleva a ebullición y cuando hierva baja el fuego y cocina a fuego lento durante 1¼ h. Cuela y reserva.

2. Tritura el tomate y reserva.

3. Trocea la berenjena pelada y el calabacín con su piel. Trocea el pimiento rojo, la cebolla y el ajo.

4. Sofríe en aceite de oliva todas las verduras, salvo el tomate, durante 10 min a fuego lento.

5. Añade el tomate, la cúrcuma, la pimienta y el sirope de agave y cocina 20 min a fuego lento. Ya está listo el pisto.

6. Vamos a emplatar con ayuda de un aro. Coloca una capa de pisto y encima una de cebada. Decora con germinados.

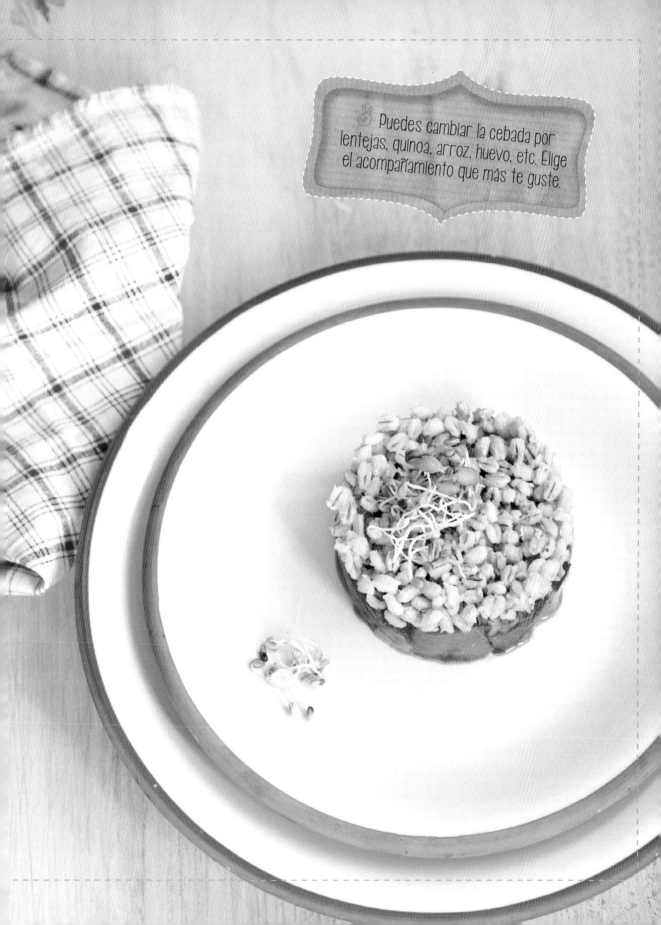

Puedes cambiar la cebada por lentejas, quinoa, arroz, huevo, etc. Elige el acompañamiento que más te guste.

QUINOA
CON VERDURITAS Y ALGAS

La quinoa es fuente de proteínas de alta calidad y tiene una excelente proporción de aminoácidos. Esta receta es rica en **quercetina** (cebolla), **alicina** (ajo y cebolla), **carotenos** (zanahoria), **licopeno** (tomate), **fitoesterelos** (calabacín), **curcumina** (curcumina), **ácido oleico** (AOVE), **fucoxantina** y **fucoidano** (algas), pudiendo ser útil para la prevención de la mayoría de tumores.

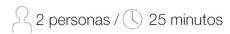 2 personas / 25 minutos

Ingredientes

- 1 medida de quinoa
- 2 medidas de agua
- 1 cebolla
- 1 ajo
- 1 zanahoria
- 1 pimiento rojo
- ½ calabacín
- 1 tomate grande
- ½ cucharadita de cúrcuma
- 1 trozo de jengibre fresco
- 1 pizca de pimienta negra
- 1 cucharada de algas secas variadas (wakame, arame, dulse...) hidratadas 15 min
- 3 cucharadas de AOVE

Preparación

1. Trocea las verduras. Corta el jengibre en aros de 2 mm y trocea. Recuerda aplastar el ajo para aumentar su potencial anticáncer.

2. En una olla añade 2 medidas de agua y lleva a ebullición. Añade la quinoa y las algas y cocina a fuego lento 15 min, hasta que los aros de la quinoa se desprendan. Cuela y reserva.

3. En una sartén de fondo hondo calienta el aceite y añade la cebolla, el jengibre y el ajo troceados. Cocina unos 10 min a fuego lento. Añade el tomate y cocina 5 min más.

5. Añade la cúrcuma y la pimienta y remueve bien para que se mezclen las especias. Cocina unos minutos a fuego lento.

6. Añade el pimiento rojo, el calabacín y la zanahoria. Cocina 5 min más.

7. Mezcla la quinoa, las verduras y las algas. Decora con germinados y listo para servir.

 SG V

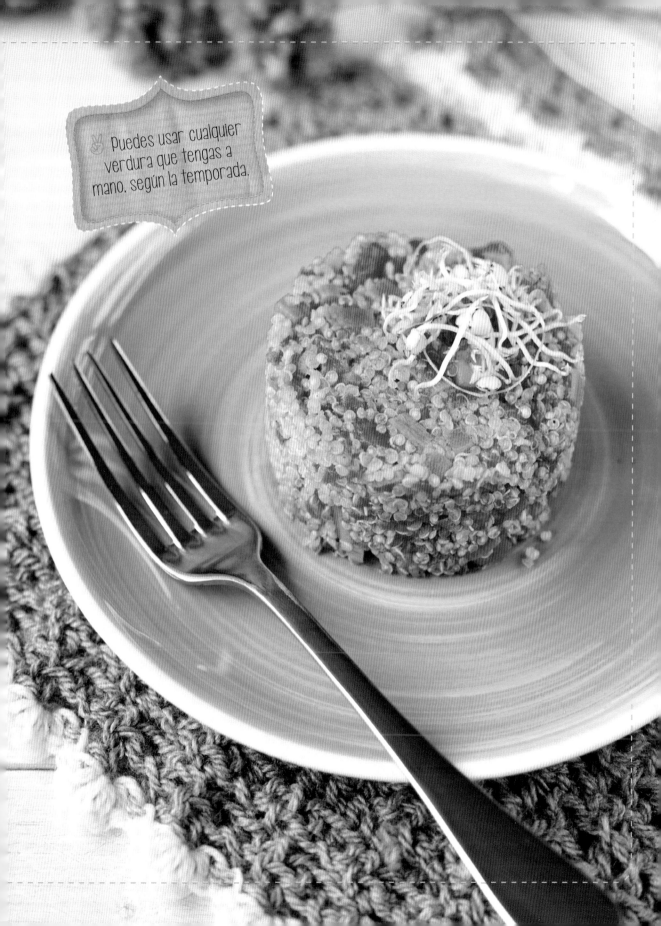

Puedes usar cualquier verdura que tengas a mano, según la temporada.

ROLLITOS DE QUINOA *

Estos rollitos son un entrante ligero e ideal para los días de verano preparado con un súper alimento: la **quinoa**.

Ingredientes
(8 rollitos)

- ½ taza de quinoa
- 1 taza de agua
- 8 obleas de arroz (de hacer rollitos de primavera) u 8 hojas de col
- 2 dientes de ajos
- 1 zanahoria grande
- 1 calabacín
- 100 g de guisantes
- 1 aguacate
- AOVE
- Sal o miso o salsa de soja
- ½ cucharadita de cúrcuma
- 1 pizca de pimienta negra
- 2 cucharadas de agua templada

Preparación

1. Lava la quinoa con agua fría para eliminar la saponina. Hazlo sobre un colador grande.

2. Pon el agua a hervir en una olla. Mientras hierve, en una sartén sofríe a fuego bajo los dos dientes de ajo aplastados y troceados. Añade la quinoa y sofríe ligeramente. Remueve bien.

3. Añade el sofrito al agua en ebullición. Añade sal y cocina a fuego lento durante 15 min. La quinoa debe quedar seca y suelta. Reserva.

4. Lava y trocea las verduras. Cocina con un ligero y rápido salteado en la sartén.

5. Pela medio aguacate (reserva el otro medio) y mezcla con las verduritas y la quinoa cocinada.

6. Prepara el aderezo diluyendo un poco de miso, la cúrcuma y la pimienta en 2 cucharadas de agua templada. Añade a la quinoa y las verduras y mueve bien. Si no tienes miso, utiliza salsa de soja o simplemente sal. Éste será el relleno de los rollitos. Reserva.

7. Puedes usar para los rollitos hojas de col u obleas de arroz. Si usas obleas remójalas en agua caliente unos segundos. Coloca sobre un paño y seca ligeramente. Rellena y da forma a los rollitos. No es preciso freír ni hornear, pero si se quieren un poco crujientes, se podrían pincelar con aceite y poner unos minutos al horno. Si usamos hojas de col las cocinaremos 5 min al vapor y después las rellenaremos.

* RECETA DE
MARTA VILLEN

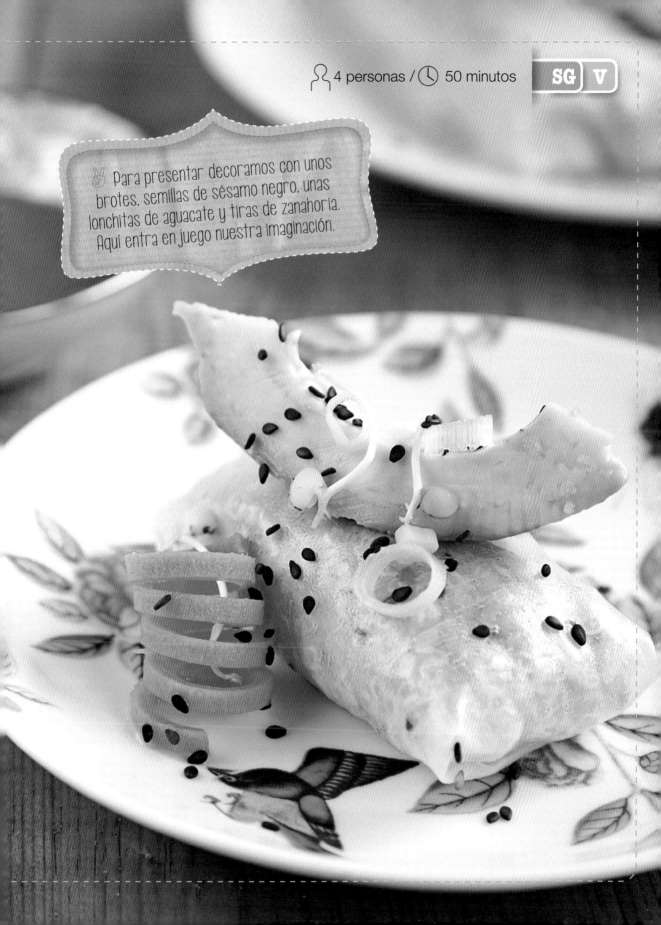

4 personas / 50 minutos   SG V

Para presentar decoramos con unos brotes, semillas de sésamo negro, unas lonchitas de aguacate y tiras de zanahoria. Aquí entra en juego nuestra imaginación.

ESPAGUETIS CON COCO,
CÚRCUMA Y CALABACÍN

Este plato es rápido de hacer y puede tomarse frío, por lo que es ideal para los días en que vamos a comer fuera de casa y queremos llevar nuestra propia comida. El calabacín es rico en **monoterpenos**, que nos protegen frente al cáncer de mama, piel, hígado, pulmón y estómago.

 1 persona / 🕐 20 minutos

Ingredientes

- 100 g de pasta integral
- Agua
- ½ cucharadita de cúrcuma
- 1 pizca de pimienta negra
- 1 diente de ajo
- 2 cucharadas de AOVE
- 200 g de calabacín sin pelar, cortado a rodajas
- 1 cucharada de salsa de soja
- 1 cucharada de coco rallado
- 1 cucharada de semillas de lino

Preparación

1. En una olla con agua hirviendo cuece la pasta al dente según las instrucciones del fabricante. Cuela la pasta y colócala en un bol.

2. Aplasta el ajo y saltea en aceite de oliva unos minutos.

3. Añade la cúrcuma y la pimienta y remueve 1 min.

4. Incorpora el calabacín y cocínalo a fuego medio 5 min o hasta que se ablande.

5. Agrega el coco rallado, la salsa de soja y cocina otros 5 min a fuego lento.

6. En el bol mezcla la pasta con el calabacín y el resto de ingredientes de la sartén. Espolvorea con semillas de lino.

*Si deseas preparar este plato para más comensales sólo tienes que doblar las cantidades según el número de personas.

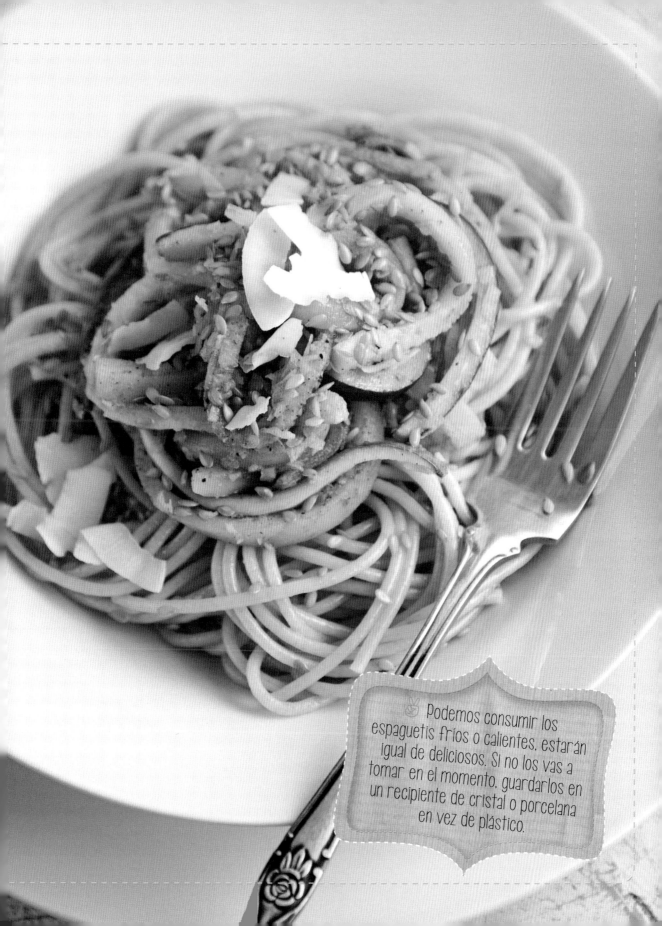

Podemos consumir los espaguetis fríos o calientes, estarán igual de deliciosos. Si no los vas a tomar en el momento, guardarlos en un recipiente de cristal o porcelana en vez de plástico.

TRIGO SARRACENO
CON VERDURITAS, CURRY Y LECHE DE COCO

Para esta receta vamos a utilizar el trigo sarraceno o alforfón, un pseudocereal muy energético y nutritivo. No contiene gluten, por lo que es apto para celíacos. Posee un alto contenido en proteínas y grasas cardiosaludables. Su fitoquímico es la **rutina**, una sustancia ideal en la lucha contra el cáncer también presente en los cítricos.

 4 personas / 🕐 30 minutos

Ingredientes

- 400 g dc trigo sarraceno
- 800 ml de agua
- 500 ml de leche de coco
- 1 cebolla
- 2 dientes de ajo
- 2 cucharadas de AOVE
- 1 kg de verdura anticáncer variada: zanahorias, guisantes, col, calabacín, setas, brócoli, etc.
- 1 cucharadita de cúrcuma molida
- 1 cucharadita de curry
- 1 pizca de pimienta negra molida
- 1 trocito de jengibre fresco

Preparación

1. En una cacerola hierve agua y añade el trigo sarraceno lavado bajo el grifo. Cocina a fuego medio 15 min. Cuela y reserva.

2. Pon la cebolla, el ajo y el jengibre en el vaso de la batidora o procesador de alimentos y tritura hasta formar un puré.

3. Calienta el aceite en una sartén grande a fuego medio y sofríe el puré a baja temperatura 5 min, sin dejar de remover.

4. Añade las especias y cocina 3 o 4 min más, removiendo con frecuencia. Incorpora las verduras y remueve.

5. Vierte la leche de coco y cocina unos 10 min a fuego lento hasta que la verdura esté tierna.

6. Mezcla la verdura y su salsa con el trigo sarraceno. Listo para comer.

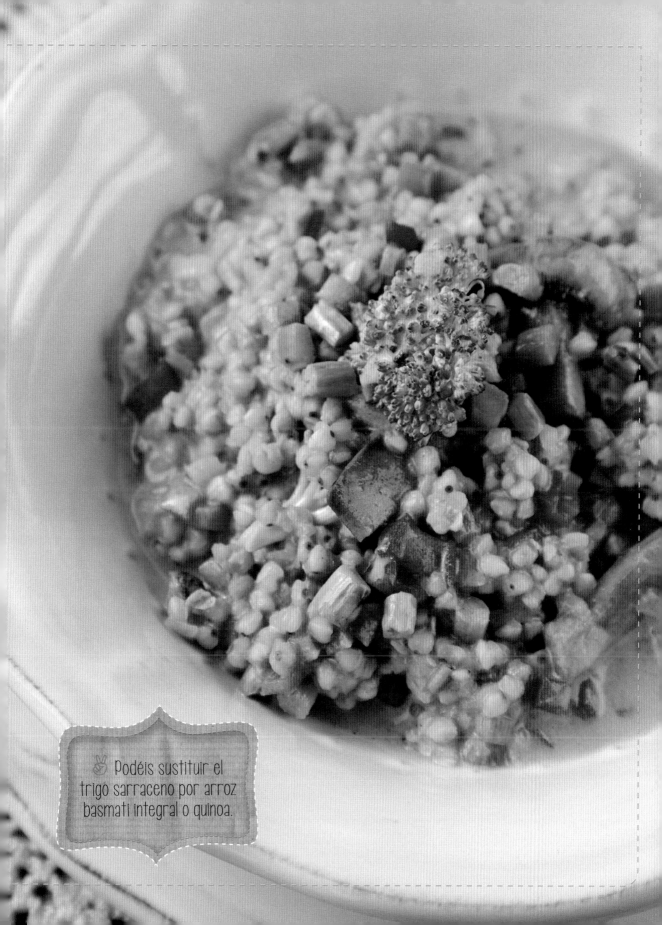

Podéis sustituir el
trigo sarraceno por arroz
basmati integral o quinoa.

LEGUMBRES

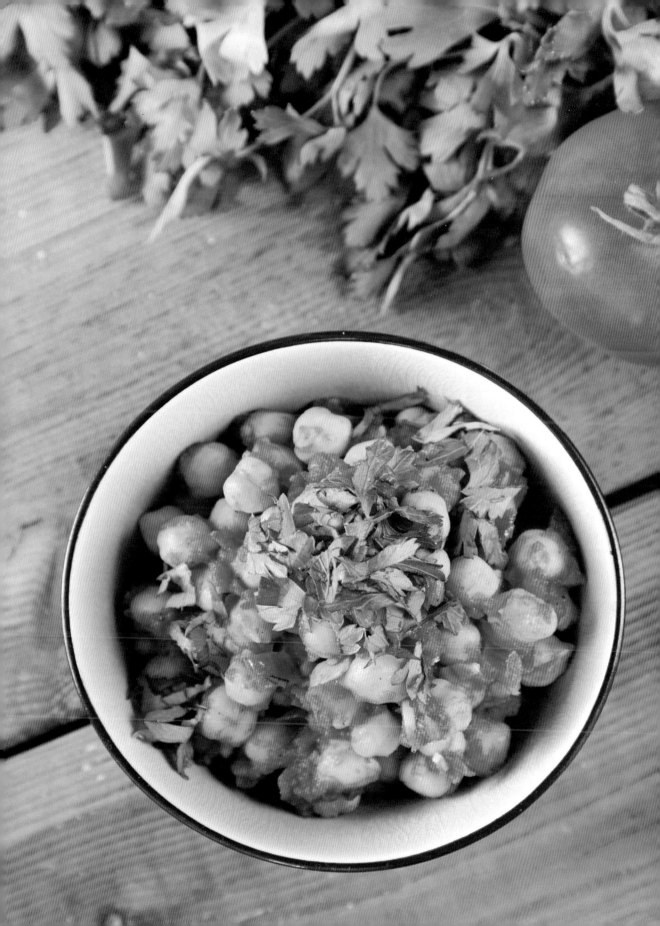

HAMBURGUESAS
DE GARBANZOS GERMINADOS Y QUINOA*

Puedes preparar alternativas saludables a las hamburguesas de origen animal con legumbres (garbanzos, lentejas) y cereales (arroz, quinoa).

 6-8 hamburguesas / 20 minutos

Ingredientes

- 300 g de garbanzos remojados y germinados 48 h
- 50 g de quinoa
- 1 remolacha pequeña
- 1 diente de ajo
- 2 cucharadas de semillas de lino
- 1 cucharada de semillas de sésamo
- Una pizca de comino y otra de curry

*
RECETA DE
HEVA HERNÁNDEZ

Preparación

1. Para germinar los garbanzos, déjalos en remojo 12 h y, transcurrido este tiempo, desecha el agua y colócalos en un germinador o cuenco de cristal. Tres veces al día, pasa las legumbres bajo el grifo para remojarlas y evitar que se enmohezcan. Tardarán entre 2 y 3 días en estar listos. Cuece los garbanzos en abundante agua hasta que se ablanden. Cuela y reserva.

2. Muele las semillas de lino y sésamo. Van a servirnos de pegamento. Reserva. Cocina la quinoa en agua hirviendo durante 15 min. Cuela y reserva. No debe quedar humedad.

3. Pon todos los ingredientes en el vaso de la picadora o robot de cocina y tritura. Con la ayuda de un aro de emplatar da forma a las hamburguesas. Apriétalas bien para que queden compactas y no se rompan al cocinarlas. Deben tener un grosor de 1 dedo. Deja reposar para que se compacten.

4. Pon un poquitín de aceite en una sartén antiadherente sin teflón y cocina las hamburguesas 1 min por cada lado, lo justo para que se forme una costra crujiente. También puedes hornear 15 minutos a 180°. Sirve recién hechas. Decora con rodajas de remolacha.

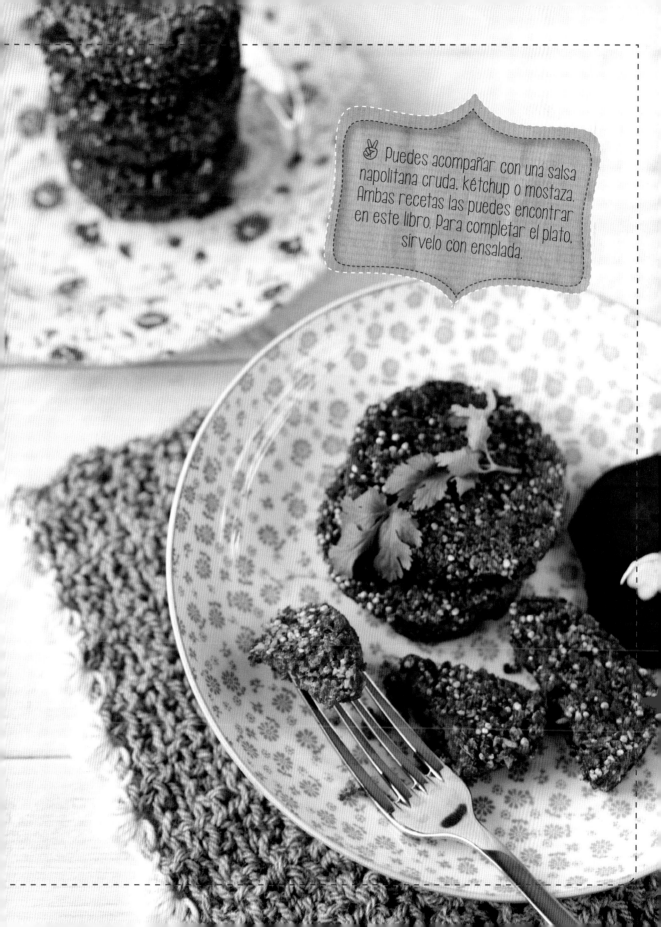

✌ Puedes acompañar con una salsa napolitana cruda, kétchup o mostaza. Ambas recetas las puedes encontrar en este libro. Para completar el plato, sírvelo con ensalada.

CHANA MASALA

Este plato es típico de la cocina del norte de la India, es muy especiado y su ingrediente principal es el garbanzo (*chana*). Tiene un sabor cítrico con un toque ligeramente ácido. Para aumentar la digestibilidad de los garbanzos vamos a remojarlos, iniciaremos el proceso de germinación y añadiremos comino, de este modo evitaremos que produzcan flatulencia.

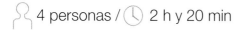 4 personas / 2 h y 20 min

Ingredientes

- 250 g de garbanzos (remojados en agua 12 h y germinados 2 días)
- 1 tira de alga kombu
- 2 cebollas peladas y troceadas
- 4 dientes de ajo
- 1 trozo de jengibre de 5 cm
- 4 cucharadas de AOVE
- 1 cucharada de comino
- ½ cucharada de chile en polvo (opcional)
- 1 cucharadita de cúrcuma
- 1 cucharadita de garam masala
- 800 g de tomate natural triturado
- 1 cucharadita de sal marina sin refinar
- Anacardos y perejil para adornar

Preparación

1. Cuece los garbanzos remojados junto al alga kombu hasta que estén blandos, 1½ h aproximadamente. Cuela y reserva.

2. Trocea las cebollas, los ajos y el jengibre. Sofríe con el aceite de oliva y el comino durante 5 min a fuego lento.

3. Añade el resto de ingredientes salvo los garbanzos y cocina 10 min más.

4. Añade los garbanzos y cocina 10 min más a fuego lento removiendo con frecuencia.

5. Sirve decorando el plato con anacardos, un fruto seco muy utilizado en la cocina india, y unas ramitas de perejil.

SG V

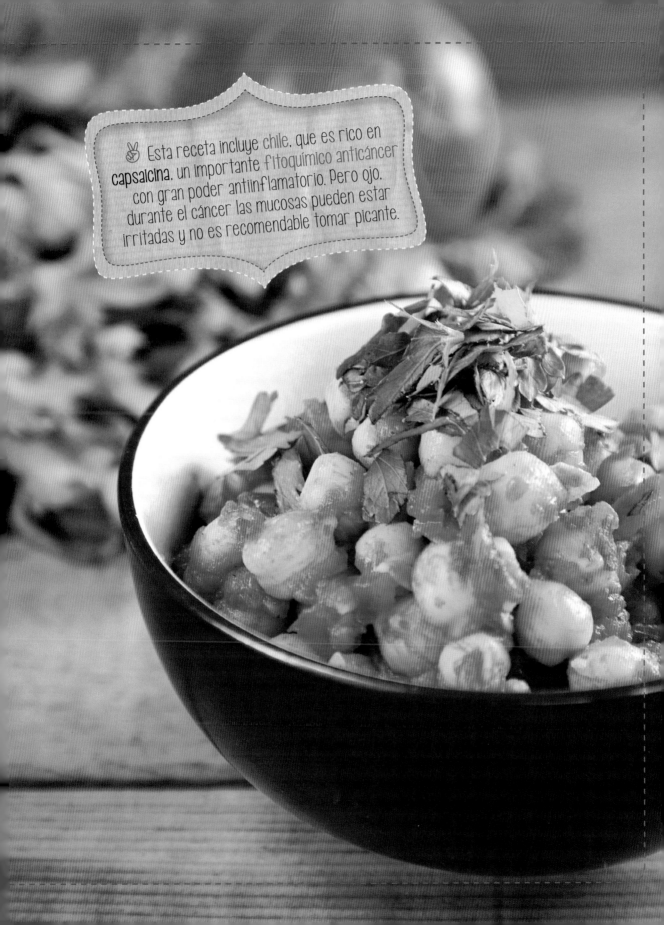

✌ Esta receta incluye chile, que es rico en **capsaicina**, un importante fitoquímico anticáncer con gran poder antiinflamatorio. Pero ojo, durante el cáncer las mucosas pueden estar irritadas y no es recomendable tomar picante.

DAHL DE LENTEJAS ROJAS

El *dahl* es un plato típico de la India. Se puede servir como acompañamiento de otros platos o como plato único, acompañado de los típicos chapatis o de arroz integral. El *dahl* se suele preparar con lentejas rojas, una variedad de esta legumbre que no tiene cáscara. Al estar peladas, su digestión es más fácil y son muy recomendables para las personas que sufren de molestias gastrointestinales. No necesitan remojo previo a su cocción, basta con cocerlas con agua o caldo durante 15 min.

Ingredientes

- 1 trozo de 5 cm de jengibre pelado
- 1 cebolla troceada
- 2 dientes de ajo aplastados
- 1 pimiento rojo troceado
- 250 g de tomate triturado
- 1 zanahoria troceada
- 1 vaso de lentejas rojas
- 1 vaso de agua
- 1 vaso de leche vegetal (ideal la de coco)
- 1 chile (opcional, según si os gusta picante o no)
- 1 cucharadita de curry
- ½ cucharadita de cúrcuma
- 1 pizca de pimienta negra molida
- 1 cucharadita de comino molido
- Unas ramitas de cilantro y perejil
- El zumo de 1 limón

Preparación

1. Con un mortero (o batidora) maja el ajo y el jengibre.

2. Calienta en una sartén el aceite y añade la cebolla y la zanahoria, el jengibre, el ajo y el resto de ingredientes salvo el zumo de limón. Cocina durante 15 min a fuego medio.

3. Al final, añade el zumo de limón, el comino, el perejil y el cilantro fresco y, dependiendo de si nos gusta más líquido o espeso, añade más leche vegetal y mezcla. Sirve inmediatamente, las lentejas absorben todo el líquido y rápidamente secan nuestro dahl. Adornamos con unas ramitas de perejil.

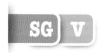
SG V

👤 4 personas
🕐 20 minutos

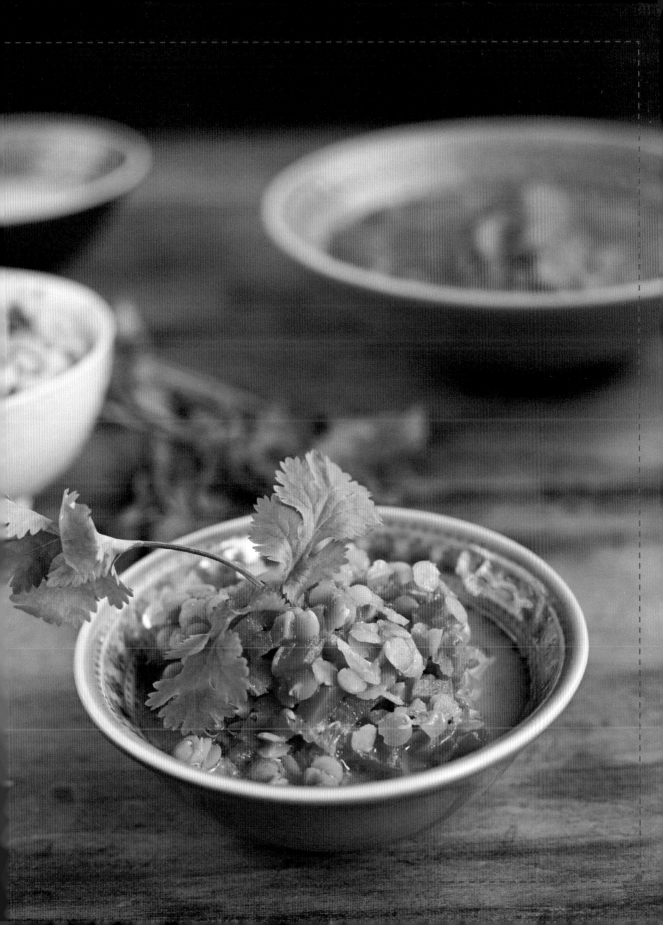

FALAFEL CON PAN CHAPATI

El falafel es un plato tradicional árabe elaborado a base de garbanzos y especias, ambos con propiedades anticáncer por su contenido en **betaglucanos** y **ácido fítico** (garbanzos), **curcumina** (cúrcuma), **quercetina** (cebolla y perejil), **alicina** (ajo), **kaempferol** (comino), **piperina** (pimienta) y **ácido oleico** (AOVE).

Ingredientes

Pan chapati

- 250 g de harina de espelta integral
- 1 cucharada de AOVE
- 1 taza de agua templada
- 1 pizca de sal

Falafel

- 400 g de garbanzos cocidos
- 50 g de anacardos crudos
- 50 g de pistachos pelados
- 1 cebolleta morada
- 1 diente de ajo
- ½ cucharada de perejil
- ½ cucharada de comino molido
- ½ cucharadita de canela molida
- ½ cucharada de cúrcuma
- 1 pizca de pimienta negra
- 1 cucharada de AOVE

Preparación

Pan chapati

1. Mezcla harina, sal y aceite. Amasa y añade poco a poco el agua que la mezcla admita, hasta conseguir una masa homogénea. Deja reposar la masa tapada con un paño, una ½ h.

2. Divide la masa en bolitas del tamaño de un huevo y estíralas con un rodillo (espolvorea con harina para que no se peguen) hasta que queden muy finas. Moldea con forma circular.

3. Calienta una sartén sin aceite y añade los chapati de uno en uno. Cuando aparezcan una especie de burbujitas pequeñas dales la vuelta y continúa cocinando por el otro lado hasta que esté bien hecha. Nunca deben quemarse.

Falafel

1. Tritura en la batidora todos los ingredientes hasta obtener una masa homogénea.

2. Deja reposar la mezcla ½ h y a continuación dale forma de bolas o croquetas, etc.

3. Precalienta el horno a 180° y hornea 15 min sobre papel vegetal o lámina de silicona.

4. Sirve los falafel dentro del pan. Acompaña con ensalada y una salsa de tu elección.

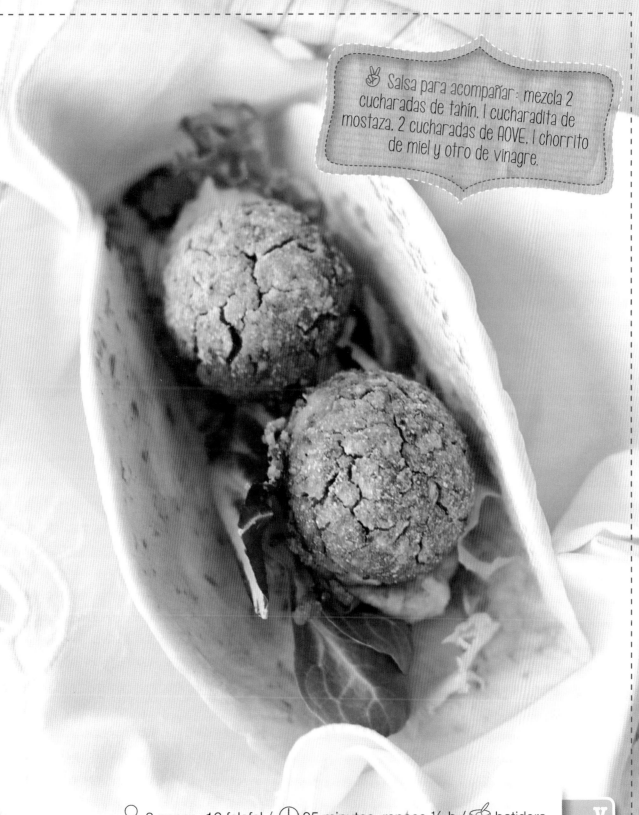

✌ Salsa para acompañar: mezcla 2 cucharadas de tahín, 1 cucharadita de mostaza, 2 cucharadas de AOVE, 1 chorrito de miel y otro de vinagre.

👤 8 panes, 16 falafel / 🕐 25 minutos, reposo ½ h / 🥣 batidora

V

GARBANZOS
CON CEBOLLA CARAMELIZADA

Es una receta sencilla y muy dulce. La base son garbanzos, que acompañaremos con cebolla caramelizada. El resultado es un plato de un sabor muy original y rico en fitoquímicos como **quercitina**, **alicina**, **ácido oleico**, **ácido algínico**, **fucoxantina** y **curcumina**.

 4 personas / 🕐 50 minutos + 12 horas remojo / Aro emplatar

Ingredientes

- 2 cucharadas de sirope de agave o miel
- 2 cucharadas de AOVE
- 500 g de cebolla morada cortada en gajos
- 3 dientes de ajo
- 1 cucharada de comino molido
- 1 cucharadita de sal o salsa de soja
- 1 pizca de pimienta negra
- 1 cucharadita de cúrcuma
- 250 g de garbanzos (remojados 12 h)
- 1 trozo de alga kombu
- 150 g de tomate maduro
- 1 cucharada de vinagre de manzana

Preparación

1. Pon a cocer los garbanzos junto al alga kombu hasta que estén tiernos (1½ h aprox.). Cuela y reserva.

2. En una olla añade el sirope y 1 cucharada de aceite. Cocina a fuego medio 5 min.

3. Añade la cebolla, los ajos, ½ cucharada de comino y la sal. Cocina 15 min a fuego lento. Retira y reserva.

4. Tritura el tomate y cocínalo en una olla junto a 1 cucharada de aceite de oliva, ½ cucharada de comino, pimienta y cúrcuma. Cocina 15 min.

5. Añade los garbanzos cocidos y el vinagre a la salsa de tomate. Remueve y mezcla bien. Cocina 5 min más a fuego lento para que se mezclen los sabores.

6. Emplata colocando primero una capa de cebolla dulce y encima los garbanzos y el alga kombu cortada en trocitos.

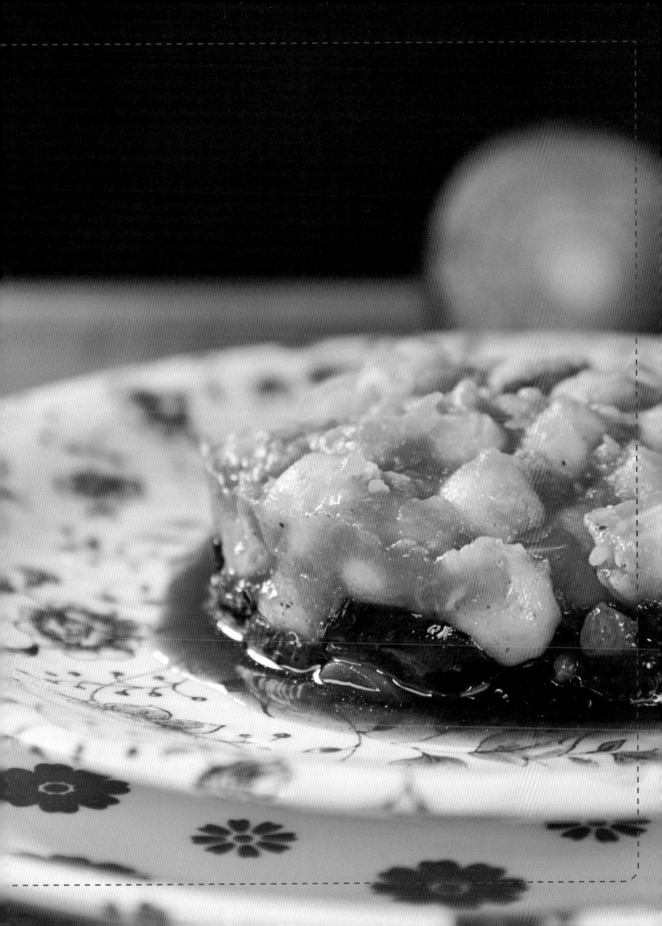

KIMPIRA DE TEMPEH

En la cocina anticáncer sólo vamos a consumir soja en su forma fermentada, y vamos a descartar la soja industrializada. El *tempeh* es muy popular en Indonesia, es rico en **proteínas**, **probióticos** y **fitoestrógenos**. Es fácil de digerir, al contrario que otros productos procedentes de la soja y no fermentados como el tofu o la leche de soja. La *Kimpira* es una preparación muy frecuente en cocina macrobiótica; ésta es la versión anticáncer.

 2 personas / 50 minutos

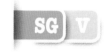

Ingredientes

- 1 bloque de tempeh cortado en tiras gruesas
- 2 cebollas moradas troceadas en forma de media luna
- 2 zanahorias cortadas en palitos
- 8 g de alga arame hidratada
- Una pizca de sal
- 1 chorrito de salsa de soja
- ½ cucharadita de cúrcuma
- Pimienta negra
- Jengibre rallado o en polvo

Preparación

1. Lava y corta las verduras y el tempeh.

2. Cocina a la plancha el tempeh. Sólo vuelta y vuelta.

3. Pon agua a hervir en una sartén sin teflón. Debe cubrir el fondo de la sartén. Lleva a ebullición el agua, baja el fuego a medio y añade la cebolla. Deja cocinar 2 min. Añade el tempeh y 2 min más. Añade las zanahorias y por último el alga.

4. Pon un poco más de agua y llévala a ebullición de nuevo. Tapa y baja el fuego al mínimo. Cocina 15 min.

5. Pasados los 15 min, mezcla en un vaso un chorrito de salsa de soja o tamari, la cúrcuma, la pimienta y el jengibre rallado o molido y añádelo a la sartén. Deja que cueza otros 5 min destapado hasta que toda el agua se termine de evaporar.

6. Sirve montando por capas, primero la cebolla, después la zanahoria y por último el tempeh y el arame.

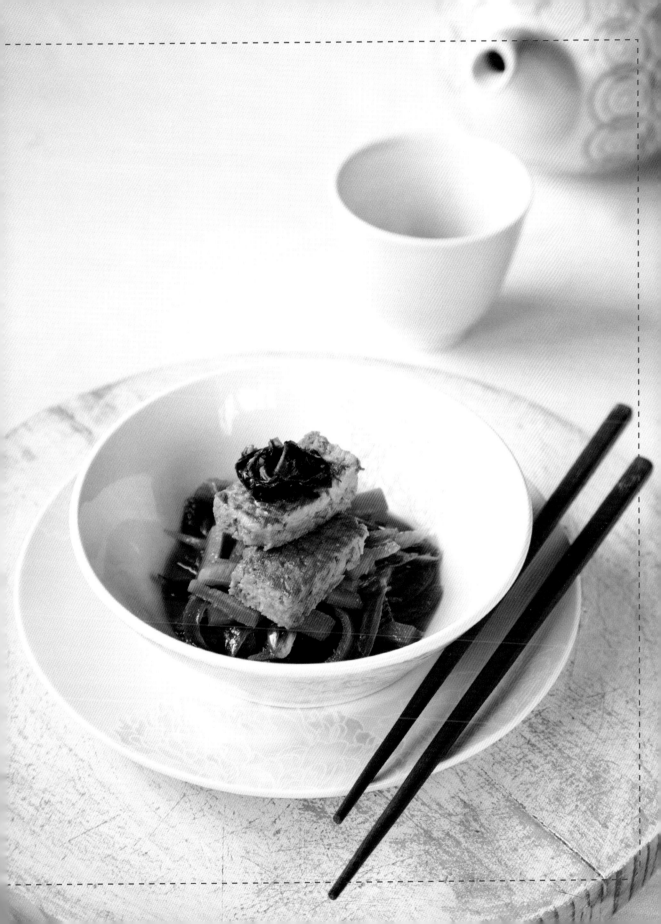

MUSAKA DE LENTEJAS
CON BECHAMEL DE AVENA

Ingredientes

- 2 berenjenas
- Agua para el vapor
- 1 cebolla morada
- 2 dientes de ajo
- 2 cucharadas de AOVE
- 1 pimiento verde o rojo
- 300 g de tomates maduros
- 200 g de lentejas (remojadas 8 h)
- 1 trozo de alga kombu
- 125 ml de vino tinto
- 100 ml de agua
- 1 cucharada de orégano
- 1 cucharada de jengibre rallado
- 1 cucharadita de sal marina
- 1 pizca de pimienta negra
- 300 ml de leche de almendras
- 40 g de harina integral de avena
- 1 cucharada de semillas de lino molidas

Para acompañar
- Semillas de sésamo
- Lechuga o col

Preparación

1. Corta las berenjenas en rodajas y cocínalas al vapor 20 min. Reserva.

2. Mientras se cocinan las berenjenas pica finamente la cebolla, el ajo, los tomates y el pimiento.

3. En una olla calienta el aceite y añade las verduras troceadas. Sofríe unos 10 min a fuego lento, removiendo con frecuencia.

4. Añade el vino y el agua a la olla y lleva a ebullición. Cuando hierva añade las lentejas, el alga kombu, el orégano, el jengibre y la pimienta negra. Baja el fuego y cocina hasta que las lentejas estén tiernas, unos 35 min. Deja reposar para que se absorba el líquido sobrante.

5. Vamos a preparar la bechamel. En una sartén sin teflón añade la leche de almendras, la pimienta negra, la sal, las semillas de lino y la harina de avena. Mezcla y calienta a fuego lento removiendo constantemente para que no se formen grumos. Remueve enérgicamente hasta obtener la textura de una bechamel. Si es necesario bate al final para obtener la textura cremosa característica de la bechamel.

6. Emplata con ayuda de un aro. Coloca una capa de berenjenas, una de lentejas con verduras, una de berenjenas, otra de lentejas y termina vertiendo sobre las lentejas la bechamel. Sirve caliente. Decora el plato con semillas de sésamo y acompaña con lechuga cortada en tiras.

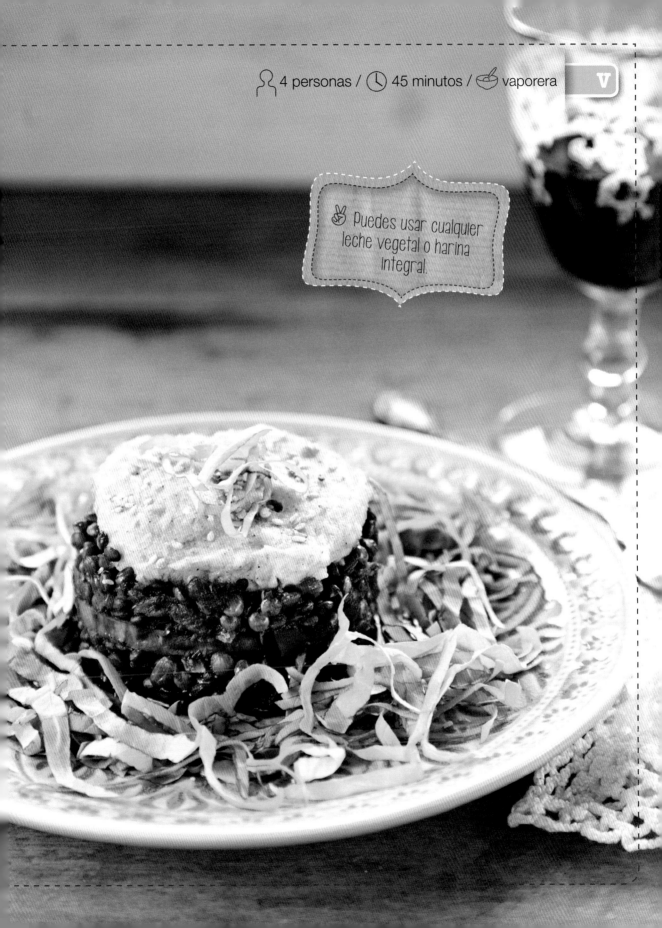

4 personas / 45 minutos / vaporera

V

✌ puedes usar cualquier leche vegetal o harina integral.

PESCADO

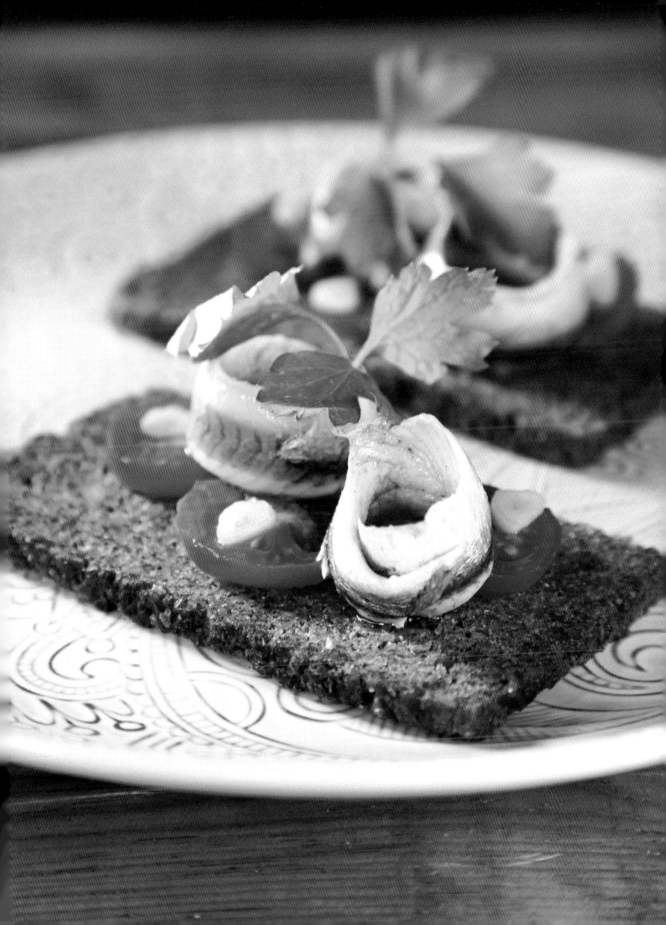

BOQUERONES EN VINAGRE

Este plato es muy popular en toda la cuenca mediterránea. La época ideal para consumirlos es el verano. En el pescado puede residir un parásito llamado *anisakis*. Si consumimos pescado contaminado con *anisakis* vivo, podemos infectarnos y sufrir síntomas desde leves a muy graves. Para inactivar al *anisakis* podemos congelar el pescado 48 h a -18º. Durante la quimio es importante que realicemos este proceso, pues al estar el sistema inmune comprometido es más fácil que se produzca el contagio.

4 personas / 48 h congelación, 24 + 8 h maceración, 5 min preparación

Ingredientes

- ½ kg de boquerones frescos
- 2 dientes de ajo
- 1 manojo de perejil
- Vinagre de manzana de buena calidad
- AOVE
- Sal marina

Preparación

1. En primer lugar limpiaremos los boquerones. Corta la cabeza y retira la espina y las tripas. Los boquerones deben quedar abiertos pero no partidos por la mitad. Lávalos varias veces con agua fría y déjalos 15 min en agua muy fría para que se desangren. Congélalos 48 h para evitar la contaminación por anisakis.

2. Colócalos por capas y boca abajo en un recipiente. Entre capa y capa esparce un poco de sal. Prepara una mezcla con vinagre y agua (75% vinagre + 25% agua) y baña los boquerones. Déjalos macerar 8 h en el frigorífico.

3. Pica los ajos en láminas y trocea perejil al gusto

4. Escurre el líquido de los boquerones y vuelve a hacer las capas. Entre capa y capa añade el ajo y el perejil. Riega con aceite.

5. Deja macerar en la nevera un mínimo de 24 h. Sirve sobre una rebanada de pan integral y unas rodajas de tomate. Decora con perejil.

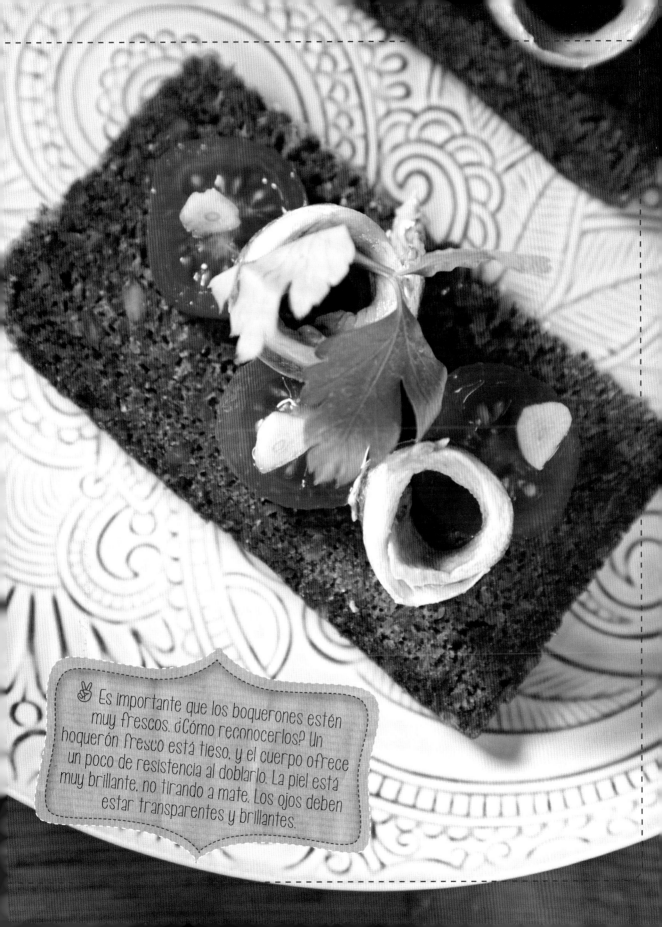

Es importante que los boquerones estén muy frescos. ¿Cómo reconocerlos? Un boquerón fresco está tieso, y el cuerpo ofrece un poco de resistencia al doblarlo. La piel está muy brillante, no tirando a mate. Los ojos deben estar transparentes y brillantes.

CABALLA CON ACEITE
AL LIMÓN Y MENESTRA DE VERDURAS AL VAPOR

El aceite de oliva es muy rico en **polifenoles**, **antioxidantes** y **vitamina E**. Contiene un ácido graso esencial, el **ácido oleico** (omega 9), que ha demostrado ser eficaz en la prevención del cáncer de mama, estómago y ovario. Es el aceite ideal para cocinar. Elige siempre aceite de oliva virgen extra (AOVE), es el de mejor calidad, y si puedes, que sea ecológico de primera extracción en frío, el contenido en polifenoles será mayor.

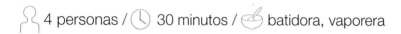 4 personas / 30 minutos / batidora, vaporera

Ingredientes

Verduras y caballa al vapor
- 750 ml de agua
- 4 lomos de caballa
- 1 tomate en rodajas
- ½ calabacín en rodajas
- 1 pimiento rojo en rodajas
- 1 limón

Aceite aromatizado
- 1 diente de ajo aplastado
- 1 manojo de perejil (sólo las hojas)
- 2 cucharadas de AOVE
- El zumo de 1 limón

Preparación

1. Prepara el aceite, para ello pon en el vaso de la batidora un ajo, el perejil, el aceite y el zumo de limón. Tritura y reserva.

2. Pon agua a hervir en una olla.

3. Corta el calabacín, el pimiento y el tomate en rodajas, y las zanahorias en bastones. Colócalos dentro de la vaporera y encima, los lomos de caballa y una rodaja de limón para darle sabor. Encaja la vaporera sobre la olla y cocina 20 min.

4. Sirve el pescado en un plato acompañado por las verduras alrededor. Rocía con el aceite.

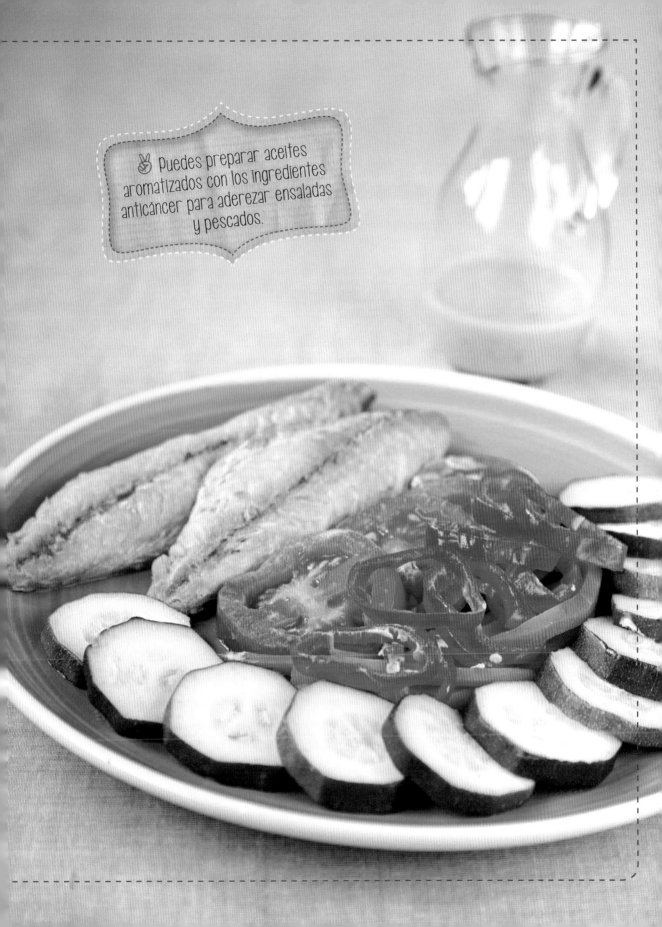

✌ Puedes preparar aceites aromatizados con los ingredientes anticáncer para aderezar ensaladas y pescados.

MERLUZA
A LA MEDITERRÁNEA

En la cocina mediterránea del litoral se ha consumido el pescado tradicionalmente con un saludable majado de especias y aceite. Siguiendo esta tradición vamos a preparar nuestro pescado, que cocinaremos a la plancha, a baja temperatura y durante el menor tiempo posible, sin que llegue a dorarse.

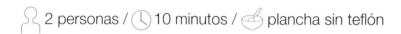 2 personas / 10 minutos / plancha sin teflón

Ingredientes

- 2 rodajas de merluza
- 2 ajos
- Unas ramitas de perejil
- Pimienta negra
- 2 cucharadas de AOVE
- 2 tomates

Preparación

1. Limpia el pescado y cocínalo a la plancha a baja temperatura.

2. Aplasta los ajos con el cuchillo y mézclalos con el aceite, el perejil y la pimienta.

3. Rocía el pescado con el aceite y decora el plato con rodajas de tomate. Acompaña con una buena ensalada.

SG

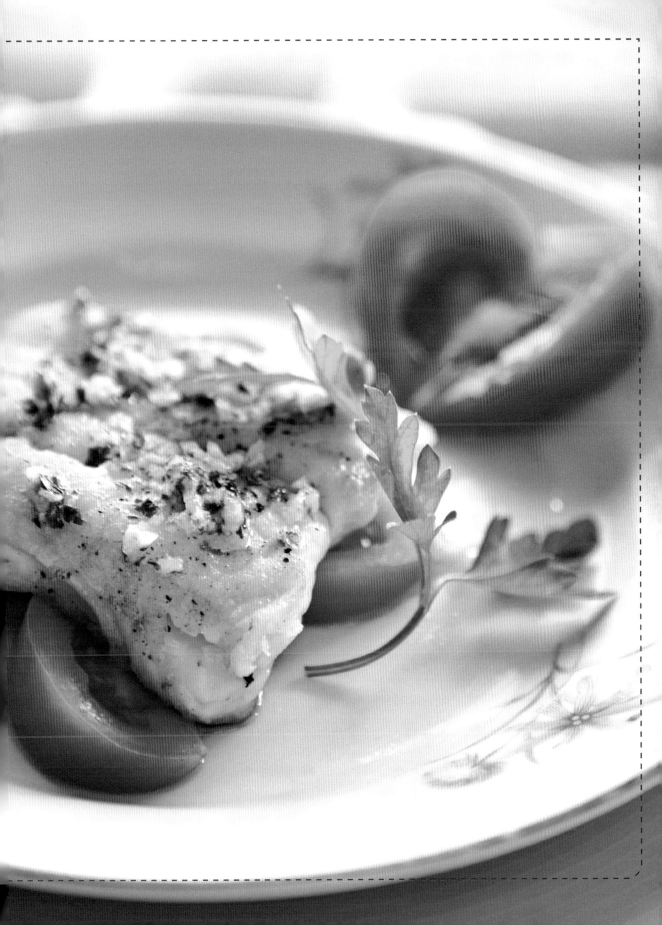

SARDINAS EN ESCABECHE

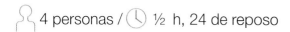

El pescado azul nos aporta grasas saludables al ser rico en **omega 3**. Este pescado es útil en la prevención del cáncer y las enfermedades cardiovasculares. El problema del pescado es la contaminación por metales pesados, sobre todo mercurio, por eso elige siempre especies pequeñas, que estarán menos contaminadas: boquerón, sardina, jurel y caballa.

👤 4 personas / 🕐 ½ h, 24 de reposo

Ingredientes

- 1 kg de sardinas
- 1 cebolla
- 1 ajo
- ½ vaso de vino tinto
- ½ vaso de vinagre de manzana
- ½ vaso de AOVE
- 2 hojas de laurel
- 1 zanahoria a rodajas finas
- 10-14 granos de pimienta

Preparación

1. Limpia las sardinas bajo el chorro de agua fría. Córtalas por la mitad y retira la cabeza. Colócalas en una vaporera. Reserva.

2. Pica la cebolla y el ajo. Reserva. Añade todos los ingredientes salvo las sardinas en una olla, mezcla y encaja la vaporera con las sardinas encima. Cocina a fuego medio durante 20 min aproximadamente.

3. Una vez finalizado el tiempo, retira las sardinas y límpialas eliminando la espina y la piel. Colócalas en un cuenco grande y rocíalas con el líquido y los ingredientes que te han quedado en la olla.

4. Deja reposar en el frigorífico 24 h para potenciar el sabor.

5. A la hora de servir, puedes acompañar con unos crackers de semillas y un poco de salsa de tomate, con lo que aumentarán las propiedades anticáncer del plato.

SG

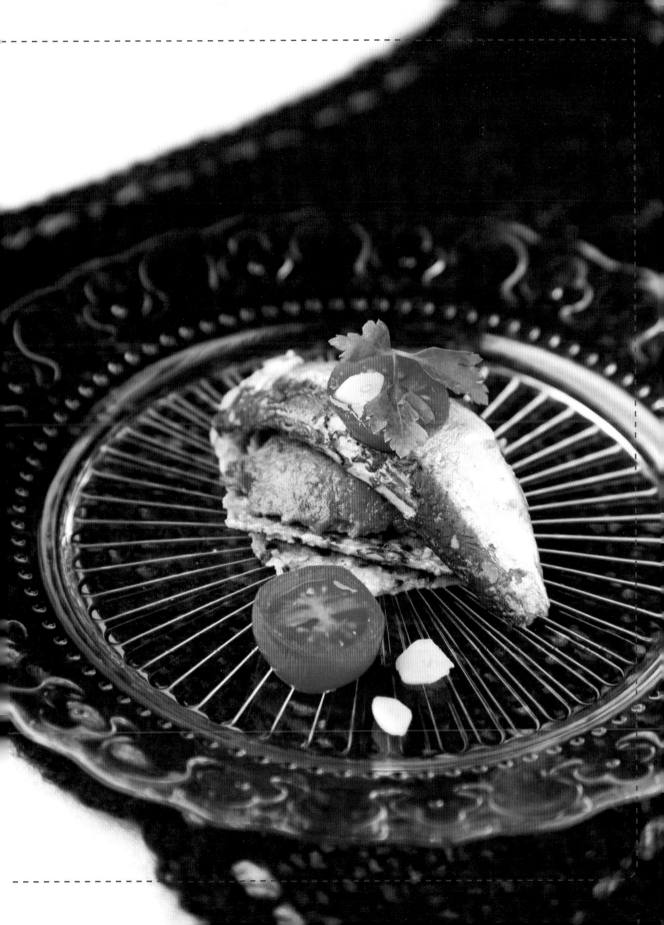

JUREL Y VERDURAS AL VAPOR
CON SALSA DE NARANJA

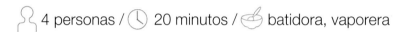

El pescado azul es rico en omega 3, posee poder antiinflamatorio y su carga glucémica es baja. La mejor época para consumir pescado azul es durante los meses que no contienen la letra *r*, tal y como marca la tradición mediterránea (de mayo a agosto). Esta receta es rica en **glucosinolatos** (brócoli y crucíferas), **carotenos** (zanahoria y calabacín) y **flavononas** (naranja).

4 personas / 20 minutos / batidora, vaporera

Ingredientes

- 1 árbol de brócoli
- 12 coles de Bruselas
- 2 zanahorias en rodajas
- 1 calabacín en rodajas
- 4 jureles o chicharros

Para la salsa de naranja
- 2 naranjas
- Sirope de agave no refinado
- 4 cucharadas de AOVE
- 2 cucharadas de vinagre de manzana
- Una pizca de sal (opcional)

Preparación

1. Lava el pescado. Retira la cabeza y corta por la mitad en sentido longitudinal.

2. Lava las verduras y córtalas.

3. En una vaporera dispón el pescado y las verduras. Cocina al vapor durante 15 min.

4. Prepara la salsa mientras se cocinan el pescado y las verduras. Mezcla el zumo, el sirope de agave al gusto, el aceite, el vinagre y la pizca de sal. Bate para emulsionar.

5. Una vez cocinado el pescado retira la piel y la raspa. Coloca en un plato junto a las verduras y riega con la salsa.

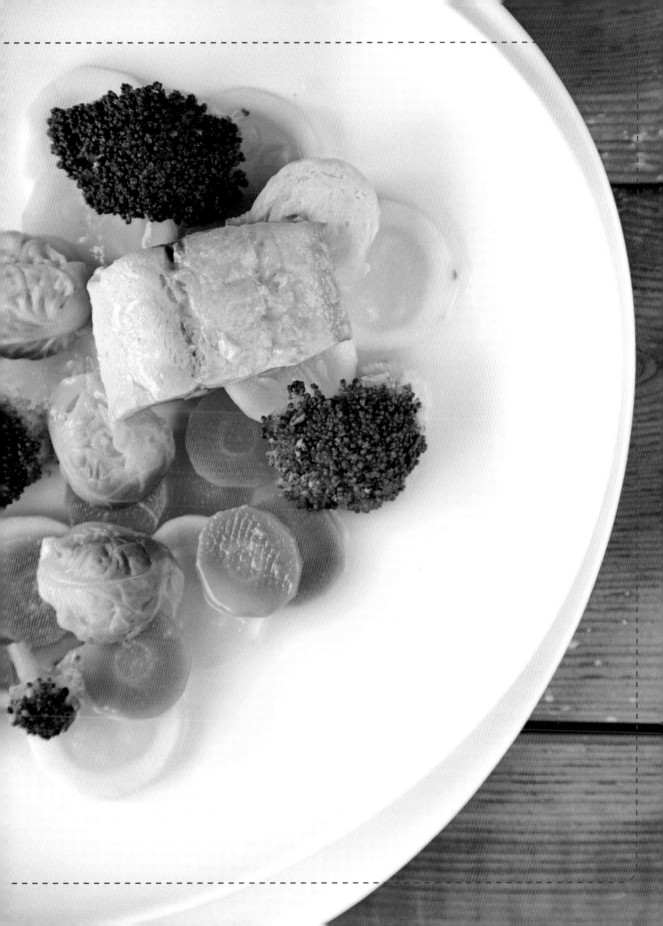

LO MÁS DULCE

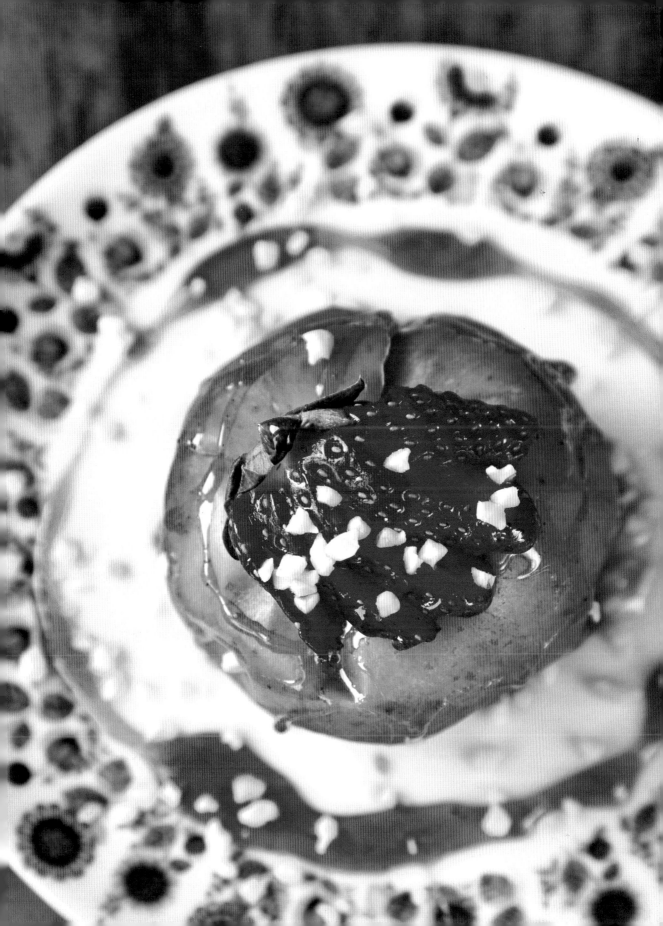

COQUITOS DE NARANJA

Ésta es una original y sabrosa forma de preparar postres crudiveganos que sin duda va a sorprender a niños y mayores. No contienen ni gluten ni azúcar, por lo que son aptos para diabéticos, celíacos y enfermos con cáncer. Es un plato dulce cargado de alimentos anticáncer.

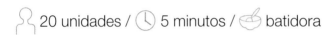 20 unidades / 5 minutos / batidora

Ingredientes

- 250 g de almendras crudas sin piel
- 50 ml de sirope de agave o sirope de yacón o miel
- Ralladura de naranja ecológica
- 25 g de coco rallado (y un poco más para la cobertura)
- 25 g de semillas de lino molidas

Preparación

1. Remoja las almendras en agua templada durante 24 h. Retira la piel, seca y tritura hasta obtener harina de almendras.

2. Mezcla las almendras con el resto de ingredientes y ve amasando poco a poco con las manos.

3. Dales forma de bolita con ayuda de 2 cucharitas. Reboza con un poco de coco y sirve en moldes.

SG C V

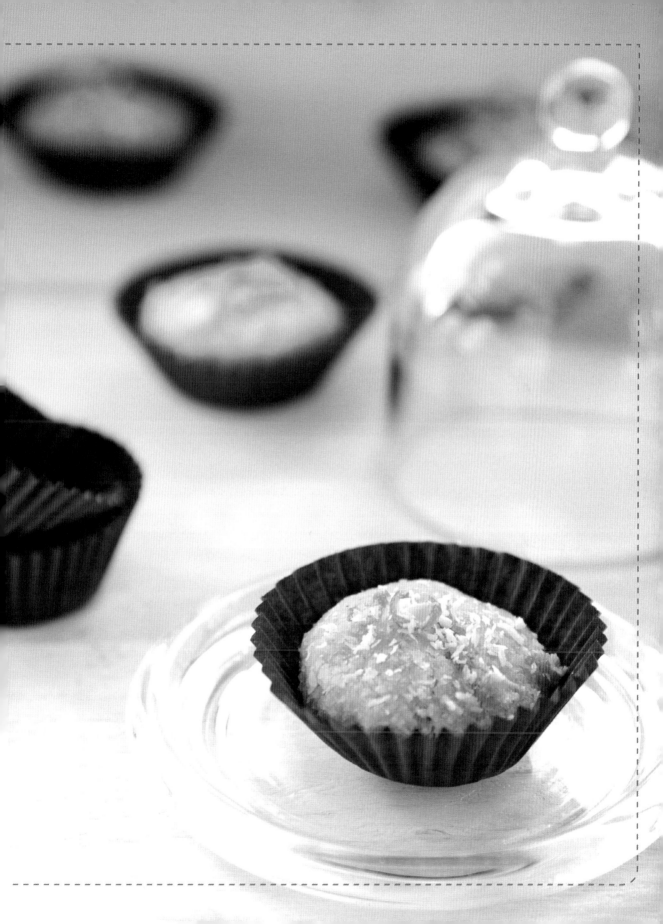

BROCHETAS DE FRUTAS
CON CHOCOLATE CRUJIENTE

El cacao es un potente antioxidante al ser rico en **polifenoles**. Ayuda a limitar el crecimiento de las células tumorales y a frenar la angiogénesis. Podéis consumirlo en forma de cacao o chocolate, pero deber ser negro y con una concentración de cacao del 85%, y si no contiene azúcar mejor que mejor. En el mercado podéis encontrar chocolate negro con estevia o agave.

Durante la quimio mi pareja me preparaba estas deliciosas brochetas los días que necesitaba mimos y alegría. Pruébalas, son un antidepresivo natural.

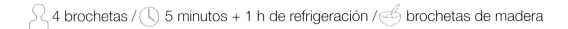 4 brochetas / 🕐 5 minutos + 1 h de refrigeración / 🥣 brochetas de madera

Ingredientes

- Fruta fresca
- Chocolate negro al 85%
- Leche vegetal

Preparación

1. Lava y corta la fruta en trocitos. Pincha en una brocheta de madera.

2. Funde el chocolate al baño maría con un chorrito de leche vegetal.

3. Rocía la fruta con el chocolate. Enfría en el frigorífico hasta que se solidifique y *¡voilà!* unas riquísimas brochetas que levantan el ánimo a cualquiera.

SG C V

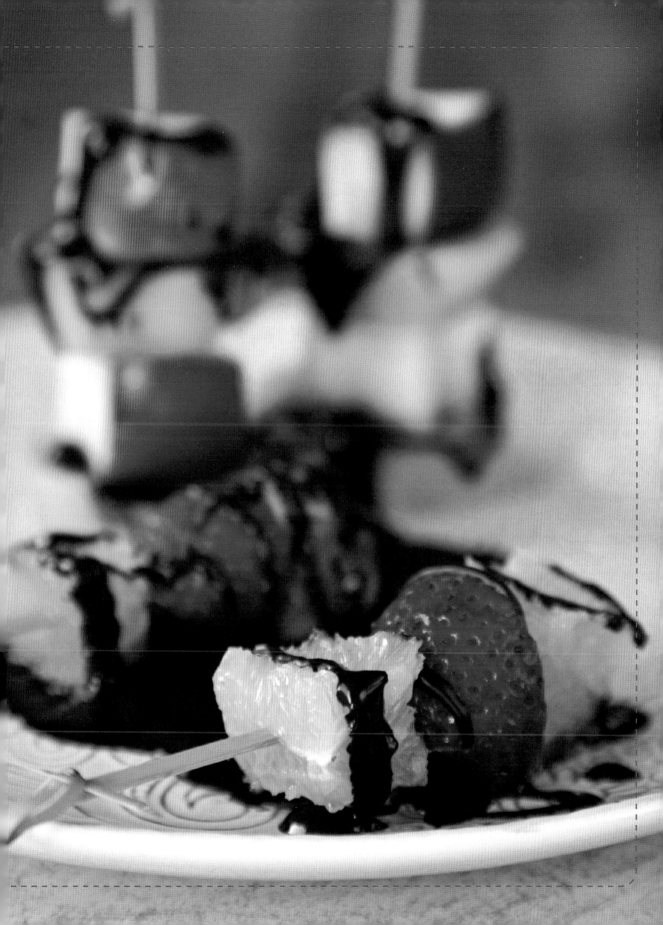

BROWNIE DE GARBANZOS
(SIN HARINA Y SIN AZÚCAR)

¿Alguna vez te has planteado preparar un *brownie* sustituyendo la harina por garbanzos? Pruébalo y verás cómo te sorprende el resultado. Tus invitados no adivinarán el ingrediente secreto de este espectacular pastel.

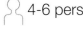 4-6 personas / 2 horas / batidora, molde

Ingredientes

Para la masa

- 75 g de dátiles u orejones secos remojados 2 h
- 10 nueces peladas
- 2 cucharadas de cacao en polvo desgrasado y sin azúcar añadido
- 1 cucharada de bicarbonato
- 150 ml de agua filtrada
- ½ cucharadita de canela
- 1 pizca de sal marina
- 200 g de garbanzos remojados en agua 12 h
- 1 hoja de alga kombu
- Agua filtrada

Para la cobertura

- ½ tableta de chocolate negro > 85% de cacao
- 6 cucharadas de leche vegetal
- 3 cucharadas de sirope de agave o miel

Preparación

1. Cuece los garbanzos junto al alga kombu durante 1½ h o hasta que se ablanden. Cuela, retira el alga y reserva.

2. Precalienta el horno a 180°.

3. Machaca gruesamente las nueces con ayuda de un mortero.

4. Tritura todos los ingredientes para la masa, salvo las nueces, con ayuda de un robot de cocina o batidora. Añade las nueces y mezcla.

5. Vierte la masa sobre un molde rectangular (sin aluminio y sin teflón) previamente engrasado con aceite de oliva, y hornea a 180° durante ½ h. Desmolda y deja enfriar.

6. Prepara la cobertura calentando el chocolate junto a la leche y el agave. Cubre el pastel con la salsa de chocolate, decora con nueces y sirve. Es delicioso.

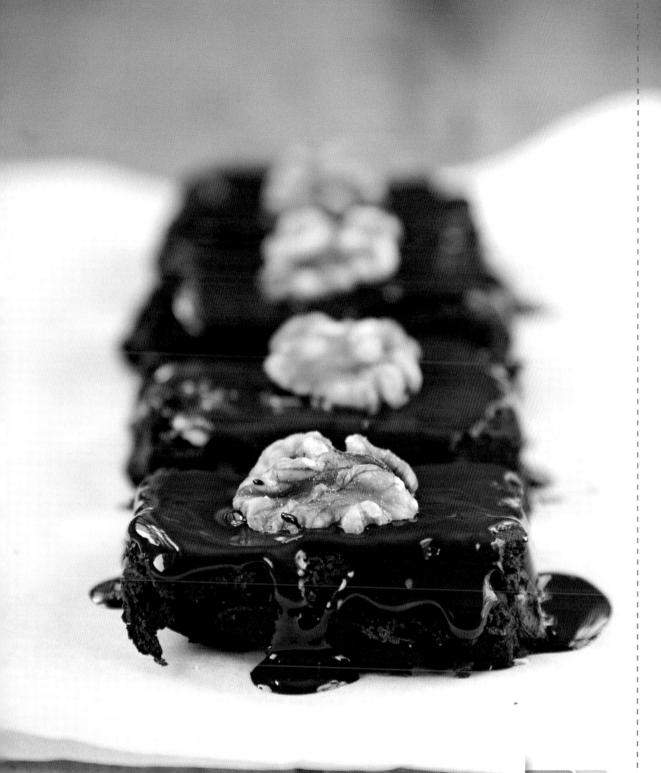

COMPOTA DE MANZANA

Esta receta es muy recomendable para aquellas personas que presenten poco apetito, ya sea porque sientan náuseas o porque tengan el aparato digestivo irritado por efecto de la quimio. También os la recomiendo porque es deliciosa e ideal como plato dulce. En Alemania suelen usarla para acompañar la carne o para preparar ricas tartas.

 1-2 personas / 🕐 25 minutos

Ingredientes

- 2 manzanas reineta maduras
- 2 cucharadas de sirope de agave o miel de acacia
- Canela
- 150 ml de agua o zumo de manzana
- El zumo de 1 limón

Para decorar

- Un puñado de piñones

Preparación

1. Pela las manzanas y quítales el corazón. Córtalas en gajos y rocía con el zumo de limón sobre un cuenco para no desaprovechar el zumo.

2. En un cazo hierve el agua junto al sirope o la miel.

3. Añade las manzanas peladas y laminadas y baja el fuego. Agrega la canela y el zumo de limón. Cuando las manzanas empiecen a soltar su jugo, tapa y cocina unos 15 min. Pasado este tiempo destapa para que pierda el líquido y cocina 5 min más.

4. Puedes tomar las manzanas en trozos enteros o triturarlas para consumirlas como puré.

5. Sirve y decora con unos piñones.

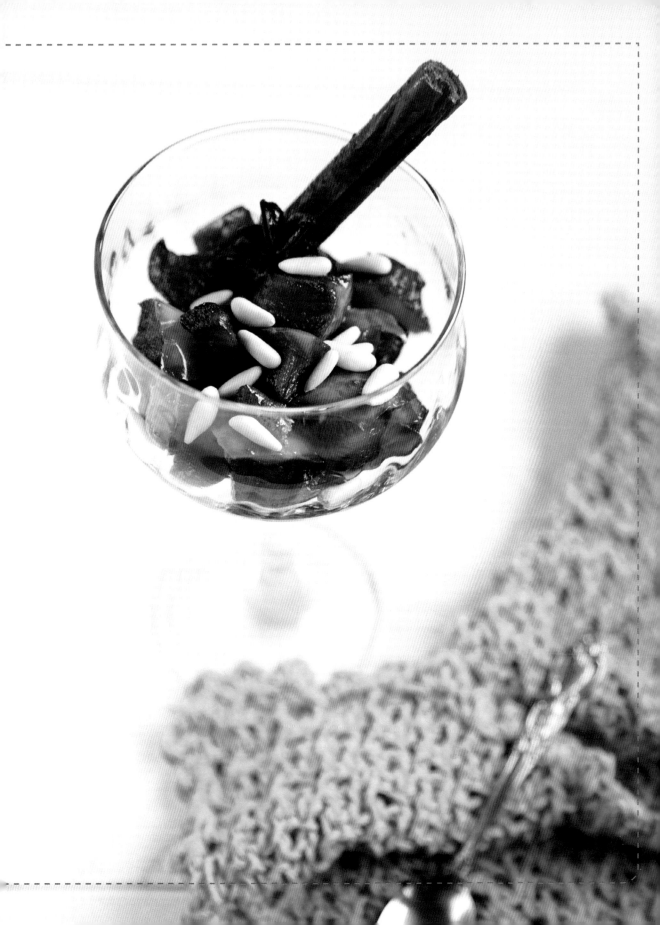

COOKIES DE AVENA,
PASAS Y MANZANA

Os presento unas galletas saludables que podemos tomar cuando queramos darnos un caprichito dulce. No contienen grasas *trans*, leche, huevo, levadura ni azúcar. Son aptas para niños de todas las edades, intolerantes al huevo y a la lactosa. No precisan horneado a alta temperatura, por lo que vamos a aprovechar al 100% sus propiedades anticáncer.

 15 galletas (según tamaño) / 10 min + 6 h deshidratacion / picadora

Ingredientes

- 300 g de copos de avena integrales remojados 12 h con leche vegetal
- 50 ml de AOVE
- 2 manzanas golden
- 100 g de orejones remojados
- 50 g de uvas pasas (remojadas en agua 2 h)
- ½ cucharadita de canela en polvo
- ¼ cucharadita de jengibre en polvo

Preparación

1. Precalienta el horno a 175°.
2. Coloca una capa de papel vegetal o lámina de silicona sobre una bandeja de horno.
3. Con ayuda de un robot de cocina o batidora pica finita la manzana y los orejones. Con 1/3 de los copos de avena (100 g) haz harina. Trocea las uvas pasas.
4. Mezcla en un bol todos los ingredientes y mezcla bien. Si te gustan las galletas muy dulces añade 50 ml. de sirope de agave. Unta tus manos con un poco de aceite y amasa. Ve cogiendo trozos de masa del tamaño de una galleta y redondéalas con las manos. Este tipo de masa es viscosa, por lo que es difícil usar moldes para que queden *chic*.
5. Hornea durante 25 min.
6. Deja que se enfríen fuera del horno. Puedes acompañar con un vaso de leche vegetal para poder mojar.

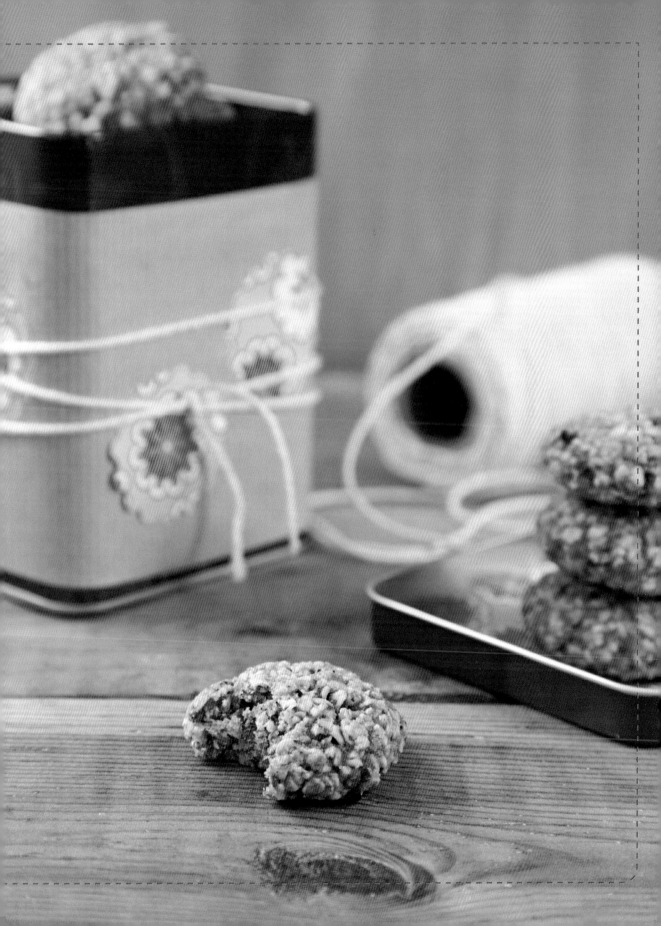

CUPCAKES DE ESTEVIA
Y CHOCOLATE CON COBERTURA DE AGUACATE

En los últimos años se han puesto de moda los *cupcakes*, una especie de magdalenas cargadas de azúcar y mantequilla que estéticamente son preciosas pero nutricionalmente son un desastre y un abono seguro para lucir michelines en la playa. Nosotros vamos a seguir la moda cupcake pero de forma saludable.

 12 cupcakes / 20 minutos / batidora

Ingredientes

- 220 g de harina integral de centeno ecológica
- 50 ml de AOVE
- 1 taza de leche de avena sin azúcar
- 2 cucharadas de estevia en hojas molida
- 3 cucharadas de cacao puro en polvo sin azúcar
- 10 g de levadura fresca de panadería o 3 g de levadura seca de panadería
- 80 g de orejones de albaricoque
- 2 huevos grandes eco

Para el frosting o cobertura

- Aguacate
- Sirope de agave
- Chocolate negro 85% rallado

Preparación

1. Pulveriza las hojas de estevia y reserva.

2. Bate los huevos y mezcla con la estevia y el aceite. Añade la harina, la levadura, el cacao en polvo y la leche. Mezcla todo. Si la masa queda seca incorpora leche.

3. Incorpora los orejones cortados en trozos muy pequeñitos, vuelve a mezclar y distribuye en los moldes o cápsulas. Vamos a obtener unos 12 cupcakes.

4. Hornea 15 min a 180°. Primero con calor arriba y abajo durante 5 min y luego sólo abajo. De esta forma suben más.

5. Mientras se hornean prepara el frosting. Pela el aguacate y bátelo mezclado con agave hasta obtener una textura cremosa. Unta sobre las magdalenas. Si dispones de manga pastelera puedes crear una decoración. Si no tienes, extiende con una cuchara. Decora con chocolate rallado.

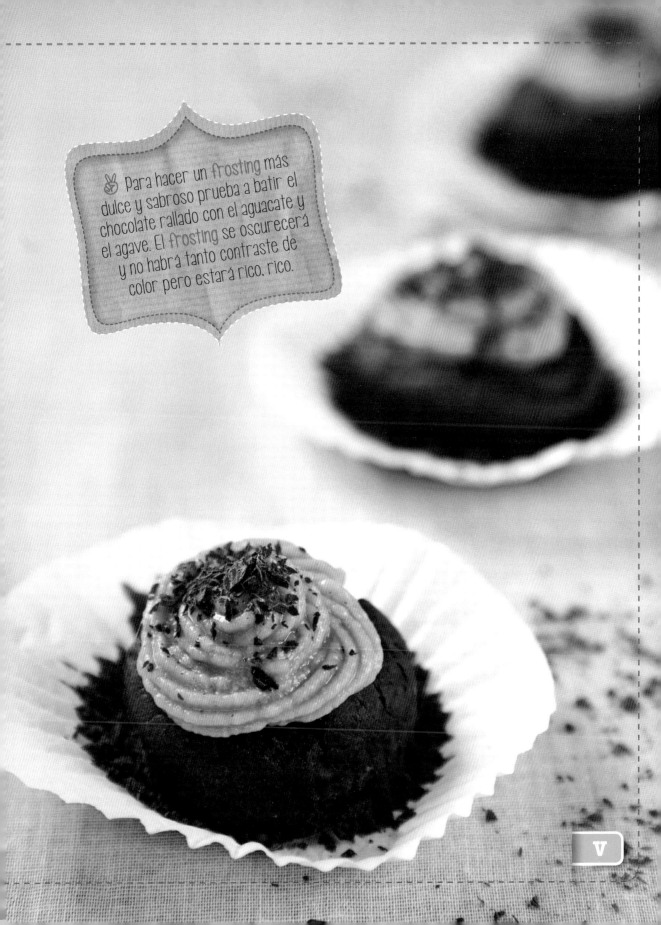

Para hacer un frosting más dulce y sabroso prueba a batir el chocolate rallado con el aguacate y el agave. El frosting se oscurecerá y no habrá tanto contraste de color pero estará rico, rico.

DONUTS DE CHOCOLATE

Ingredientes

- 470 g de harina integral de espelta o centeno
- 50 ml de sirope de agave o 100 g de azúcar de coco
- 1 cucharadita de sal marina sin refinar
- 50 ml de AOVE
- 5 vainas de cardamomo
- ½ cucharadita de ralladura de naranja
- 1 sobre de levadura natural eco sin gluten
- 150 g de leche vegetal de avena
- 100 g de agua

Para la cobertura

- 150 g de chocolate negro al 85% de cacao
- 1 chorrito de leche vegetal

Preparación

1. Extrae las semillas de cardamomo. Con un mortero o robot de cocina tritúralas junto a la ralladura de naranja. Reserva.

2. En un cazo mezcla el endulzante elegido, el aceite, la levadura, el agua, la leche, el cardamomo reservado y la ralladura y calienta a fuego muy lento durante unos minutos.

3. En un bol añade la mezcla templada, la harina y la sal y amasa durante unos minutos. La masa debe quedar compacta. Dale forma de bola a la masa y tapa con un paño. Deja que la masa fermente en un sitio cálido, por ejemplo en el interior del horno a 35°.

4. Espolvorea la superficie de trabajo con harina y amasa de nuevo. Estira la masa con ayuda de un rodillo hasta que tenga un grosor de 1 cm.

5. Con ayuda de dos cortapastas circulares de diferentes tamaños o un molde para donuts dales la forma deseada. Si no dispones de cortapasta o molde puedes usar dos vasos o tapas de distinto tamaño para dar forma a los donuts y hacer el agujero central. La masa restante, después de cortar cada *donut*, se amasa un poco y se vuelve a estirar y cortar hasta que se acabe. Deja reposar los *donuts* hasta que dupliquen su tamaño.

V

 15-20 donuts (según tamaño) / ½ h + 1 h (tiempo mín. de reposo)

6. Calienta el horno a 180° y hornea 15 min. Existe otra opción menos saludable y más convencional, pero que suele gustar mucho a los peques: los *donuts* fritos. En caso de freír lo haremos en abundante aceite de oliva caliente sin dejar que se quemen ni que el aceite llegue a humear. Escurre bien los restos de aceite usando un colador metálico.

7. Ahora toca preparar la cobertura. Derrite el chocolate negro con un chorrito de leche vegetal hasta conseguir la consistencia deseada.

8. Baña los *donuts* con el chocolate y deja enfriar. Nos traerán recuerdos de nuestra infancia, pero no vendrán acompañados de azúcar ni grasas *trans*.

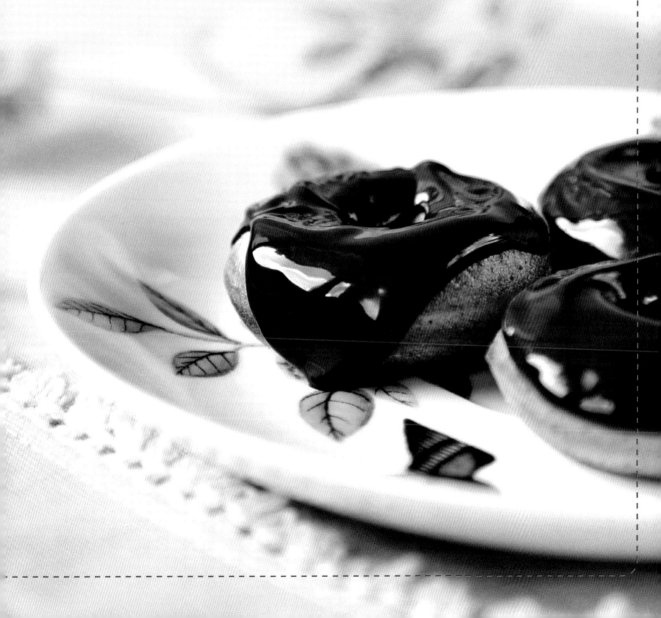

TRUFITAS DE CHOCOLATE
CON CROCANTE DE AVELLANA AL ESTILO ANTICÁNCER

Disfrutar de unos bombones de chocolate no tiene que ser sinónimo de azúcar, grasas y calorías. Con un poco de imaginación podemos preparar saludables y deliciosos bombones

 20 bombones (según tamaño)

 8 h en remojo + 2 h de refrigeración + 10 min de preparación

 robot de cocina o batidora

Ingredientes

- 150 g de avellanas crudas (remojadas 8 h en agua)
- 2 cucharadas de sirope de agave o equivalente
- 3 cucharadas de cacao en polvo desgrasado
- 2 cucharadas de semillas de lino molidas
- 3 dátiles
- ¼ de vaso (75 ml) de leche vegetal, preferible de avellanas

Para adornar
- 50 g avellanas crudas

Preparación

1. Tritura las avellanas con ayuda de un robot de cocina, debe quedar un polvo fino.

2. Añade el resto de ingredientes y tritura.

3. Deja enfriar para que se endurezcan y poder darles forma posteriormente.

4. Trocea las avellanas con las que vamos a rebozar los bombones con la batidora o con un mortero. Reserva.

5. Coge bolitas de masa del tamaño de una nuez y dales forma redondeada hasta obtener los bombones. Podemos hacerlo con nuestras manos o con dos cucharillas.

6. Reboza los bombones con las avellanas, deja enfriar en el frigorífico otras 2 h y ya estarán listos para disfrutar.

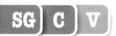

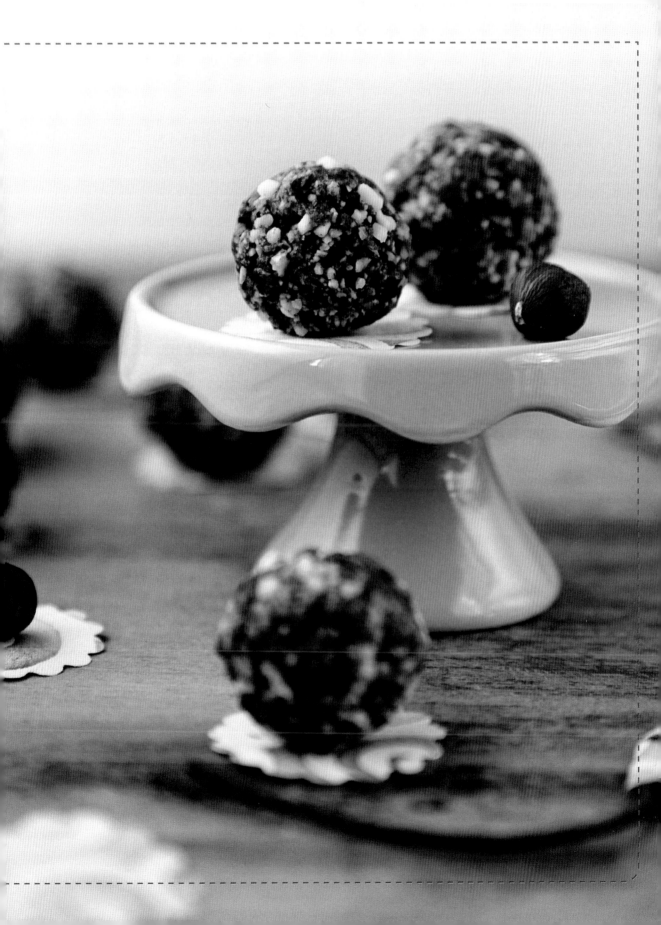

FLAN DE CHOCOLATE

CON COULIS DE FRAMBUESA

Vamos a preparar un saludable flan sin huevo, ideal para las personas que tienen dificultades para tragar o úlceras bucales.

El *agar agar* es un alga muy útil para elaborar postres sencillos y sanos, pues permite gelatinizar y espesar de forma saludable nuestros platos.

👤 2 flanes medianos / 🕐 15 min + 2 h de reposo / 🥣 batidora, moldes

Ingredientes

Para el flan

- 1 litro de leche vegetal sin azúcar añadida
- 25 g de cacao en polvo sin azúcar
- 3 cucharadas de agar agar
- 10 orejones (remojados 2 h)

Para el coulis

- 200 ml de agua de coco (en su defecto agua)
- 20-30 frambuesas
- 6 cucharaditas de café de azúcar de coco o equivalente

Preparación

1. Tritura los orejones a modo de pasta.

2. En un cazo lleva a ebullición la leche, la pasta de orejones y el cacao removiendo con frecuencia. Cuando haya llegado al punto de ebullición añade el agar agar y remueve. Deja hervir unos 10 min.

3. Tritura todos los ingredientes, reparte en moldes o cuencos y deja enfriar. Guárdalos en el frigorífico 2 h hasta que solidifiquen.

4. Mientras, prepara el coulis de frambuesa. Bate el agua de coco, las frambuesas y el azúcar. Nos quedará una salsa de color y sabor espectacular.

5. Desmolda el flan y riega con el coulis. ¡Listo para degustar!

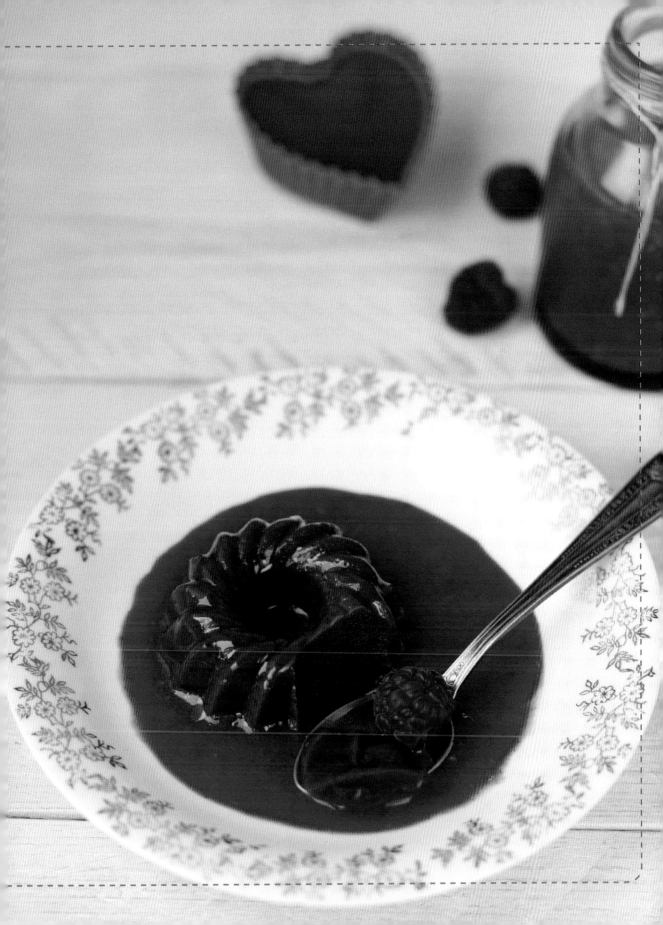

GOMINOLAS DE MORAS

Os presento unas deliciosas gominolas sin azúcar y sin gelatina de origen animal. Son saludables y un dulce ideal para las personas con molestias bucales o alteraciones digestivas. Es una golosina apta para toda la familia rica en **resveratrol** (zumo de uva), **ácido elágico** (moras) y **fibra** (agar agar).

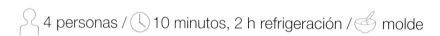 4 personas / 10 minutos, 2 h refrigeración / molde

Ingredientes

- 150 g de moras
- 150 ml de zumo de uva negra o mosto
- 150 ml de agua
- 50 ml de sirope de agave
- 1 cucharadita de postre colmada de agar agar

Preparación

1. Tritura las moras. Reserva.
2. Pon a calentar el mosto en un cazo y cuando hierva incorpora el agua y lleva de nuevo a ebullición. Añade el agar agar y deja que hierva 2 min.
3. Retira del fuego y añade el puré de moras y el sirope de agave. Vuelca la mezcla sobre un molde de base plana y lisa, lo ideal sería un molde rectangular con paredes altas. Introduce en la nevera y deja enfriar y solidificar.
4. Desmolda y corta con un cuchillo en cuadraditos y decora con unas hojas de menta. Puedes espolvorear azúcar de coco para hacerlas similares a las convencionales.

SG **V**

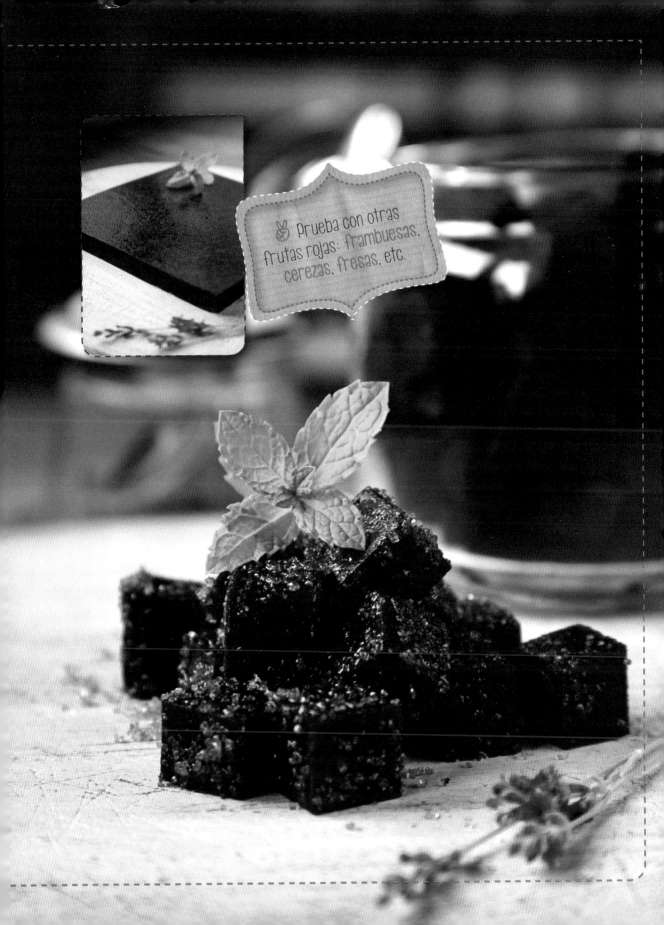

prueba con otras frutas rojas: frambuesas, cerezas, fresas, etc.

MANZANAS AL VAPOR

Las manzanas son ricas en **flavonoides** y **polifenoles**, especialmente su cáscara. También poseen **vitamina E**, la cual es antioxidante. Al cocinarlas al vapor se convierten en un plato fácil de ingerir cuando tenemos náuseas, molestias digestivas o dificultad para deglutir. Eran mi plato favorito durante la quimio. Había días que sólo comía manzanas al vapor.

 3-4 personas / 🕐 40 minutos / vaporera

Ingredientes

- 3 manzanas golden
- 1 cucharada de sirope de agave o miel
- 350 ml de agua
- Canela en polvo

Para decorar
- 3 fresas
- Almendras crudas.

Preparación

1. Lava las manzanas y quítales el corazón. Colócalas en el interior de la vaporera.

2. Pon el agua, el sirope y una pizca de canela (al gusto) en una olla y coloca encima la vaporera con las manzanas. Lleva el agua a ebullición y después cocina 25 min a fuego medio.

3. Retira las manzanas y sigue cocinando unos minutos más, entre 5-10 min, hasta que el agua se convierta en una salsa con una consistencia similar a la miel.

4. Emplata rociando la salsa sobre las manzanas y añadiendo un poquito en su interior. Decora con fresas y almendras. El resultado es un apetitoso postre apto para enfermos con cáncer y diabéticos.

SG V

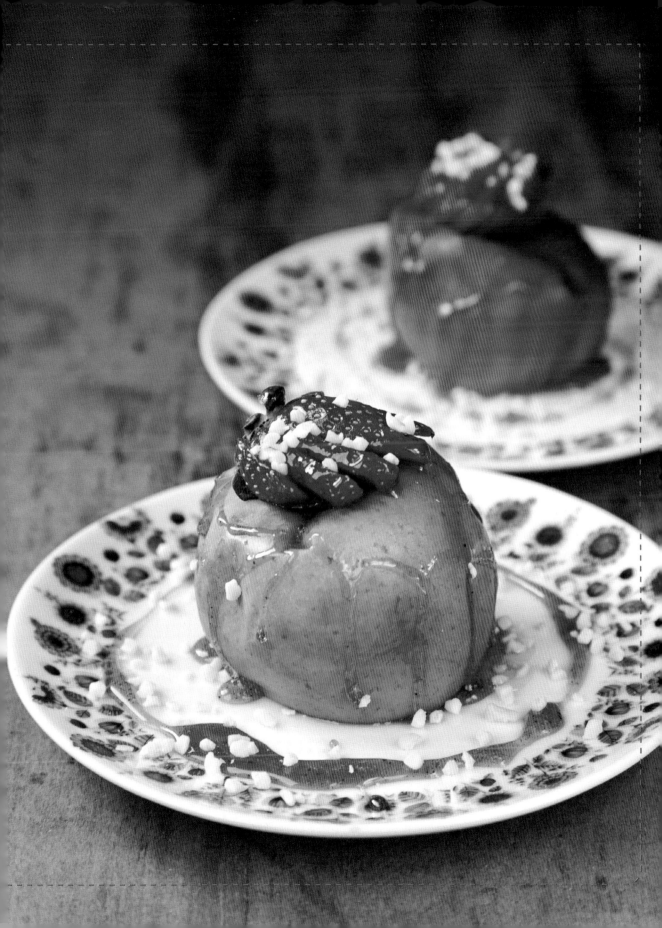

MERMELADA DE CALABAZA,
ZANAHORIA Y NARANJA

Mermelada otoñal casera sin azúcar añadido. Ideal para untar sobre pan al vapor.

 1 tarro / 🕐 40 minutos

Ingredientes

- 250 g de calabaza
- 250 g de zanahoria
- 500 g de manzana
- El zumo y la piel de una naranja
- 4 ciruelas o albaricoques secos hidratados 15 min
- 1 palito de canela
- ¼ cucharadita de agar agar
- Agua

Preparación

1. Pela y limpia de pepitas la pulpa de la calabaza, lávala y córtala en trocitos. Pela las zanahorias y córtalas en cuadraditos pequeños. Si tienes un rallador, con la parte gruesa ralla la calabaza y la zanahoria y con la parte fina, la naranja. Lava muy bien la mitad de la piel de la naranja y pélala. Exprime el zumo.

2. Añade las verduras en una olla con el zumo de naranja, la fruta seca hidratada y la canela. Cubre con agua y cocina a fuego lento hasta que estén blanditas, al menos ½ h. Remueve para que no se pegue. Si ves que le falta agua añádele en pequeña cantidad para que no quede aguada.

3. Retira la canela, la piel de la naranja y añade el agar agar. Tritura hasta conseguir la consistencia de un puré. Vuelve a calentar hasta que hierva. Cocina unos 5 min a fuego medio y deja enfriar.

4. Guarda en un tarro de cristal hermético. Si quieres conservarla largo tiempo tienes que esterilizar previamente los recipientes en los que la vas a envasar.

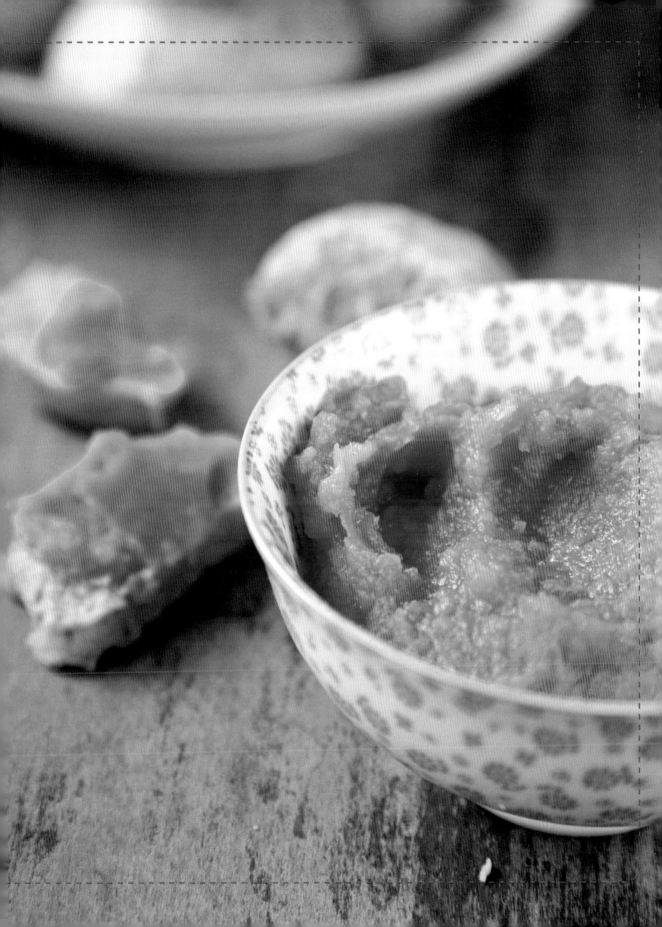

MOUSSE DE CHOCOLATE
Y ARÁNDANOS

¿Quién dijo que es incompatible comer sano y delicioso? Esta *mousse* es muy sencilla de preparar y os sorprenderá por su sabor y su alto contenido en fitoquímicos anticáncer: **procianidinas**, **flavonoides** y **catequinas** presentes en el cacao, **antocianinas** y **ácido elágico** presente en los arándanos y abundante **omega 3** presente en el lino y las nueces.

 1 persona / 2 minutos / batidora

Ingredientes

- 10 nueces
- 1 puñado de arándanos negros
- 1 trocito de piel de naranja lavada
- ½ aguacate
- 2 cucharadas de semillas de lino
- 2 cucharas de cacao en polvo sin azúcar
- 50 ml de agua (más o menos según nos guste de consistencia)
- Sirope de agave o miel cruda al gusto

Para decorar
- Arándanos, polen y nueces

Preparación

1. Con ayuda de una batidora bate todos los ingredientes juntos hasta obtener la consistencia de una *mousse*.

2. Sirve la *mousse* fría y adorna con arándanos, nueces y polen. El polen estimula el sistema inmune y supone un refuerzo para nuestras defensas.

SG **C** **V**

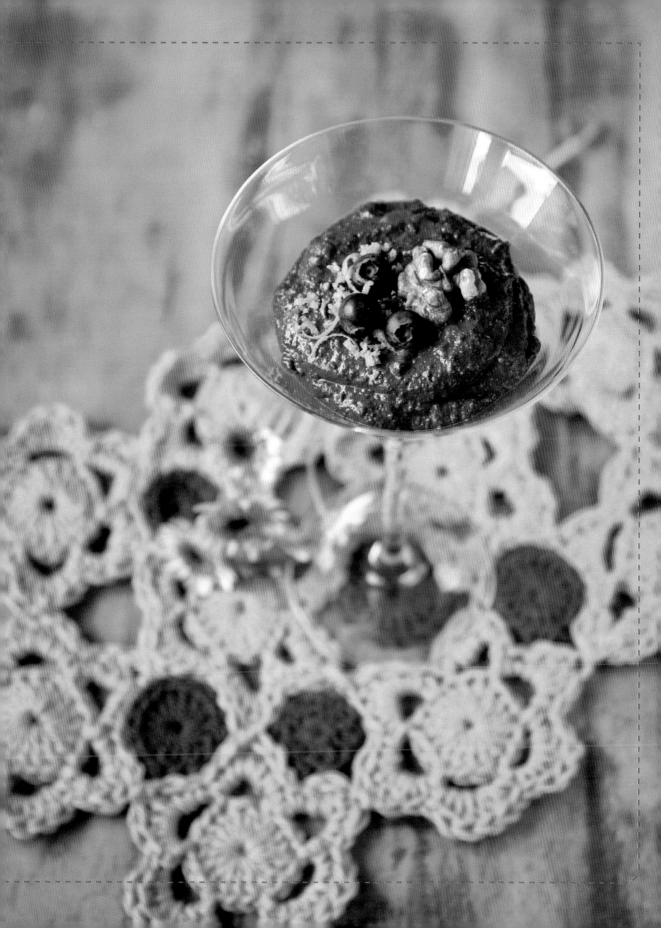

NATILLAS DE MANZANA

Este plato dulce y delicioso es muy digestivo gracias a la manzana. Es muy recomendable para personas convalecientes por su contenido en avena y por ser rico en **grasas**, **proteínas** y **betaglucanos** estimulantes del sistema inmune.

 2 raciones / 15 minutos / batidora

Ingredientes

- 1 manzana reineta
- 1 cucharada sopera de sirope de agave o miel
- El zumo de ¼ cuarto de limón
- ½ litro de leche de avena
- 1 cucharadita de agar agar
- 1 rama de canela
- 1 trozo de vaina de vanilla

Preparación

1. Pela y trocea la manzana y rocíala con el zumo de limón para que no se oxide.

2. En un cazo pon la manzana y el *agave* y cocina durante unos minutos hasta ablandarla, añade la leche junto con la canela y la vainilla y lleva a ebullición. Añade el *agar agar* y cocina durante unos minutos más. Retira del fuego.

3. Retira el palo de la canela y tritura con el brazo de la batidora. Reparte en cuencos individuales y deja enfriar para que espesen.

SG V

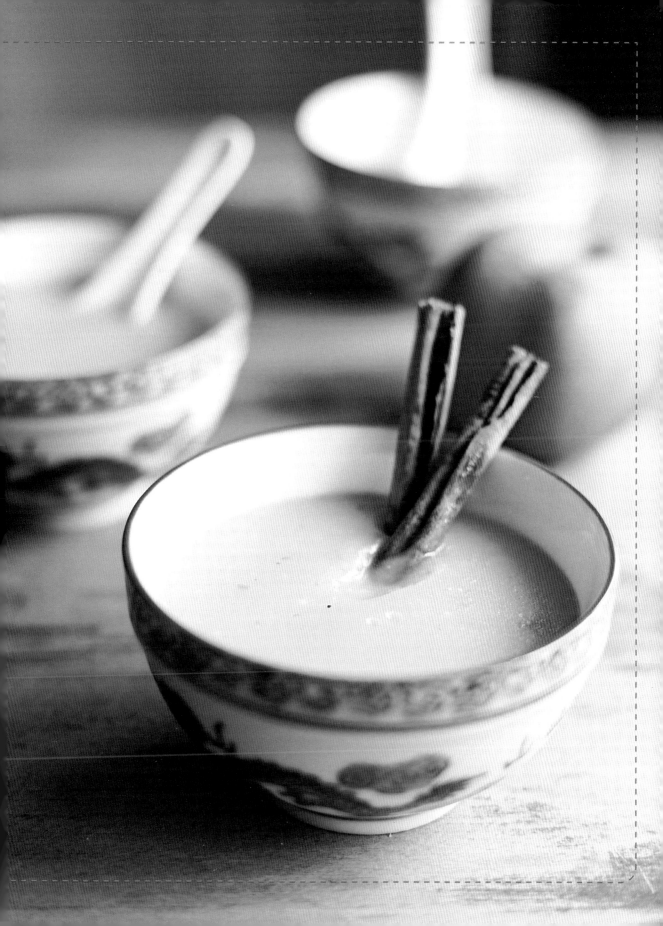

PAPAYA
CON ZUMO DE NARANJA

La papaya es una fruta anticáncer dado su contenido en antioxidantes y fitoquímicos tales como la **ciproheptadina**, que actúa como una quimioterapia natural. Esta receta además contiene otros dos importantes alimentos anticáncer, la naranja, rica en **narangina**, **hesperidina**, **criptoxantina**, **nomilina**, **obacunona** y **nobelitina**, y la canela, rica en **flavonoides** y muy útil como antidiabético natural ya que regula la glucemia en sangre.

🧑 3-4 personas / 🕐 5 minutos / 🥣 exprimidor

Ingredientes

- 1 papaya
- El zumo de 2 naranjas
- 1 chorrito de agave (opcional)
- Canela molida

Preparación

1. Corta la papaya en cuadrados y colócala en un cuenco.

2. Exprime el zumo de las naranjas y vierte sobre la papaya. Espolvorea con canela molida y opcionalmente añade sirope de agave si deseas un plato más dulce. ¡*Voilà* un sencillo plato anticáncer!

SG C V

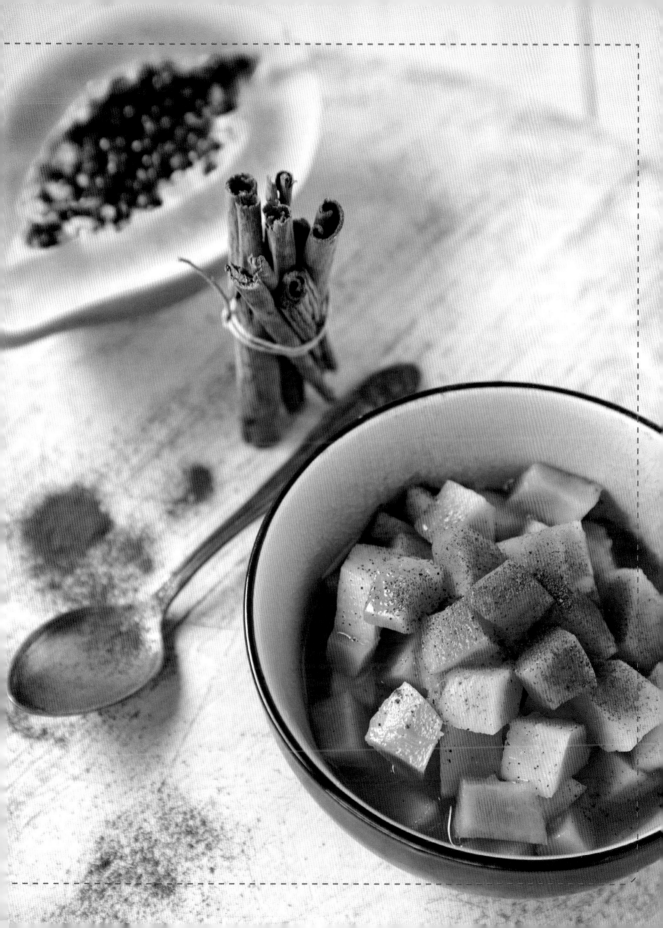

PERAS AL VINO TINTO

En esta receta vamos a aprovechar el **resveratrol** del vino tinto prescindiendo del perjudicial formaldehído que éste contiene. Cuando calentamos el vino por encima de 80° el formaldehído se evapora y nos quedamos con el saludable **resveratrol**.

 6 personas / 30 minutos, 12 h maderación / vaporera

Ingredientes

- 6 peras maduras
- 1 rama de canela
- 5 granos de pimienta negra
- 1 clavo
- La piel de 1 naranja ecológica
- 5 cucharadas de sirope de agave o 10 cucharadas de azúcar de coco
- 750 ml de vino tinto eco
- 200 g de frutos rojos

Preparación

1. Coloca en una olla todos los ingredientes salvo las peras y los frutos rojos. Mezcla bien y calienta hasta llevarlos a ebullición.

2. Coloca las peras en la vaporera y encaja sobre la olla. Cocina al vapor durante 15 min.

3. Dales la vuelta a las peras y cocina 10 min más.

4. Vierte las peras en un bol de paredes altas y riega con la salsa. Añade los frutos rojos, mezcla y deja macerar unas 12 h para que tomen el sabor y el color del vino.

SG V

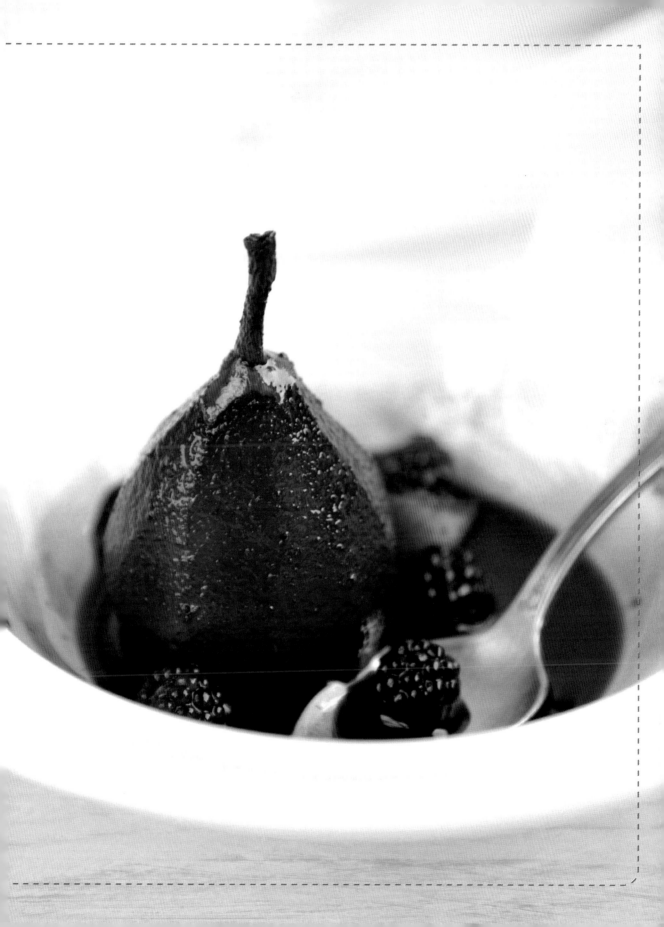

POLOS DE FRUTAS

Sólo necesitamos fruta fresca de temporada bien madura para preparar helados sin azúcar, sin conservantes ni colorantes y 100% naturales. Los alimentos fríos están recomendados para los enfermos con cáncer sometidos a quimio y radioterapia. Estas terapias pueden producir llagas y úlceras en la boca así como mucositis y dolor a lo largo del tracto digestivo. Los polos y sorbetes aliviarán estos síntomas. Según la temporada prepararemos nuestros polos con las distintas frutas anticáncer, salvo con cítricos. Los cítricos van a irritar aún más la delicada mucosa digestiva.

POLO VERANIEGO DE SANDÍA Y KIWI

Ingredientes

- 350 g de sandía cortada en trozos y retiradas las semillas
- 1 cucharada de endulzante natural al gusto
- 1 kiwi cortado en rodajas

Preparación

1. Tritura la sandía con el endulzante e introduce en los vasos. Coloca las rodajas de kiwi en los laterales del vaso y pincha con los palitos. Introduce en el congelador durante unas 4 h mínimo

2. Cuando vayas a consumir los polos, sumérgelos unos instantes en agua caliente sin que el agua toque la parte superior del vaso y desmolda.

POLO OTOÑAL DE ARÁNDANOS Y GRANADA

Ingredientes

- 225 ml (un vaso) de zumo de granada
- 300 g de arándanos frescos

Preparación

1. Tritura todos los ingredientes con ayuda de una batidora.

2. Vierte la mezcla en vasos de cristal. Coloca un palo de madera para helados e introduce en el congelador hasta que estén congelados, mínimo unas 4 h.

8-9 polos / 5 min + 4 h de congelación / batidora, molde de silicona

El endulzante es opcional, según el dulzor deseado. Si se emplean siropes, la textura del polo resulta más apetecible. Puedes usar sirope de yacón, agave o arce.

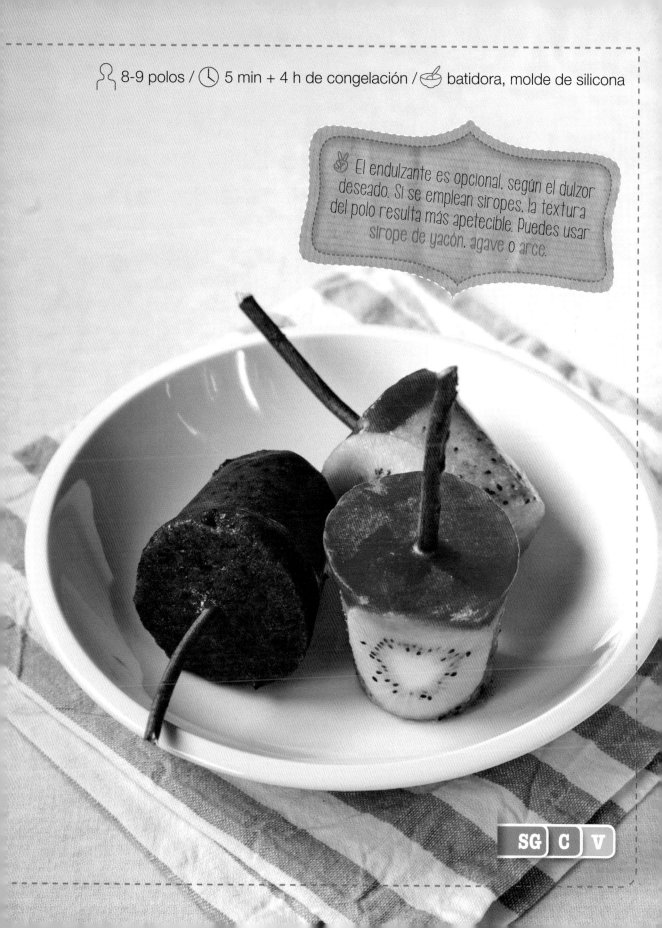

SG C V

SOPA FRÍA
DE TÉ VERDE Y MANDARINAS

Las **catequinas**, principales fitoquímicos del té verde, se absorben mejor y son más eficaces en la prevención del cáncer cuando se consumen junto a **vitamina C**, por eso en esta receta vamos a acompañar nuestro té con unas ricas mandarinas.

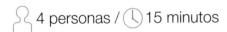 4 personas / 15 minutos

Ingredientes

- 2 vasos de agua
- 2 orejones de albaricoque
- 2 cucharaditas de té verde en hoja
- 1 cucharada de estevia en hoja
- 10 mandarinas peladas y separadas en gajos

Preparación

1. Calienta el agua en un cazo y antes de que empiece a hervir retira del fuego. Añade el té verde, la estevia y los orejones. Deja reposar 8 min.

2. Cuela el té y en el mismo cazo añade las mandarinas. Calienta 2 min para que se mezclen los sabores.

3. Vierte el té y las mandarinas en un recipiente de cristal o porcelana y deja reposar en la nevera 1 h.

4. Sirve frío. Puedes añadir hielo.

SG V

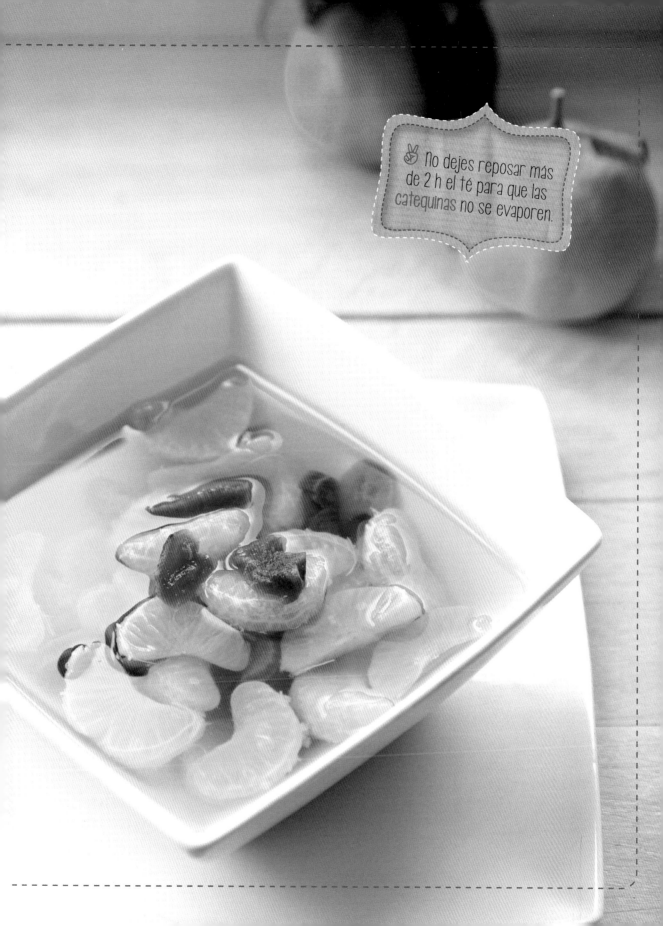

✌ No dejes reposar más de 2 h el té para que las catequinas no se evaporen.

TARTA DE FRESA

CRUDIVEGANA

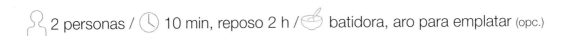

Esta tarta es muy nutritiva y concentra muchos fitoquímicos: **catequinas**, **proantocianidinas**, **ácido clorogénico** y **flavonoides** tipo **quercitina** (manzana), **ácido elágico** (frutas rojas) y **omega 3** (lino y nueces). No contiene azúcar, leche, harina ni huevo. Todo un reto lleno de sabor.

👥 2 personas / 🕐 10 min, reposo 2 h / 🥣 batidora, aro para emplatar (opc.)

Ingredientes

Para la masa

- 75 g de nueces
- 1 cucharada de semillas de lino
- 1 manzana ácida
- 1 cucharada de zumo de limón

Para la crema

- 1 cucharada de tahín
- 4 fresas
- 1 kiwi
- 1 cucharada de zumo de limón
- 1 cucharada de sirope de agave
- Agua (en función del espesor de la crema deseado)

Para decorar

- Frutas del bosque al gusto (fresas, moras, frambuesas, etc.)

Preparación

1. Tritura todos los ingredientes de la masa y dispón sobre un aro de cocina en el centro de un plato. Aplasta con una cuchara o la base de un vaso hasta obtener una distribución uniforme.

2. Tritura todos los ingredientes para la crema y vierte sobre la masa.

3. Decora con las frutas.

4. Refrigera 2 h y ¡lista para comer!

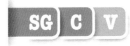

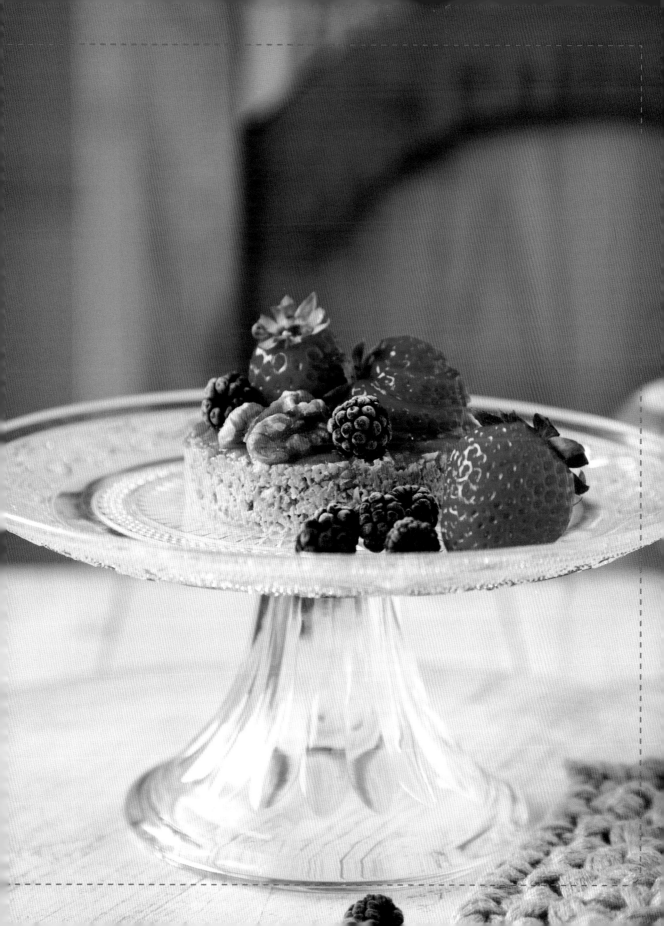

TARTA DE MANZANA Y PERA

Esta receta es perfecta para los más golosos, e ideal para esos días especiales en los que queremos sorprender a los invitados con una deliciosa y saludable tarta. No contiene azúcar, leche ni mantequilla, pero tiene todo el sabor.

 1 tarta (molde 22 cm) / 40 minutos / varilla manual o eléctrica, molde

Ingredientes

- 3 huevos ecológicos
- 75 ml de sirope de agave o miel o 150 g de azúcar de coco
- 50 ml de AOVE
- 100 g de harina integral espelta o centeno
- 1 pellizco de sal marina sin refinar
- 2 manzanas golden
- 2 peras
- Canela molida

Preparación

1. Precalienta el horno a 180°.

2. Corta las manzanas y las peras en láminas finas. Reserva.

3. Con unas varillas manuales o eléctricas mezcla en un cuenco grande los huevos y el agave hasta obtener una consistencia cremosa.

4. Añade al cuenco la harina, el aceite y la sal y mezcla bien.

5. En un molde plano coloca las manzanas cubriendo toda la base del molde elegido. Vierte encima la mitad de la mezcla.

6. Coloca las peras y vierte por encima el resto de la mezcla. En la última capa coloca unas láminas de manzana o pera para decorar. Espolvorea un poco de canela.

7. Hornea durante ½ h. Deja templar y ¡a sorprender a los invitados!

V

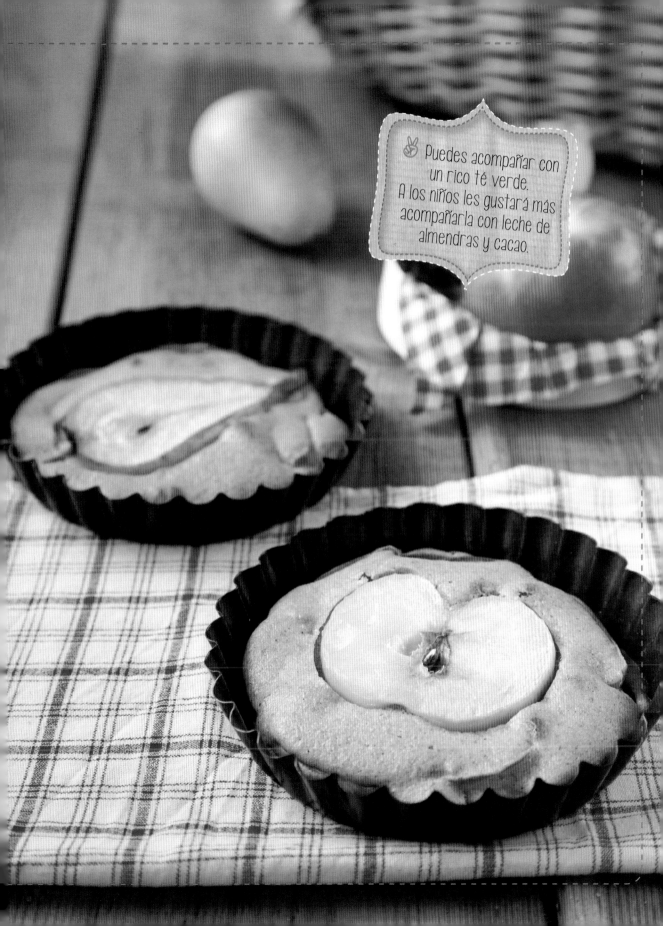

Puedes acompañar con un rico té verde.
A los niños les gustará más acompañarla con leche de almendras y cacao.

TORTITAS DE TRIGO SARRACENO
CON CREMA DE CACAO Y AVELLANAS

Las tortitas las vamos a preparar con granos enteros de trigo sarraceno, que moleremos para obtener la harina en casa. Las harinas que compramos pueden llevar meses molidas y ser ya un alimento «muerto», pobre en nutrientes. Para molerlas puedes usar un molinillo de cereales, una batidora potente o un robot de cocina.

Ingredientes

Para las tortitas

- 1 vaso de trigo sarraceno (remojado 3 h)
- ½ vaso de leche vegetal sin azúcar
- 1 vaso de agua
- AOVE

Para la crema de chocolate

- 75 ml de leche de avellana o avena
- 1 cucharada de cacao puro en polvo
- 100 g de avellanas
- 50 ml de agave o equivalente
- 1 aguacate

Preparación

1. Escurre bien el trigo sarraceno tras remojarlo. Tritura con el robot de cocina o picadora. Mezcla con la leche vegetal y el agua y deja reposar 10 min.

2. Mientras reposa la masa de las tortitas prepara la crema. Empieza triturando las avellanas hasta obtener un polvo fino. Añade el resto de ingredientes y vuelve a triturar hasta obtener la textura de una crema.

3. Guarda en un tarro y deja enfriar para que solidifique. Pincela bien con unas gotas de aceite una sartén sin teflón. Cuando el aceite esté caliente, añade un poco de la masa, cocina, dale la vuelta y retira.

5. Vierte más masa y esparce bien con una cuchara o con una espátula. Espera a que se haga por la cara de abajo, y con una espátula fina desengancha los bordes y dale la vuelta.

6. Unta las tortitas con la crema y ¡listo para merendar! Decora con frutas del bosque

✌ podéis usar el grano de cereal que más os guste: espelta, centeno, arroz...

GUÍA DE ALIMENTOS CONTRA EL CÁNCER

Para concluir, y basándonos en las recomendaciones del libro y en la investigación sobre alimentación y cáncer desarrollada por el bioquímico e investigador Richard Béliveau, del Laboratorio de Medicina Molecular del Hospital Sainte-Justine y la Universidad de Quebec en Montreal, te propongo **consumir a diario** estos alimentos.

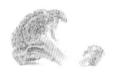

crucíferas

100 g

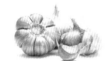

ajo

2 dientes

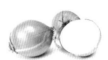

cebolla, cebolleta, puerro

1 unidad

cúrcuma

1 cucharadita de postre

semillas de lino recién molidas

1 cucharada sopera

vegetales de hoja verde

100 g

concentrado o salsa de tomate

1 cucharada sopera

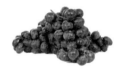

uva negra

100 g

pimienta negra

1 pizca

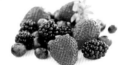

frutos rojos

100 g

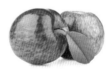

manzana roja

1 unidad

vino tinto, mosto o zumo de uva

1 copa

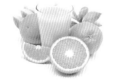

zumo de cítricos

100 ml

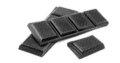

chocolate negro 85%

20 g

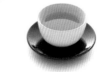

té verde

3 tazas

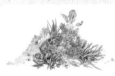

hierbas aromáticas

1 cucharadita

EL PLATO ANTICÁNCER:

PLANIFICACIÓN DE ALMUERZOS Y CENAS

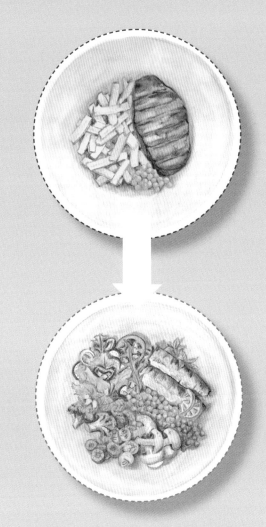

El típico plato de nuestra dieta actual suele estar compuesto por una gran pieza de carne o pescado y una pequeña porción de verduras o patatas como guarnición o acompañamiento. En nuestra alimentación anticáncer vamos a cambiar las tornas, predominará el vegetal sobre el resto de alimentos. Conformaremos nuestro plato con una gran ración de vegetales, que acompañaremos con cereales integrales o legumbres. De forma opcional, podemos acompañar con una pequeña porción de pescado, carne o huevo. La proteína animal nunca equivaldrá a más de un tercio del plato.

Nuestros almuerzos y cenas deben empezar con algo crudo, sobre todo en verano, y después un plato cocinado a baja temperatura donde los vegetales sean los protagonistas. Debemos variar los vegetales elegidos para confeccionar nuestras recetas, recuerda que cuanto más variada y colorida sea nuestra alimentación más fitoquímicos contendrá.

Ensalada, gazpacho, zumo o batido verde o un plato de caldo, sopa o crema de verduras en invierno

+

Plato cocinado donde las verduras sean las protagonistas

PLANIFICACIÓN DEL MENÚ. DESAYUNO, ALMUERZO Y CENA

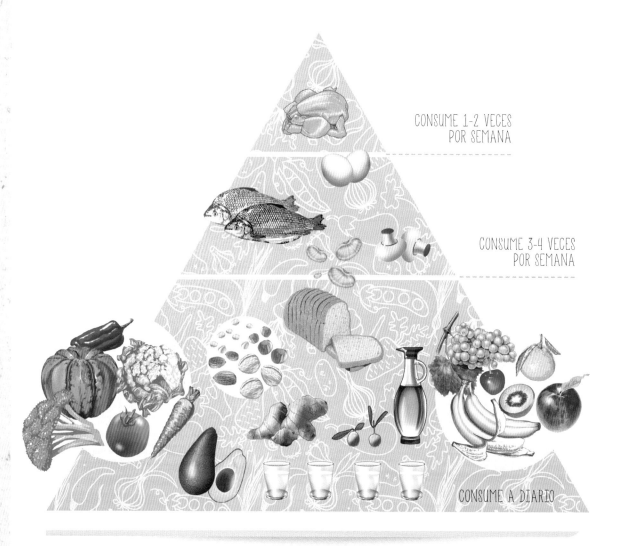

CONSUME 1-2 VECES POR SEMANA

CONSUME 3-4 VECES POR SEMANA

CONSUME A DIARIO

Pirámide de alimentación anticáncer

■ Consume fruta y vegetales a diario

Te recomiendo incluir en tu alimentación al menos 200 g de fruta y 300 g de vegetales al día. El estudio EPIC ha demostrado que consumir 200 g de fruta y verdura al día reduce en un 3% el riesgo de padecer cáncer de cualquier tipo, y que cuanto mayor sea el consumo de estos alimentos, menos riesgo existe de padecer cáncer.

■ Consume grasas saludables a diario en forma de aceites, semillas, frutos secos y aguacate

Se recomienda el consumo de grasas saludables a diario teniendo en cuenta que nuestro objetivo es obtener un equilibrio omega 3/omega 6 de 1:1.

Las semillas de lino y de chía, y el aceite de lino son la mejor fuente de omega 3, tómalos a diario. En el caso de las semillas de lino se recomienda una cantidad de 1-2 cucharadas diarias, de aceite de lino, 1 cucharada al día. Recuerda que el aceite debe ser ecológico de primera extracción en frío, debe estar envasado en una botella opaca y que hay que guardarlo en el frigorífico como máximo un mes desde el momento en que lo abramos. Nunca lo uses para cocinar, consúmelo en crudo.

Se recomienda tomar nueces, avellanas, anacardos, almendras, semillas de girasol y de calabaza. Son fuente de omega 6 saludables y en menor cantidad de omega 3. La cantidad recomendada es de un puñado diario.

Consume semillas germinadas, son brotes de vida donde abundan las proteínas, las vitaminas y los fitoquímicos.

El aceite de oliva virgen extra nos aporta omega 9 o ácido oleico. Consume unas 4-6 cucharadas al día. El resto de aceites vegetales no son recomendables por su alto aporte en omega 6, salvo el aceite de germen de trigo que puede usarse en crudo para ensaladas. Evita el aceite de girasol refinado y las margarinas para cocinar, contienen grasas perjudiciales.

El consumo frecuente de aguacate es recomendable por su alto contenido en ácido oleico.

■ Consume especias y aromáticas anticáncer a diario

La principal especia anticáncer que debes añadir en tu alimentación es la cúrcuma. Incluye mínimo 1 cucharadita de postre (5 g) al día mezclada con pimienta negra.

Otras especias y aromáticas a incorporar en nuestras comidas: jengibre, clavo, chile, canela, cardamomo, comino, anís estrellado, perejil, orégano, albahaca, tomillo, romero, cilantro, etc.

■ Consume cereales y pseudocereales integrales a diario

Daremos prioridad al arroz, la quinoa, la avena, la cebada y el trigo sarraceno.

El centeno, el kamut y la espelta son especialmente recomendables en repostería y para elaborar pan, pues son los más horneables. Lo ideal es consumir pan integral con masa madre. Limita la ingesta de trigo y de maíz por su alto índice glucémico y excesiva manipulación de sus semillas.

Da prioridad al consumo de granos enteros. Con menor frecuencia consume pasta y pan. En contadas ocasiones toma bollería y repostería, siempre preparadas con harinas integrales y sin azúcar blanquilla.

Descarta los cereales y harinas refinadas así como el seitán. Di adiós al pan blanco, a la pasta y al arroz blanco.

◾ Legumbres, 3-5 veces por semana

Combínalas en una misma comida o a lo largo del día con cereales integrales para obtener un completo aporte de proteínas.

◾ Consume algas 3-5 veces por semana

Añádelas a las ensaladas o en el caldo de cocción cuando cocines legumbres y arroces.

◾ Consume pescado 3-4 veces por semana

Preferiremos el pescado azul al blanco. Es preferible consumir pescado azul pequeño tipo boquerón, sardina, jurel y caballa por estar menos contaminado por metales pesados. Descarta el atún, el pez espada, el bonito y el salmón.

Puedes consumir pescado blanco. Es muy digestivo y va a ser un alimento apetecible durante el tratamiento de quimioterapia. Merluza, lenguado y bacalao (sin sal) son los más recomendables.

No tomes pescado de piscifactoría o acuicultura. Busca siempre la etiqueta que indique que el pescado es de pesca extractiva. La dorada y la lubina suelen proceder de piscifactoría, por lo que no te los recomiendo. El salmón también suele ser de piscifactoría, el salvaje es difícil de encontrar.

El marisco no es aconsejable; se ha relacionado su consumo con el cáncer de colon.

No tomes pescado frito, mejor crudo, al vapor u horneado a baja temperatura. Si tomas conservas de pescado procura comprarlas en tarros de cristal y preparadas con aceite de oliva virgen extra (en muchas etiquetas sólo indica aceite de oliva y éste puede ser de dudosa calidad).

El pescado se puede congelar. A sus grasas no les afecta el proceso de congelado.

◾ Consume setas 4-5 veces por semana

Shiitake, maitake, reishi, champiñones, boletus, níscalos (o rovellones), setas de cardo, gírgolas... todos son recomendables.

◾ Consume huevos 2-3 veces por semana

La mejor forma de consumirlos es cociéndolos o en forma de revuelto de verduras o tortilla de verduras o setas.

◾ Reduce el consumo de carne a 1-2 veces por semana como máximo

Da prioridad a las carnes blancas, es decir, la de pollo, pavo y conejo.

◾ Consume bebidas saludables

Nuestra principal bebida debe ser el agua. ¿Cantidad? La que el cuerpo te pida. Bebe agua cuando tengas sed. La segunda bebida a consumir debe ser el té verde y las infusiones. Toma tres tazas de té verde al día.

LOS ENDULZANTES. ¿CUÁLES SON LOS MÁS SALUDABLES?

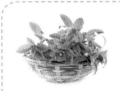
estevia

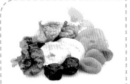
fruta seca

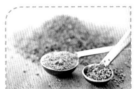
azúcar de coco

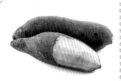
sirope de yacón

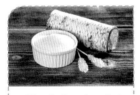
xilitol de abedul

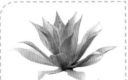
sirope de agave

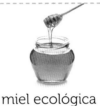
miel ecológica

azúcar mascabado

▦ Equivalencia entre los diferentes endulzantes y el azúcar

Endulzante	Equivalencia con 1 cucharada de azúcar
Agave, sirope de	½ o ⅔ de cucharada
Azúcar mascabado	1 cucharada
Coco, azúcar de	1 cucharada
Estevia, hojas secas de	½ cucharada
Estevia, extracto líquido de	6 a 9 gotas
Estevia, polvo de	1 pizca
Melaza de cereales	2 cucharadas
Miel	½ cucharada
Xilitol de abedul	1 cucharada
Yacón, sirope de	¾ cucharada

Alimentos RECOMENDADOS
según localización del cáncer

Colon	Cebolla, ajo, crucíferas, algas, setas, huevos, cereales integrales, legumbres, lino, cúrcuma, perejil, leche materna, probióticos, té verde, vino tinto, granada, cítricos, manzana, frutos rojos, melocotón
Páncreas	Ajo, setas, lino, sésamo, cúrcuma, granada, legumbres
Estómago	Cebolla, ajo, crucíferas, setas, legumbres, aceite de oliva, cúrcuma, aromáticas, leche materna, té verde, cítricos
Esófago	Ajo, crucíferas, setas, cereales integrales, cúrcuma, té verde, cítricos, vino tinto
Ovario	Cebolla, crucíferas, algas, setas, cereales integrales, soja, lino, aceite de oliva, cúrcuma, jengibre, té verde, vino tinto, cítricos
Útero	Setas, cereales integrales, cúrcuma
Cuello de útero	Cebolla, setas, cúrcuma
Mama	Cebolla, ajo, crucíferas, algas, setas, cereales integrales, lino, sésamo, aceite de oliva virgen extra (ideal primera presión en frío), cúrcuma, jengibre, perejil, leche materna, té verde, granada, cítricos, manzana, frutos rojos, melocotón, vino tinto
Próstata	Crucíferas, setas, tomate, cereales integrales, soja, lino, sésamo, cúrcuma, jengibre, perejil, leche materna, té verde, vino tinto, granada, frutos rojos, cebolla
Pulmón	Ajo, crucíferas, algas, setas, soja fermentada (tamari, miso, tempeh), lino, cúrcuma, perejil, té verde, vino tinto, granada, manzana
Cerebro	Cebolla, setas, cúrcuma, leche materna, vino tinto, cítricos
Piel	Ajo, algas, setas, cúrcuma, té verde
Riñón	Crucíferas, algas, setas, cereales integrales, legumbres, cúrcuma, cítricos
Vejiga	Crucíferas, setas, legumbres, cúrcuma, leche materna
Linfoma	Cebolla, setas, cereales integrales, cúrcuma, vino tinto
Leucemia	Algas, setas, cereales integrales, sésamo, cúrcuma, perejil , leche materna, vino tinto, cítricos

Alimentos y estilos de vida
NO RECOMENDADOS
según localización

Colon	Alcohol, carne (+++), barbacoa, grasas, azúcar, obesidad, tabaco, estreñimiento crónico, sedentarismo
Páncreas	Carne, azúcar, tabaco (+++), obesidad, sedentarismo
Estómago	Sal (+++) y salazones, barbacoa, mala refrigeración de los alimentos
Esófago	Tabaco (+++), alcohol (+++), mate caliente, alimentos excesivamente calientes
Ovario	Lácteos, grasas saturadas y animales, obesidad, uso de talco en zona genital
Útero	Grasas saturadas y animales, obesidad, azúcar, sedentarismo
Cuello de útero	Tabaco (+++), relaciones sexuales sin protección, infección por papiloma virus
Mama	Alcohol, carne, grasas saturadas y animales, azúcar, obesidad, crecimiento y pubertad precoz, menopausia tardía, abortos, no lactar, nuliparidad, sedentarismo, plaguicidas domésticos, insecticidas organoclorados: DDT, DDE.
Próstata	Carne, lácteos, grasas animales y saturadas, sedentarismo, plaguicidas organoclorados
Pulmón	Tabaco (+++), alimentos ahumados, alcohol, grasa saturada y animal, contaminacion ambiental, exposición prolongada al humo procedente de la combustión de la madera (chimenea, cocina de leña, etc.), diazinon
Riñón	Carne, lácteos, obesidad, tabaco
Vejiga	Café, tabaco (+++), obesidad
Cáncer cavidad oral	Tabaco (+++), alcohol, mate caliente
Hígado	Alcohol, contaminación alimentaria por aflatoxina, obesidad, plaguicidas organoclorados, hepatitis B y C

IDEAS PARA EL MENÚ SEMANAL

A continuación te propongo dos menús semanales basados en las recetas de este libro. La alimentación propuesta es piscivegana, donde predomina el vegetal sobre el resto de alimentos. Si deseas incluir carne y huevo en tu dieta, sustituye algunos platos de verduras y pescado por estos alimentos, pero recuerda que nunca deben ser las proteínas animales las protagonistas del plato, sino las verduras.

También te propongo ideas para el desayuno. Lo ideal sería tomar primero el zumo o batido verde y después el desayuno anticáncer o fruta fresca. Pero tienes más ideas para que puedas ir variando tus desayunos.

Para simplificar la compra y organizarte en la cocina te aconsejo que cada lunes planifiques qué vas a comer esa semana para así hacer la lista de la compra semanal y ahorrar tiempo.

Espero que te haya gustado este libro y te sea de gran utilidad.

semana 1

DESAYUNO

p26
Zumo depurativo

p28
Batido verde de perejil

ALMUERZO

LUNES	MARTES

1º PLATO

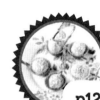
p96
Ensalada arcoíris

p120
Pastelitos de coco, zanahoria y calabacín

2º PLATO

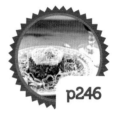
p246
Musaka de lentejas con bechamel de avena

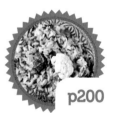
p200
Arroz biryani

CENA

1º PLATO

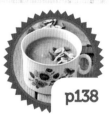
p126
Crudilasaña

p138
Crema de calabacín

2º PLATO

p84
Guacamole

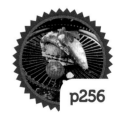
p256
Sardinas en escabeche

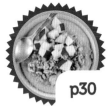
p30

Mi desayuno
anticáncer

p34

Crema dulce
de quinoa

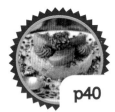
p40

Crema de amaranto con manzana
y mouse de cacao y avena

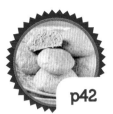
p42

Pan integral
al vapor

p36

Granola

MIÉRCOLES

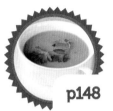
p148

Sopa Hipócrates

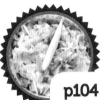
p104

Ensalada de chucrut

JUEVES

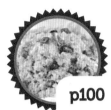
p100

Coleslaw o ensalada
de col y zanahoria

VIERNES

p28

Batido verde
de perejil

SÁBADO

p26

Zumo depurativo

DOMINGO

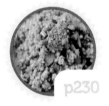
p230

Trigo sarraceno con verduritas, curry y leche de coco

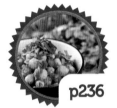
p236

Chana masala

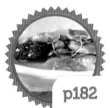
p182

Estofado de setas

p258

Jurel y verduras al
vapor con salsa de
naranja

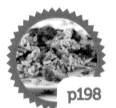
p198

Arroz integral con
algas, setas y
brócoli

p28

Batido verde
de perejil

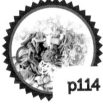
p114

Ensalada gado-gado

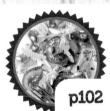
p102

Ensalada de
canónigos y granada

p144

Crema de puerros

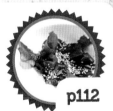
p112

Ensalada de
wakame

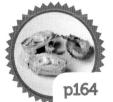
p164

Alcachofas al limón

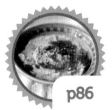
p86

Hummus

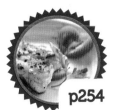
p254

Merluza a la
mediterránea

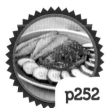
p252

Caballa con aceite
al limón y menestra
de verduras al vapor

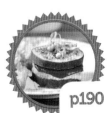
p190

Timbal
de verduras

IDEAS PARA EL MENÚ SEMANAL

DESAYUNO

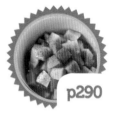
p290
Papaya con zumo de naranja

p264
Brochetas de frutas con chocolate crujiente

ALMUERZO

	LUNES	MARTES
1º PLATO	 **p140** Crema de calabaza	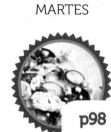 **p98** Carpaccio vegetal
2º PLATO	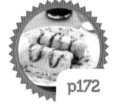 **p172** Col rellena con setas	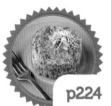 **p224** Quinoa con verduritas y algas

CENA

	LUNES	MARTES
1º PLATO	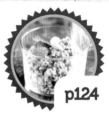 **p124** Cuscús de brócoli y romanescu	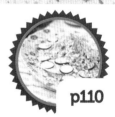 **p110** Ensalada de trigo sarraceno con rabanitos e hinojo
2º PLATO	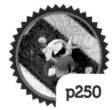 **p250** Boquerones en vinagre	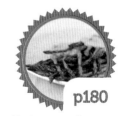 **p180** Espárragos verdes con salsa de aguacate y cítricos

semana 2

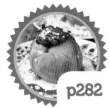

p282

Manzanas al vapor

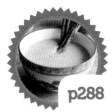

p288

Natillas de manzana

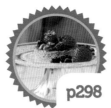

p298

Tarta de fresa crudivegana

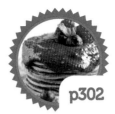

p302

Tortitas de trigo sarraceno con crema de cacao y avellanas

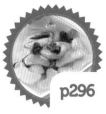

p296

Sopa fría de té verde y mandarinas

MIÉRCOLES

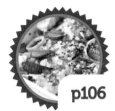

p106

Ensalada de coles de Bruselas

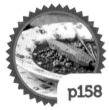

p158

Potaje de lentejas germinadas y algas

JUEVES

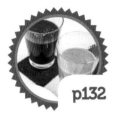

p132

Gazpacho andaluz

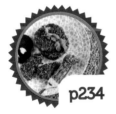

p234

Hamburguesas de garbanzos germinados y quinoa

VIERNES

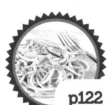

p122

Tallarines de calabacín

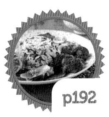

p192

Verduras al vapor con salsa agridulce

SÁBADO

p134

Ajoblanco sin pan

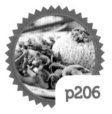

p206

Arroz al estilo asiático

DOMINGO

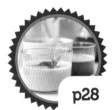

p28

Batido verde de perejil

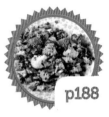

p188

Verduras al estilo malayo

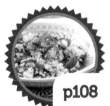

p108

Ensalada de quinoa con nueces

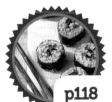

p118

Makis de coliflor y brócoli

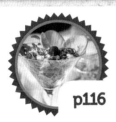

p116

Ensalada verde con germinados y aliño de frutos rojos

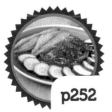

p252

Caballa con aceite al limón y menestra de verduras al vapor

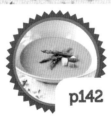

p142

Crema de espárragos

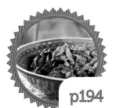

p194

Verduras tikka masala

p26

Zumo depurativo

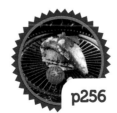

p256

Sardinas en escabeche

p28

Batido verde de perejil

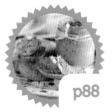

p88

Paté de setas

ÍNDICE DE RECETAS

AGRADECIMIENTOS

A Rocío Carmona, mi editora, por creer en mí y apoyar este proyecto con tanto entusiasmo y dedicación. Aún recuerdo el día que me llamaste para proponerme publicar mi primer libro. Tu energía, positividad y alegría me cautivaron.

A Heva Hernández la autora de las maravillosas fotografías de este libro. Fotógrafa, cocinera, madre, bloguera y amiga dulce y cariñosa. Este libro tiene una luz especial gracias al amor y a la pasión que has puesto en cada receta. Cuando se trabaja desde el corazón los resultados son grandiosos. Tu trabajo es increíble.

A Nacho, Iker e Iván que son los catadores oficiales de mis recetas y los que día a día me soportan y acompañan. Os quiero, os adoro. Dais sentido a mi vida.

A mis padres y mi hermana por su incondicional amor y apoyo. Os quiero.

Al equipo Conasi por vuestra amistad y por la confianza depositada en mí Biocultura tras Biocultura. Sois increíbles. Estáis convirtiendo muchas cocinas en espacios libres de tóxicos. Vuestro trabajo es encomiable porque lo hacéis con la convicción de que un mundo mejor es posible, y desde el corazón.

A Mª Eugenia y El Granero Integral por apoyar y fomentar la filosofía de Mis Recetas Anticáncer.

A Cooking Málaga por cedernos su cocina.

A mi cáncer, porque tu llegada convulsionó mi vida. Ya nada es como antes. Gracias a ti he crecido como mujer, como madre, como amiga y compañera. He aprendido a aspirar profundamente cada soplo de vida, a disfrutar de cada instante y dar gracias por lo que tengo, por lo que soy. Me has enseñado a amarme y perdonarme. Haz hecho que la paz y la serenidad reinen en mi vida. Soy feliz desde que llegaste a mi vida. Nos despedimos hace tiempo, deseo que sigas lejos de mí, pero te estoy agradecida por lo que me has enseñado.

A las personas con cáncer. Deseo que este libro os acompañe en vuestra cocina y en una larga vida llena de salud, amor y felicidad.

A ti lector porque si este libro ha caído en tus manos es porque en algún momento has deseado que así fuese.

Al universo por haberme permitido escribir este libro y vivir esta maravillosa vida. Gracias.